主动脉疾病
影像诊断与随访

主　审　王振常
主　编　范占明
副主编　刘家祎　李　宇
编　者（以姓氏笔画为序）

　　　　王文川（首都医科大学附属北京安贞医院）
　　　　刘东婷（首都医科大学附属北京安贞医院）
　　　　刘家祎（首都医科大学附属北京安贞医院）
　　　　李　宇（中山大学附属第七医院）
　　　　李晓丹（南方医科大学南方医院）
　　　　张　楠（首都医科大学附属北京安贞医院）
　　　　张超越（中国中医科学院西苑医院）
　　　　范占明（首都医科大学附属北京安贞医院）
　　　　赵　龙（首都医科大学附属北京安贞医院）
　　　　韩　丹（首都医科大学附属北京友谊医院）
　　　　温兆赢（首都医科大学附属北京安贞医院）
　　　　薛玉国（首都医科大学附属北京安贞医院）

人民卫生出版社
·北京·

图书在版编目（CIP）数据

主动脉疾病影像诊断与随访 / 范占明主编 . —北京：
人民卫生出版社，2022.7
　ISBN 978-7-117-32769-5

　Ⅰ.①主…　Ⅱ.①范…　Ⅲ.①主动脉疾病 —影像诊断
Ⅳ.①R543.104

中国版本图书馆 CIP 数据核字（2021）第 281414 号

人卫智网　**www.ipmph.com**	医学教育、学术、考试、健康，	
	购书智慧智能综合服务平台	
人卫官网　**www.pmph.com**	人卫官方资讯发布平台	

主动脉疾病影像诊断与随访

Zhudongmai Jibing Yingxiang Zhenduan Yu Suifang

主　　编：范占明
出版发行：人民卫生出版社（中继线 010-59780011）
地　　址：北京市朝阳区潘家园南里 19 号
邮　　编：100021
E - mail：pmph @ pmph.com
购书热线：010-59787592　010-59787584　010-65264830
印　　刷：北京盛通印刷股份有限公司
经　　销：新华书店
开　　本：787 × 1092　1/16　　印张：16
字　　数：389 千字
版　　次：2022 年 7 月第 1 版
印　　次：2022 年 7 月第 1 次印刷
标准书号：ISBN 978-7-117-32769-5
定　　价：120.00 元

打击盗版举报电话：010-59787491　E-mail：WQ @ pmph.com
质量问题联系电话：010-59787234　E-mail：zhiliang @ pmph.com
数字融合服务电话：4001118166　　E-mail：zengzhi @ pmph.com

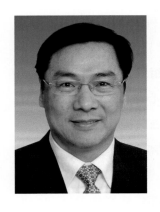

王振常 教授,博士生导师。首都医科大学影像学系主任,首都医科大学附属北京友谊医院副院长。中国医师协会放射医师分会会长,中华医学会放射学分会常务委员,北京医学会放射学分会主任委员。任《中华医学杂志》等5家核心期刊副主编。

发表论文300余篇;申报国家专利15项;组织期刊重点号31期(230篇);主编专著38部,Springer国际出版1部;牵头制定并修订《头颈部CT、MR扫描规范指南》(第3版),制定《搏动性耳鸣影像学检查方法及路径指南》。获国家科学技术进步奖二等奖2项,第一完成人1项,8项省部级以上奖项;获多项国家重大仪器专项,国家自然科学基金项目支持;创建中华医学会放射学分会头颈学组,引领并推动行业发展。

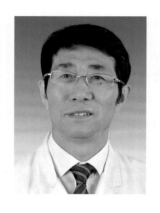

范占明 教授,博士生导师,首都医科大学附属北京安贞医院医学影像科主任,主任医师。中国医学装备协会磁共振成像装备与技术专业委员会副主任委员和心胸组组长,北京医学会放射学分会副主任委员和介入组组长,国际心血管CT协会(SCCT)中国区委员会副主任委员,国际心血管磁共振(CMR)学会中国委员会副主任委员,北京医师协会全科专家委员会委员,中华医学会放射学分会心胸组委员。

主要从事心血管疾病影像诊断、腹部疾病影像诊断和大血管疾病介入诊疗的临床和科研工作。牵头并完成国家级和省部级课题多项,先后获得3项国家自然科学基金资助。曾于1996年在国家实施的"百千万人才工程"中被列为专业技术拔尖人才。近年,主持国家自然科学基金等科研课题多项。主持"体部磁共振血管成像研究"于1998年获得部级科技进步奖二等奖。目前共发表学术论文100余篇,包括SCI论文30余篇,其中*Radiology*、*JCMR*等5分以上影响因子6篇。主译专著1部,副主编和参编专著10部。目前共培养30余名研究生。

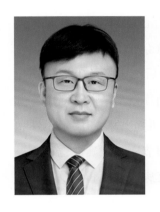

刘家祎 首都医科大学附属北京安贞医院医学影像科主任医师。中国医药质量管理协会医学影像质量研究委员会常务委员,中国医师协会放射医师分会第四届胸部专业委员会委员,中国医学装备协会磁共振成像装备与技术第二届专业委员会委员,中国医学装备协会磁共振成像装备与技术专业委员会心胸学组委员,北京医学会放射学分会胸组委员,北京市卫计委影像质控专家委员会委员,北京医学会鉴定专家。

主要从事大血管疾病的研究。2016—2017 年赴美国西奈山医学院进修学习早期心肺血管疾病的筛查。以第一作者及通讯作者发表核心期刊及 SCI 论文 30 余篇,参与译著及编著 3 部。

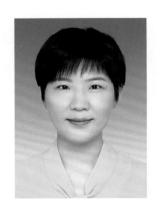

李 宇 主任医师,博士,中国医疗保健国际交流促进会胸痛分会影像学组副组长,北京医学会放射学分会腹部组委员。

从事外科学及医学影像学教学 18 年,主要研究方向为主动脉形态与血流,以第一作者发表学术论文 16 篇,两篇英文文章被 SCI 收录;参与国内多期国家级继续教学项目授课,在放射沙龙、肺部影像联盟及影领多家平台系列授课,对于大血管影像诊断的基层推广做了很多工作。

前　言

　　主动脉疾病是严重威胁人民健康的心血管疾病,随着老龄化的发展及生活模式的改变,急性主动脉综合征的发病越来越常见。而主动脉疾病的治疗方法选择及预后与病变的特点密切相关,术后的随访策略也影响到疾病的长期疗效。随着横断影像尤其是 CT 技术的发展,主动脉疾病的病理形态学诊断的敏感性和特异性明显提高,对不同主动脉病变的细节诊断准确性也显著提高。通过对主动脉疾病的随诊,逐渐对疾病的自然病史及不同治疗手段的长期疗效有了更明朗的认识。

　　本书综合主动脉的解剖、变异、检查方法、主动脉疾病的病因及病理特点、不同治疗方法的随诊等多方面的知识体系,以病例为主导,展示不同疾病的影像学特点,不同治疗方法后的效果、常见并发症及其随诊影像表现,客观翔实地展示给读者关于主动脉疾病的诊断治疗及随诊的实用知识。

范占明

2022 年 1 月

目 录

第一章

主动脉影像学检查

主动脉疾病临床发病率相对较低,但临床表现差异较大。一些患者可无任何临床症状和体征,常常是健康查体和以其他疾病就诊时偶然被发现,如腹主动脉瘤(abdominal aortic aneurysm,AAA)。另一部分患者起病较急,早期死亡率较高,如急性主动脉夹层(acute aortic dissection,AD)和主动脉瘤破裂,需要快速准确诊断和及时治疗。影像学检查是其最重要诊断手段,X线只能提供一些间接和有限信息。常规血管造影是主动脉疾病诊断的"金标准",但属有创检查,费用高,目前主要用于主动脉疾病的介入治疗而非单纯诊断。近二十余年,无创性横断影像技术(CT、MR和TEE)的不断发展,提高主动脉疾病诊断的特异度和敏感度及对主动脉疾病的认识。MDCT和MR血管成像不仅具有无创性、高空间分辨率和高时间分辨率,还具有强大的图像和数据后处理功能,并可以对主动脉疾病进行血流动力学分析。

第一节　主动脉 X 线胸片检查

X线摄影(radiograph)及血管造影(angiograph)是主动脉疾病的传统影像学检查技术。但随着多排螺旋CT(multidetector computed tomography,MDCT)以及高场强心血管磁共振(magnetic resonance,MR)系统等现代影像学技术的飞速发展,各类主动脉疾病在无创影像学诊断领域发生了质的飞跃。但上述影像设备价格昂贵,无法在广大基层医院普及,而部分主动脉疾病如主动脉夹层等发病急、病死率高,需及早做出意向性诊断。因此,X线作为常规检查技术,在主动脉疾病的初检及筛查中依然具有重要地位。

一、主动脉 X 线检查

高千伏摄影技术是指以管电压在 120kV 以上时所产生的 X 线进行的投照摄影。该技术必须在大容量如 500mA 或 1 000mA 的 X 线机上方能实现。

应用管电压 90kV 以下的 X 线摄影,人体组织对 X 线的吸收以光电效应为主,人体各种组织结构显影的密度高低受不同组织原子序数和组织厚度的影响较大,气体、脂肪、软组织及骨骼密度对比显著,但如果将上述组织重叠,则气体、脂肪和软组织就会被密度最高的骨骼影像所遮蔽而无法显示。随着管电压的逐步升高,达到 120kV 以上时,X 线的组织吸收以散射效应为主,显影后的密度高低受原子序数和组织厚度的影响明显减轻,上述四类组织显影的密度差别大为减少,使骨骼密度与软组织、脂肪等的密度差别相差不大,因此即使重叠也不致为骨骼影像所遮盖,而能够较为清晰地显示出来。但由于 X 线管电压增高时散射作用亦随之增高,明显增加摄片的灰雾度,降低图像的清晰度,因此,除在管球窗口加装滤过板外,必须同时使用滤线器,高千伏摄影最好采用比值较大(如 16∶1)的滤线器。另外,由于高千伏投照毫安秒很小,照射时间很短,应注意滤线器的移动速度,以滤线器筛动最佳。

综上所述,以高千伏摄影进行胸主动脉疾病检查的优点主要表现在:①人体各类组织吸收 X 线的差别减少,显影的密度对比为之减轻,可使后前位摄影时位于胸椎与胸骨之间的胸主动脉也可获得较为清晰的影像;②高千伏摄影 X 线的穿透力大,因而可大大减少毫安秒,显著缩短曝光时间,如心脏远达后前位投照 120kV 时仅需 2mAs,对搏动中的心脏大血管可显示清晰的影像;③毫安秒的减少及曝光时间的缩短大大降低了患者所接受的照射剂量,同时也减轻了 X 线管球负荷。

二、X 线胸片在主动脉疾病诊断中的应用

在心脏大血管各种摄影体位当中,后前位结合左前斜位或左侧位是观察胸主动脉最适宜也是最常用的体位,可以对一部分胸主动脉疾病做出肯定性或提示性诊断,主要包括:①内膜钙化是动脉粥样硬化的标志,而内膜移位凸入血管腔内则是血管壁增厚的标志,如主动脉夹层或壁间血肿,当内膜钙化距离主动脉外壁的距离大于 0.5cm 时,就可以认为发生了内膜移位,但其敏感性及特异性均有限。在主动脉迂曲时可发生假阳性,对于年龄大于 65 岁的患者而言,内膜钙化较为常见,所以其提示危险性的意义亦不明确。②主动脉局限性或普遍性扩张则可提示主动脉瘤或主动脉夹层的形成。后前位胸片对于显示主动脉病变要由于前后位胸片。因为主动脉根部与心影重叠,所以单纯升主动脉根部扩张不易被发现,除非其扩张程度十分明显。当升主动脉扩张时,在升主动脉后方走行的肺门血管被遮盖,即肺门遮盖征。主动脉弓部的扩张或动脉瘤在后前位胸片上可显示为纵隔的增宽(图 1-1-1)。降主动脉扩张或动脉瘤在胸部平片上需要与降主动脉迂曲相鉴别。③先天性主动脉疾病的一些影像特征,如主动脉缩窄"3 字征"或"反 3 字征"等(图 1-1-2)。④先天性主动脉弓或头臂动脉发育异常,如右位主动脉弓等(图 1-1-3)。⑤左侧胸腔积液虽然对于胸主动脉疾病并不具有特异性,但它具有一定的提示作用,是胸主动脉疾病的间接征象之一。⑥除胸部平片外,腹部平片正位及侧位对主动脉壁钙化的显示对于腹主动脉瘤的诊断也有一定的提示作用。

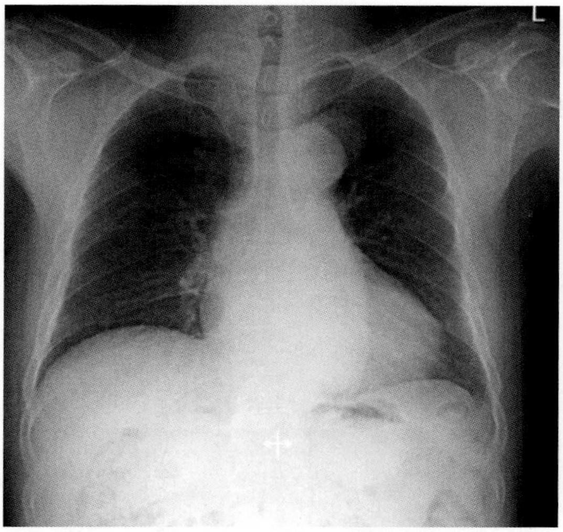

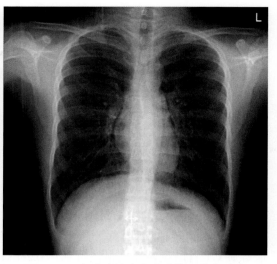

图 1-1-1 主动脉弓部瘤患者胸部平片示
左上纵隔影增宽

图 1-1-2 主动脉缩窄患者胸片示降主动脉
局限性狭窄，呈"3 字征"

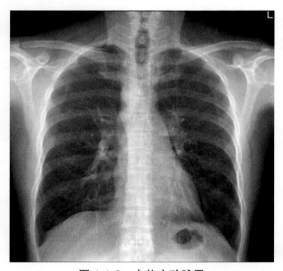

图 1-1-3 右位主动脉弓

第二节 主动脉计算机体层摄影

在过去十余年，多排螺旋 CT（multi-detector computed tomography，MDCT）在硬件及后处理软件方面得到了飞速的发展，实现了真正意义的主动脉三维容积血管成像。后 64 排 CT 机型管球的快速旋转及较大的覆盖范围明显加快了扫描速度，使得全主动脉成像可在 2~3 秒内完成；同时，后 64 排螺旋 CT 可获得更薄层（0.5~1mm）的数据，获得的体素近似于各向同性,进一步提高了图像的空间分辨率,同时也减少了部分容积效应。多排螺旋CT血管成像(computed tomography angiography,CTA)对主动脉病变不仅可提供管腔变化的形态学信息,而且对于管壁病变(如主动脉壁间血肿、动脉瘤附壁血栓、大动脉炎等)的显示更加接近病理状态。基于CTA的无创、快速、大视野、高时间分辨率、高空间分辨率、多种重建方法及后处理功能等优势,CTA越来越广泛地应用于主动脉疾病的诊断。随着MDCT机的技术进步,大大降低了对比剂使用量和电离辐射剂量,使主动脉CTA临床应用更安全,目前它已成为主动脉疾病诊断和随诊最主要的影像学方法。

一、主动脉CTA的扫描模式

1. 非心电门控螺旋扫描 非心电门控螺旋扫描是主动脉CTA检查的常用快速扫描模式。这种扫描模式的扫描时间取决于两个方面:①管球旋转速度(时间分辨力):目前,多层螺旋CT管球旋转速度最快可到达0.25r/s;②移床速度:衡量移床速度快慢的指标为螺距(pitch)。增大螺距可减少电离辐射剂量,缩短扫描时间,从而减少对比剂总量、缩短患者屏气时间。非心电门控主动脉CTA基本可提高主动脉疾病诊断的各种信息,不足之处在于由于受心脏搏动影响,可降低主动脉CTA图像质量,特别是对升主动脉根部及瓣膜的显示。有时甚至将正常主动脉根部搏动伪影误诊为Stanford A型主动脉夹层,文献报道如没有经验误诊率高达50%以上(图1-2-1、图1-2-2)。

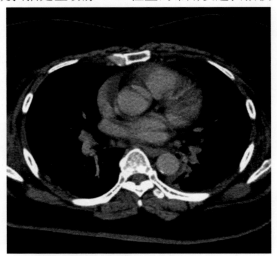

图1-2-1 非心电门控CTA升主动脉搏动伪影,患者仅有轻度动脉硬化

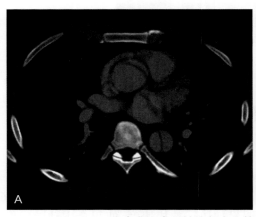
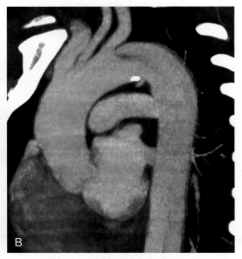

图1-2-2 患者非心电门控胸部大血管CTA可疑Stanford A型主动脉夹层

经MPR后处理证实升主动脉为搏动伪影,仅为Stanford B型夹层

2. **非心电门控容积扫描** 宽体探测器 MDCT 容积扫描是最近 CT 发展的新成果,属轴位扫描。与螺旋 CT 扫描相比没有扫描层面重叠(或重复扫描),在同样扫描参数(如管电流、管电压、管球转速和扫描范围)条件下可明显减少电离辐射剂量和提高时间分辨力,从而减少运动伪影。但由于容积扫描之间床移动存在时间差,这种扫描模式获得图像常常可以见到密度梯度伪影或阶梯伪影,但通常不影响对主动脉疾病的诊断或图像的评价。

3. **心电门控扫描** 心电门控技术(ECG-gating)是在进行扫描同时,检测心电信号,利用心电信号触发扫描即前瞻性心电门控(prospective ECG-gating)或根据心电标记后的心动周期时相重建图像即回顾性心电门控(retrospective ECG-gating)。心电门控扫描可最大限度地减少心脏跳动及升主动脉和瓣膜运动产生的伪影,获得高清晰全主动脉 CTA 同时可以显示冠状动脉(图 1-2-3)。前瞻性心电门控技术扫描模式曝光由预设定的 R-R 间期相触发扫描,扫描床可持续移动(前瞻螺旋扫描)或在曝光间期进行传统前瞻序列扫描或容积扫描。相对于回顾性心电门控,前瞻性心电门控电离辐射剂量可降低 80% 以上,而且对于室性期前收缩可以自动识别并调至下一个心动周期进行曝光。回顾性心电门控扫描模式是管球连续曝光,同时记录心电信号,每层图像由全心动周期的数据组成,可以在 R-R 间期任意时项选择重建期相。回顾性心电门控优点是获得高质量主动脉图像同时可评价冠状动脉病变、心脏和主动脉瓣膜功能,但由于球管连续曝光,且螺距较小和高度重叠扫描,大大地增加了电离辐射剂量,不适合全主动脉 CTA 检查。即使是胸主动脉 CTA 也只有在需同时评价冠状动脉或心室和瓣膜功能时应用这种技术。

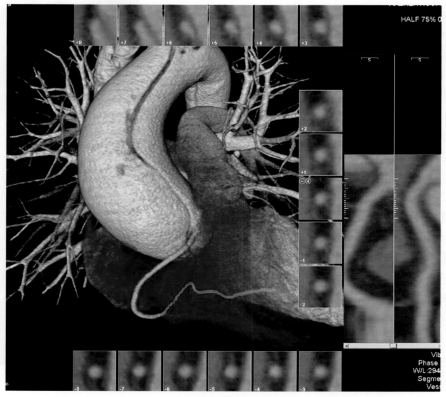

图 1-2-3 Stanford A 型主动脉夹层胸部 CTA 同时显示冠状动脉

4. 心电门控自动转换技术　随着 CT 软件的更新,这种技术成功应用于全主动脉 CTA 和冠状动脉成像。所谓心电门控自动转换技术有两种:①在胸主动脉采用心电门控扫描,在腹主动脉自动改变螺距,采用非心电门控螺旋扫描。这种扫描技术既可同时评价冠状动脉和克服非心电门控升主动脉动脉搏动伪影的产生,又在腹主动脉段降低了电离辐射剂量。②全主动脉和冠状脉成像:主要为了同时评价主动脉和冠状动脉病变。冠状动脉采用心电门控扫描,全主动脉采用快速大螺距螺旋扫描。通常两种扫描模式转换间隔时间为1~2 秒。

5. 胸痛三联征扫描方案　急性胸痛是急诊科最常见和最棘手的临床病症,其病因较多,诊断和鉴别诊断非常重要。部分病因可危及患者生命,如统称为"胸痛三联征"的急性冠脉综合征、急性主动脉夹层和急性肺栓塞。MDCT 胸痛三联征方案是一次 CTA 扫描可同时显示冠状动脉、主动脉和肺动脉,实现了急诊快速、准确诊断或排除这三种疾病,为患者及时治疗提供保障,降低了急性胸痛三联征的误诊率和漏诊率。通常采用前瞻心电门控螺旋扫描,并延迟注射对比剂以保证主动脉和肺动脉同时显影。

二、主动脉 CTA 图像后处理技术

横断主动脉 CTA 图像可用各种主动脉疾病诊断和鉴别诊断,MDCT 的另一优势是可通过几种后处理技术显示主动脉及分支的解剖和病理,更直观和全面展示主动脉病变,为临床治疗提供更多信息。常用主动脉 CTA 后处理技术包括容积再现(volume rendering,VR)、多平面重建(multiple planar reformation,MPR)、曲面重建(curved planar reformation,CPR)和最大密度投影(maximum intensity projection,MIP)。

1. 容积再现　容积再现(volume rendering,VR)是显示主动脉及其主要分支血管的三维立体图像,能真实反映主动脉病变、病变与周围结构的关系,并能多角度观察主动脉病变范围、程度及其与主要分支血管和周围结构的解剖关系。为手术或介入治疗方案制订提供重要解剖信息(图 1-2-4)。

2. 多平面重建　多平面重建(multiple planar reformation,MPR)是单平面二维血管图像。可根据病变情况和临床需要,重建不同方向和层厚的 MPR 图像。MPR 不仅可显示主动脉解剖和病变血管腔,也可显示主动脉壁及周围情况,主要用于主动脉解剖和病变详细情况的显示,如主动脉夹层的内膜破口(图 1-2-5)、位置和大小、主动脉病变与主要分支血管的关系(图 1-2-6)、溃疡样病变、主动脉壁增厚和钙化、腔内血栓及动脉瘤破裂等(图 1-2-7)。

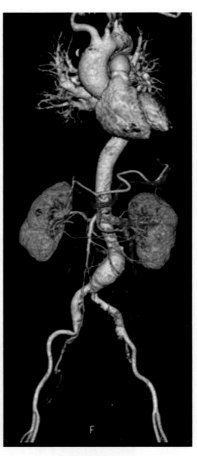

图 1-2-4　胸腹主动脉 CTA VR 图像

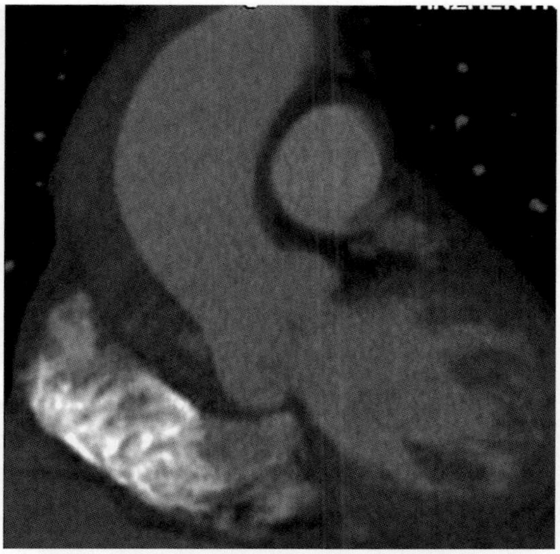

图 1-2-5 MPR 示升主动脉夹层内膜破口

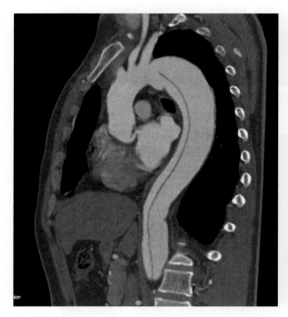

图 1-2-6 MPR 示 Stanford B 型夹层内膜
破口位于左锁骨下动脉以远

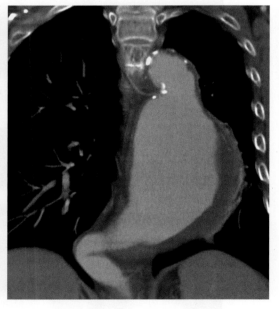

图 1-2-7 MPR 示胸降主动脉瘤

3. **曲面重建** 曲面重建(curved planar reformation,CPR)CPR 可通过操作者制订中心路径,然后沿着目标血管延伸而获得的新的重组平面。这种后处理技术可使空间走行迂曲或不在同一平面通过的血管在同一二维图像上显示其全貌,并可沿中心轴通过旋转获得更多信息。对于显示主动脉一级或二级分支血管病变全貌 CPR 是非常有效的后处理技术(图 1-2-8、图 1-2-9)。

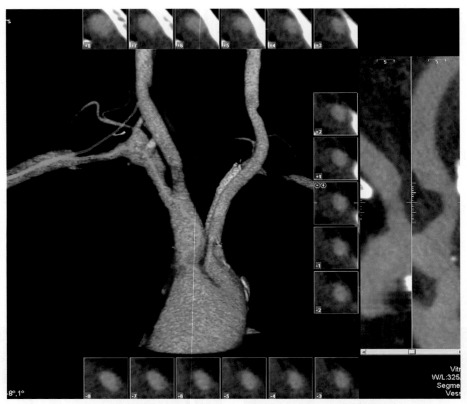

图 1-2-8　CPR 示右侧锁骨下动脉管腔内斑块形成并管腔狭窄

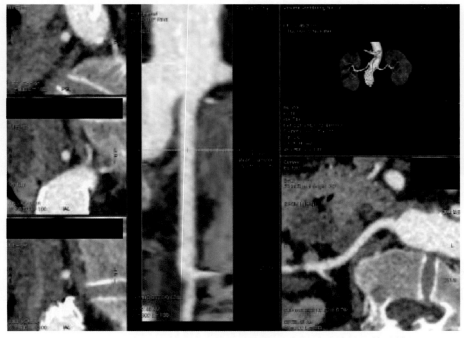

图 1-2-9　CPR 多角度显示腹主动脉支架术后右肾动脉管壁及管腔情况

4. **最大密度投影** 最大密度投影（maximum intensity projection，MIP）也是三维容积血管图像，反映的是组织密度的差异。但空间结构显示不及 VR 图像，类似于 X 线血管造影。由于 MIP 后处理中需去除骨骼和周围其他结构或调节显示的层厚，能更清楚显示胸主动脉解剖和病变，但需后处理时间长（图 1-2-10）。

三、主动脉 CTA 在主动脉疾病诊断中的应用

1. **主动脉夹层（aortic dissection，AD）** 对怀疑主动脉夹层的患者进行主动脉 CTA 检查的主要目的首先是明确有无主动脉夹层，其次是明确其病变范围、程度、类型及是否伴有其他并发症。主动脉 CTA 对主动脉夹层可以提供非常有价值的诊断信息（图 1-2-11~ 图 1-2-14）。

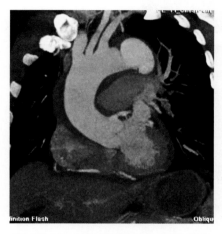

图 1-2-10 MIP 显示 Stanford A 型主动脉夹层真、假腔关系

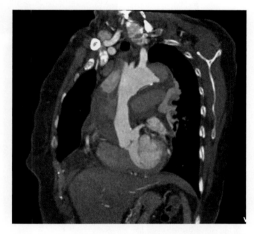

图 1-2-11 MPR 显示主动脉管腔内的内膜片及"双腔主动脉"

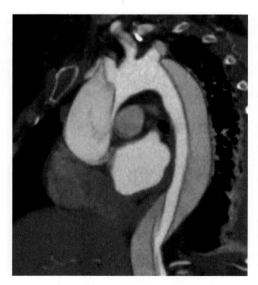

图 1-2-12 MPR 显示主动脉夹层的累及范围

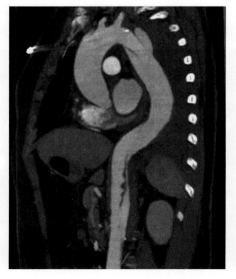

图 1-2-13 矢状位 MPR 显示主动脉夹层破口，再破口位置，真、假腔的大小、形态，双腔的比值及位置关系，假腔内血栓形成情况等

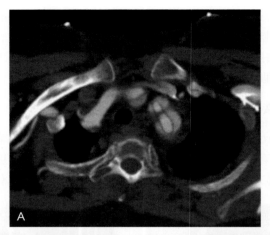

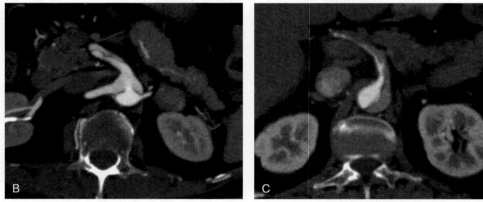

图 1-2-14　MPR 显示主要分支血管受累情况（头臂动脉、腹腔动脉、肠系膜上动脉、肾动脉）

2. **主动脉瘤**（aortic aneurysm，AA）　主动脉 CTA 可以获得主动脉瘤形态、病变程度、周围情况等多方面信息（图 1-2-15、图 1-2-16）。

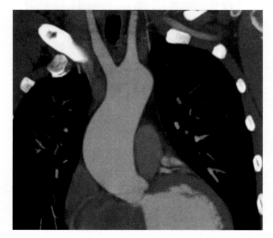

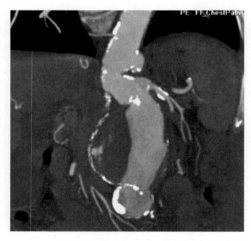

图 1-2-15　冠状位 MPR 显示升主动脉瘤的形态和特征

图 1-2-16　冠状位 MPR 显示腹主动脉瘤的位置、大小、累及范围及瘤腔、瘤壁、瘤颈及瘤周情况，同时显示腹主动脉瘤和肾动脉的关系

3. **主动脉壁间血肿（intramural aortic hematoma，IMH）**　主动脉壁内出血引起的主动脉壁增厚是主动脉壁间血肿的主要影像学诊断依据，其在主动脉 CTA 具有特征表现（图 1-2-17、图 1-2-18）。

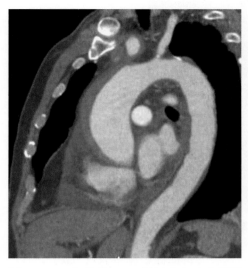
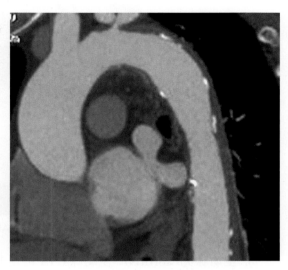

图 1-2-17　矢状位 MPR 显示升主动脉无强化的环形或新月形增厚的主动脉壁，且无内膜破口或溃疡样病变或真腔与假腔间的交通

图 1-2-18　IMH 患者主动脉内膜存在钙化，CTA 可发现存在钙化的内膜向主动脉腔内移位，且完整的主动脉内膜可与其他原因引起的主动脉增厚相鉴别，如主动脉粥样硬化、穿透性溃疡并附壁血栓等

4. **主动脉穿透性溃疡（penetrating atherosclerotic ulcers，PAU）**　主动脉穿透性溃疡最主要的影像学表现为突出于主动脉腔外的龛影，无内膜片或夹层（图 1-2-19），CTA 可以显示龛影并对其进行测量，同时可以显示其病因，如动脉粥样硬化、主动脉壁间血肿或大动脉炎等，也可以同时显示穿透性溃疡的并发症，如主动脉瘤或主动脉破裂等（图 1-2-20）。

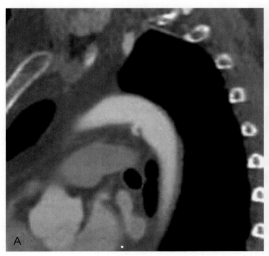
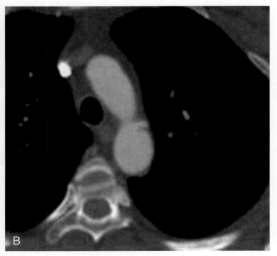

图 1-2-19　MPR 多角度显示 PAU 突出于主动脉腔外的龛影

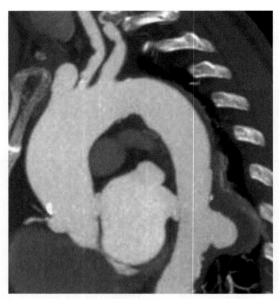

图 1-2-20   MIP 显示 PAU 并发症,假性动脉瘤

5. **主动脉炎**(aortitis)   主动脉 CTA 可发现主动脉炎的特征性影像学表现(图 1-2-21)。

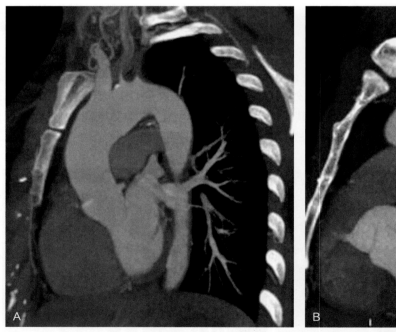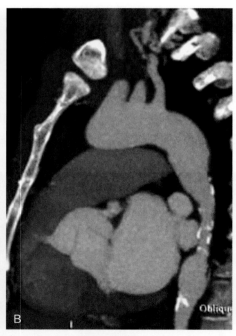

图 1-2-21   MPR 显示主动脉炎造成头臂血管管壁增厚,降主动脉管壁不规则并多发钙化,
同时造成多支血管管腔狭窄甚至闭塞

6. **主动脉术后随诊**   主动脉疾病的治疗方法因疾病种类、累及范围和程度而不同,手术后的随诊十分重要,目前,主动脉 CTA 是主动脉治疗后随访评价的主要检查方法,包括对

覆膜支架植入术（图1-2-22、图1-2-23）、主动脉外科手术术后的评价（图1-2-24、图1-2-25）。

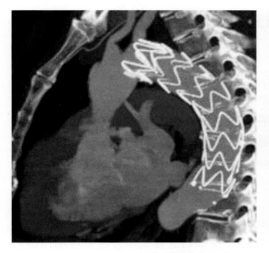

图1-2-22 MIP 显示主动脉覆膜支架植入术后支架的形态、位置

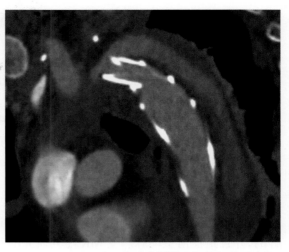

图1-2-23 MIP 显示主动脉覆膜支架植入术后支架是否存在内漏及类型、支架与周围分支血管关系等

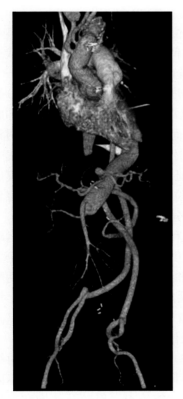

图1-2-24 VR 显示胸腹主动脉替换术后人工血管或旁路血管是否通畅

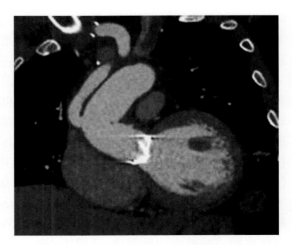

图1-2-25 MPR 显示主动脉瓣置换术后瓣周情况，是否存在漏等

第三节　主动脉磁共振成像检查

磁共振成像（magnetic resonance imaging，MRI）作为无创、无电离辐射的影像学检查方法，在心脏和大血管疾病诊断方面具有一定的优势，特别是近年来多种脉冲序列及快速心血管检查技术的综合应用，缩短了 MRI 检查时间，提高了 MRI 对心血管疾病的临床应用能力和诊断准确性，目前成为主动脉疾病临床诊断和术后随访最重要的血管成像方法之一，分为常规 MRI、非增强 MR 血管成像（magnetic resonance angiography，MRA）和增强 MR 血管成像。

一、主动脉 MRI 检查技术

1. **自旋回波序列**　心电门控自旋回波（spin echo，SE）成像可提供主动脉壁组织的详细解剖，并且是任何主动脉病变 MR 序列研究的基础。SE 技术的血管成像方法是应用预饱和脉冲消除血流信号。在心动周期的大部分期间内血流产生"流空效应"，使中等信号血管壁与低或无信号血管腔形成自然的对比。应用心电门控触发可减少血管运动和搏动伪影。SE 序列的回波时间（echo time，TE）标准为 20~30ms，而重复时间（repetition time，TR）一般根据 ECG 的 R-R 间期时间决定。因此，心电门控主动脉很难获得标准 T1 加权图像（T1-weighted image，T1-WI）。心电门控 SE T1 加权图像采用多平面多相位和多方向成像，可大范围显示主动脉全程的解剖形态和病理改变。传统的 SE MR 成像时间长，患者通常在自由呼吸状态下成像，因此图像伪影多和图像质量差，影响主动脉疾病的诊断。

快速 SE 脉冲序列（fast SE，FSE）可缩短采集时间。FSE 序列应用 180° 连续射频（RF）脉冲序列可获得长回波链。结果由于廓清效应使低信号强度比常规 SE 更均匀。应用预饱和脉冲可使"黑血"效应达到更好。所谓预饱和脉冲，是在成像层面外应用一个或多个另外的射频脉冲抑制流入血液信号强度和消除血液信号。应用 FSE 序列代替常规 SE 序列可减少采集时间和改善图像质量。为了显示大血管方向和位置及较好地显示垂直于主动脉长轴的内膜病变，常规主动脉 MRI 通常首先进行轴位平面采集，结合冠状位平面或斜矢状位平面采集可显示全主动脉解剖和病变，进一步评价主动脉病变范围、病变与分支血管和周围结构的关系。

常规 SE 序列很少用于主动脉成像，主要因为信噪比低和采集时间长，特别是呼吸运动和心脏搏动伪影存在常常影响图像质量。而 FSE 技术可提供较高分辨率的图像，适用于主动脉壁的更详细评价，适用于对主动脉壁增厚病变性质的判断，如主动脉壁间血肿和主动脉壁层状血栓等。MRI 在显示血肿年龄方面（即新鲜或陈旧性出血）有一定优势，在 SE T1 加权像上呈主动脉壁间血肿表现与血管壁相同、中等或稍高信号强度，而在 T2 加权像上呈高信号强度，血肿为新鲜出血；而慢性出血在 T2 加权像上呈低信号强度。

2. **梯度回波序列**　梯度回波序列（gradient-echo，GRE）不能清晰地显示血管壁的结构，但可提供动态和功能信息，如电影 MR 是在心电门控下同一层面获得的心动周期不同时相多帧心脏或主动脉图像，可用于心脏、瓣膜和主动脉功能检查。射频脉冲饱和容积组织产生流动相关增强效应，因此在 GRE 图像上血池呈高信号强度。GRE 序列用短 TR（20~40ms）和小翻转角（30°~40°），在体素内的血流可产生最大信号强度。由于成像层面静止背景组织接受多个射频脉冲,被饱和而呈低信号强度;成像层面血管内流动新鲜血液未接受或仅接受少量射频脉冲而未被饱和,使血液产生更强的流动相关增强效应,呈较高信号强度。结果高信号强度流动血液与低信号强度周围静止组织产生较高对比度。如果血液流速低(例如主动脉瘤)可降低信号强度。电影 MR 可确认主动脉壁附壁血栓,其在心动周期不同时相均呈低信号强度。涡流可形成质子快速失相位,并产生流空信号。这种流空现象使异常涡流更容易地被显示,如主动脉瓣或二尖瓣关闭不全或主动脉夹层真腔与假腔的喷射样交通。值得注意的是尽管应用流动补偿技术,正常主动脉也可以看到涡流现象,尤其是主动脉弓的内侧壁。最近,MR 设备硬件得到了更大提升,特别是高梯度场和快速采集技术应用(如 Siemens 公司的 True-FISP 序列,GE 公司的 Fiesta 序列等),进一步缩短了重复时间(TR),可提供高质量的全主动脉 MR 图像,在 10 分钟内即可完成不同方位的全主动脉检查。梯度回波 MR 电影可提供主动脉病理生理信息,如主动脉缩窄、主动脉瓣关闭不全、主动脉瘤和主动脉夹层。特别是在主动脉夹层,功能 MR 可显示内膜破口和再破口位置,这有助于外科手术和血管腔内覆膜支架介入治疗方案的制订。

3. **MR 血流测量**　MR 血流测量技术的主要优点是:①与导管测压相比,属无创伤和无电离辐射检查;②与 Doppler 超声心动比较,没有操作者依赖因素,不受患者骨骼、肥胖和肺气肿等因素干扰,可在主动脉任何部位或层面进行血流测量;③测量的结果准确和相对客观,可同时进行时间 - 速度及时间 - 血流量等重要参数的评价;④ MR 可同时获得主动脉病理解剖、功能和血流信息,检查效价比高。目前,相位对比速度编码技术(phase contrast velocity encoding)是 MR 血流测量的主要技术。MR 测量血流速度的多数方法是根据血流的 MR 信号。在速度图像的每一个像素与信号的相位和双极速度相位编码梯度方向的质子速度相关。相位图像可确定血管任何部位的血流速度。

在相位图像上,像素的灰阶值取决于成像平面的质子速度和方向。在设定范围以下的信号被认为是噪声,可通过减影消除掉。在速度图像的感兴趣区可获得血流速度和血流量的定量数据。根据平均血流量速度和血管横断面积可获得平均血流量。在活体和活体外实验已经证明 MR 速度测量是显示血流方向的精确技术之一。主动脉壁弹性特性的精确评价可提供主动脉壁结构改变的特征性信息。应用矢量图可描述各种生理状态(如正常主动脉与年龄的血流方式变化关系)和主动脉疾病(如马方综合征、主动脉缩窄、高血压、动脉瘤和主动脉夹层的血流方式)。

4. **MR 血管成像**

(1)非增强 MR 血管成像:应用最广泛的 MR 成像技术为自旋回波(spin echo,SE)序列。SE 脉冲序列 MRI 图像中血管腔内的血流信号强度随血流速度而变化,快速血流呈黑色无信号;血流速度稍慢时,呈灰色低信号;慢血流时,产生较强的灰白或白色信号。SE 法 MRI 扫描时间较长,为提高扫描速度,采用小角度激发和反转梯度回波技术,称快速成像。近年来磁共振血管造影(magnetic resonance angiography,MRA)技术发展迅速,在临床已得到广泛应用。MRA 基本技术有两种:时间飞跃法(time of flight,TOF)和相位对比法(phase contrast,PC)。TOF 法是基于血流的流入增强效应,又分为二维和三维成像两种方法。二维 TOF 应用范围较广,临床上适于主动脉、头臂动脉、髂动脉和股动脉的检查;而脑动脉、肾动脉适合三维 TOF 检查。三维 TOF 法与二维不同,它不是对单个层面进行射频激发的采集,而是对整个容积进行激发和采集,它比二维 TOF 法有更高的空间分辨率和图像质量,但其容积内血流的饱和较为明显,且扫描时间相对较长。PC 法对极慢速的血流敏感,可区分血管闭塞与极慢速血流,亦分二维和三维两种采集方式。

（2）增强 MR 血管成像：增强 MR 血管成像技术属于亮血成像技术。这种技术血管成像完全不依赖于血流物理状态,而是静脉注入缩短血液 T1 效应的对比剂成像。在注射对比剂前、后分别进行一次采集,然后进行数字剪影处理,获得类似于血管造影的图像。主动脉增强 MR 血管成像采集时间 15~20 秒,患者屏气,胸主动脉检查范围上界包括主动脉和三支头臂动脉,下界到肾动脉或膈水平。腹主动脉上界到膈,下界到双侧髂动脉（图 1-3-1）。

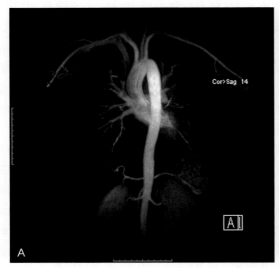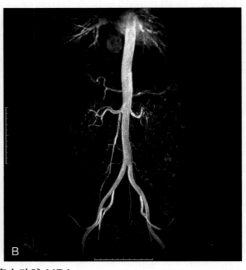

图 1-3-1　正常胸、腹主动脉 MRA

二、常见主动脉疾病的 MRI 表现

1. **主动脉夹层**　主动脉 MRI 同主动脉 CTA 一样,也可以对主动脉夹层的诊断提供较为全面的信息,包括：①主动脉管腔内是否存在内膜片或主动脉是否呈"双腔主动脉"（图 1-3-2）；②主动脉夹层的累及范围；③主动脉夹层破口及再破口的位置；④真腔及假腔的大小、形态、双腔的比值及位置关系、假腔内血栓形成情况；⑤主要分支血管受累情况,包括冠状动脉、头臂动脉、腹腔动脉、肠系膜上动脉、肾动脉及下肢动脉等；⑥主动脉瓣是否受累及程度；⑦左心功能情况；⑧其他并发症的情况,如心包积液、胸腔积液等。

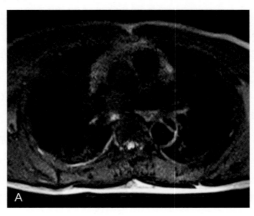

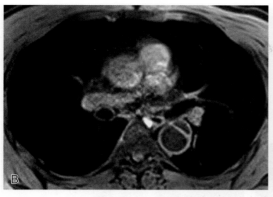
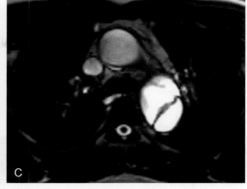

图 1-3-2　MRI 不同序列显示主动脉夹层内膜片及"双腔主动脉"

　　2. **主动脉瘤**　主动脉 MRI 对主动脉瘤的诊断要点包括：①动脉瘤的形态和特征，真性或假性动脉瘤；②动脉瘤的位置、大小、数量和累及范围；③瘤腔、瘤壁、瘤颈及瘤周情况，如瘤腔内血栓形成、瘤壁破裂、钙化、瘤周出血、周围组织压迫等；④动脉瘤和主要分支血管的关系，主要分支血管是否受累及受累情况等；⑤有无其他并发症等；⑥在有些情况下主动脉 CTA 检查结合临床信息可对主动脉瘤的病因做出诊断（图 1-3-3）。

　　3. **主动脉壁间血肿**　与其他影像学方法比较，MRI 被认为是诊断主动脉壁间血肿最敏感的影像学方法之一。主动脉壁间血肿在 MRI 上的特征性表现为 T1WI 上增厚的主动脉壁呈环形或新月形的异常信号，GRE 电影序列呈中等信号（图 1-3-4）。MRI 还是唯一一种可以基于血红蛋白不同降解物而评价壁间血肿病程的影像学方法。急性期，T1WI 由于氧合血红蛋白或脱氧血红蛋白的存在而呈现低信号，亚急性期，因正铁血红蛋白的存在而呈现高信号。但在中低信号情况下，主动脉壁间血肿很难与附壁血栓或慢血流相鉴别。增强 MR 可以鉴别主动脉壁间血肿与慢血流的主动脉夹层，壁间血肿显示为环形或新月形增厚的主动脉壁无强化。

　　4. **主动脉穿透性溃疡**　主动脉穿透性溃疡影像学的最主要表现为主动脉壁的广泛钙化和突出于主动脉腔外的龛影，无内膜片或夹层形成，MRI 还可以显示病变的周围情况及并发症等。

　　5. **主动脉炎性病变**　主动脉炎性疾病可以导致主动脉壁增厚、破溃、夹层或动脉瘤形成，MRI 可以对管壁情况进行观察和评价，从而对主动脉炎性病变的诊断提供帮助（图 1-3-5、图 1-3-6）。T2WI 高信号还可以提示炎性病变为活动期。

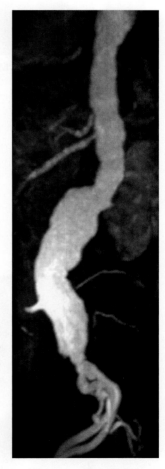

图 1-3-3　腹主动脉瘤

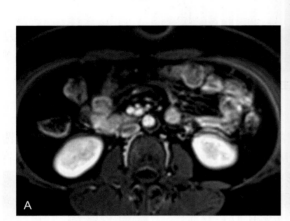
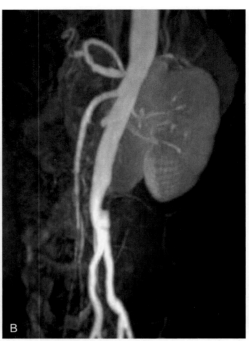

图 1-3-4　MR 显示 IMH 增厚的主动脉壁呈环形或新月形的异常信号

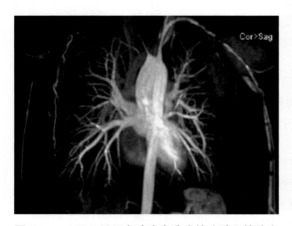

图 1-3-5　MRA 显示大动脉炎造成的头臂血管狭窄

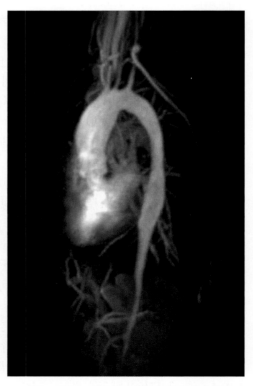

图 1-3-6　MRA 显示大动脉炎造成的
胸降主动脉管腔狭窄

第四节　主动脉 X 线血管造影

主动脉 X 线血管造影（X ray angiography）包括数字减影血管造影（digital subtruction angiography，DSA）一直被视为主动脉疾病或血管疾病诊断的"金标准"，但这种技术属有创检查，需要穿刺插管和使用对比剂，在临床应用上有一定并发症或死亡率，特别是急性主动脉疾病。目前，临床主动脉疾病诊断主要应用无创 CTA 或 MRA，X 线血管造影很少用于单纯诊断，主要在介入治疗同时行主动脉造影检查。

一、主动脉造影的检查方法

1. **经皮穿刺插管**　即 Seldinger 技术是应用穿刺针穿刺动脉，通常经股动脉或桡动脉为入路。经穿刺针将导引导丝送入动脉内，撤出穿刺针和保留导丝在动脉内，再经导引导丝将动脉导管鞘送入动脉内，建立动脉插管通道。

2. 透视下，在导引导丝导引下将造影导管送入主动脉内并根据不同造影部位将导管头端放置在主动脉不同部位，如升主动脉或胸主动脉造影放在主动脉根部，腹主动脉造影放在主动脉膈肌水平。

3. 主动脉造影通常选用多孔 5F 或 6F 的猪尾导管或带端孔和侧孔直型导管。多孔导管保证主动脉造影时高压注射器可在短时间内高流率（20~30ml/s）注射较大量对比剂（总量40~60ml），这既保证获得高质量主动脉造影图像，也避免了造影时对血管壁的损伤。

4. 主动脉造影通常采用正位投照体位，亦可根据诊断或介入治疗需要采用侧位或斜位投照体位。

5. **主动脉造影目的**　是评价主动脉和主要分支血管的正常解剖和病变、主动脉病变大小和范围、病变与主要分支血管关系。对于血管腔内隔绝术的主动脉疾病患者，需术中测量主动脉病变管径和长度、支架锚定区主动脉管径、病变与主要分支血管的距离、主要分支血管管径等，为选择合适支架型号、指导治疗方案制订和术中支架释放提供重要信息，以保证手术成功和患者安全。DSA 可去除背景组织（如骨骼），相对于传统主动脉造影获得更高对比和空间分辨力图像，同时大大减少对比剂用量。

二、主动脉造影在主动脉疾病诊断中的应用

由于 DSA 与传统动脉造影相比具有明显优势，现已成为胸、腹主动脉疾病造影检查的主要方法，可以对各类主动脉疾病做出明确的影像学诊断，包括：①主动脉夹层（图 1-4-1A）；②胸、腹主动脉真性及假性动脉瘤（图 1-4-2A、B）；③穿透性主动脉溃疡；④主动脉机器主要分支血管受累的动脉炎性疾病；⑤动脉硬化导致的主动脉及其主要分支的狭窄或闭塞；⑥各类先天性主动脉疾病。

主动脉造影一直以来都是各类主动脉疾病诊断的"金标准"，但近年来随着多排螺旋CT 和高场强 MR 发展，主动脉造影的有创性、并发症发生率高及造影剂不良反应等弊端有所显现，并且主动脉造影属于血管腔内成像，无法观察管壁情况，所以对主动脉壁间血肿等

诊断有一定局限性。但主动脉介入治疗的关键性作用仍不可替代(图 1-4-2B、C),但单纯的诊断性主动脉造影将逐步被主动脉 CTA 及 MRA 所取代。

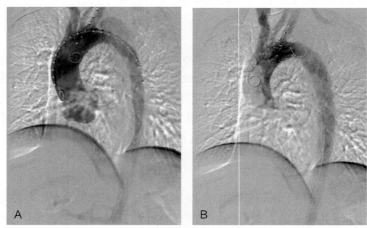

图 1-4-1　主动脉夹层血管造影

A. 主动脉造影显示主动脉弓降部及以远降主动脉呈"双腔主动脉";
B. 主动脉造影诊断主动脉夹层同时行覆膜支架植入术

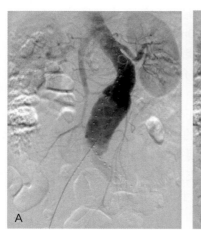 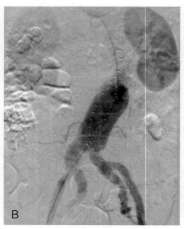 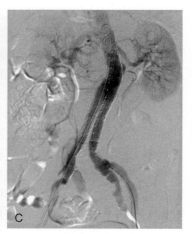

图 1-4-2　腹主动脉瘤血管造影

A、B. 主动脉造影显示腹主动脉瘤;C. 主动脉造影同时植入支架治疗腹主动脉瘤

（赵　龙）

第二章

主动脉正常解剖

要点：

1. 主动脉的解剖部位与主动脉疾病的发生相关。
2. 主动脉解剖关系与主动脉手术术式相关。
3. 主动脉疾病发生的解剖部位与临床症状相关。
4. 主动脉的解剖与主动脉的功能相关。

第一节　主动脉解剖与分区

主动脉从大体上分为 6 段：a. 主动脉根部；b. 窦管交界；c. 升主动脉；d. 主动脉弓；e. 峡部和降（胸）主动脉；f. 腹主动脉（图 2-1-1）。

一、主动脉根部

主动脉根部由三个袋状膨出的主动脉窦（又称瓦氏窦 Valsava 或冠状窦）组成，其中包括了主动脉瓣瓣环、主动脉瓣瓣叶和左右冠状动脉开口，其上端为窦管交界，下端为主动脉瓣瓣环。主动脉窦根据冠状动脉开口的位置分为左冠窦、右冠窦和无冠窦。主动脉根部的分支血管包括左、右冠状动脉。通常情况，左冠状动脉开口位于左冠状窦的上部，右冠状动脉开口位于右冠状窦上部（图 2-1-2）。主动脉瓣的三个瓣叶呈半月形，同样根据与冠状动脉的关系分为左冠瓣、右冠瓣和无冠瓣。主动脉瓣瓣环基底部为主动脉窦的下界，是通过主动脉解剖瓣环三个最低点的虚拟的环，直径是临床上用到的主动脉瓣瓣环径（图 2-1-3）。冠状窦保证主动脉瓣自由地呈 90° 开放。

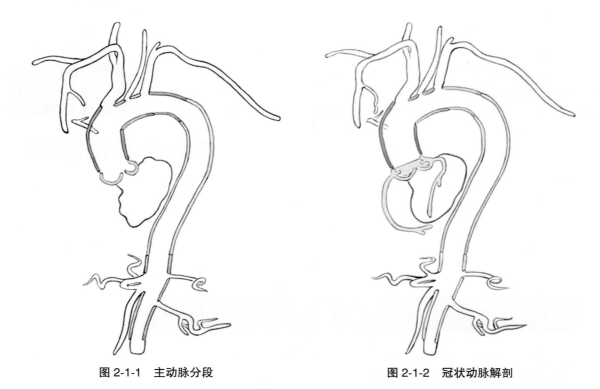

图 2-1-1 主动脉分段

图 2-1-2 冠状动脉解剖

左冠状动脉开口位于左冠状窦的上部,右冠状动脉开口位于右冠状窦上部。

主动脉瓣的三个瓣叶呈半月形,分为左冠瓣、右冠瓣和无冠瓣。主动脉瓣瓣环基底部为主动脉窦的下界,是通过主动脉解剖瓣环三个最低点的虚拟的环。

主动脉根部有两条重要的径线(图 2-1-4),依次是临床上的主动脉瓣瓣环径、主动脉窦部直径。正常主动脉瓣瓣环的面积为 2.6~3.5cm²,主动脉窦的平均直径为 2.9 ± 0.4cm,其大小因人而异。

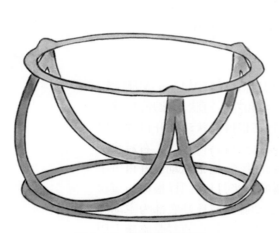

图 2-1-3 主动脉瓣瓣环

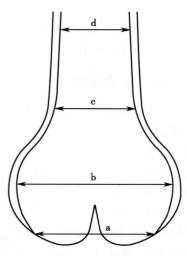

图 2-1-4 主动脉根部测量

主动脉根部有两条重要的径线分别为主动脉瓣瓣环径和主动脉窦部直径。

主动脉根部病变会影响主动脉瓣的功能,例如主动脉根部扩张会引起主动脉瓣关闭不全;主动脉夹层会累及主动脉瓣交界,导致瓣叶脱垂。主动脉根部也是主动脉瓣先天变异和冠状动脉起源异常发生的部位。

主动脉根部常见疾病包括主动脉瓣狭窄、主动脉瓣关闭不全、A 型主动脉夹层、A 型主动脉壁间血肿、主动脉根部瘤、主动脉窦瘤、假性动脉瘤、冠状窦瘘、非感染性和感染性主动脉炎、创伤撕裂、动脉硬化等。常见的手术术式包括主动脉根部成形术、Bentall 手术、David 手术。

二、窦管交界

窦管交界是一个非常明显的部位,圆的、较宽的瓦氏窦与窄的、管状的升主动脉在此处汇合(图 2-1-5)。窦管交界直径是重要的测量径线。正常情况下,窦管交界与主动脉瓣环的直径相同,对瓣叶交界起到很重要的悬吊作用。正常窦管交界的直径为 2.6 ± 0.3cm,其大小因人而异。

窦管交界是瓦氏窦与升主动脉的汇合处。窦管交界直径是重要的测量径线。

窦管交界消失提示主动脉根部环形扩张,常见于马方综合征等病理改变,亦可见于主动脉瓣二瓣化畸形等其他病理情况。窦管交界近端的病变会影响到主动脉瓣交界,导致瓣叶脱垂。窦管交界扩张造成主动脉瓣中心性对合不良,从而导致反流。

窦管交界常见的疾病包括:马方综合征、主动脉瓣狭窄、主动脉瓣关闭不全、A 型主动脉夹层,A 型主动脉壁间血肿、主动脉根部瘤、假性动脉瘤、非感染性和感染性主动脉炎、创伤撕裂、动脉硬化等。

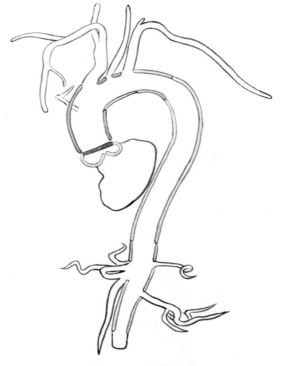

图 2-1-5 窦管交界

三、升主动脉

从窦管交界到第 1 个主动脉弓分支开口(右无名动脉),这一节段的主动脉称升主动脉。正常的主动脉弓分支血管都是从主动脉弓的大弯侧发出,区分升主动脉与主动脉弓界线很容易(图 2-1-6)。升主动脉位于心包内,心包返折位于主动脉第 1 个分支血管的根部。升主动脉的后下方为右肺动脉、左主支气管、左喉返神经和左心房顶部。升主动脉的前方为主肺动脉。升主动脉的右侧为上腔静脉。升主动脉直径是重要的测量径线,关系到治疗方案的选择。升主动脉的平均直径为 2.6 ± 0.3cm,有些个体差异,通常情况下小于 3.5cm。当升主动脉直径>5.5cm 时,建议外科手术治疗。

从窦管交界到第 1 个主动脉弓分支开口(右无名动脉)为升主动脉。

升主动脉是主动脉疾病常发生的部位,也是外科手术经常执行的部位。升主动脉常见疾病包括主动脉瘤、A型主动脉夹层、A型壁间血肿、主动脉假性动脉瘤、穿透性溃疡、感染性和非感染性主动脉炎、动脉硬化等。常见的手术术式包括:升主动脉替换术、Bentall手术、Wheat手术、David手术。

四、主动脉弓

主动脉弓是主动脉的横行部分,是主动脉发出头臂血管的部分,从右前向左后依次发出的分支血管包括右无名动脉(它发出右锁骨下动脉和右颈总动脉)、左颈总动脉和左锁骨下动脉(图2-1-7)。主动脉弓大部分位于心包外,左无名静脉横过主动脉弓前面的上半部分及主动脉弓三个分支的根部。主动脉弓绕过右肺动脉、左主支气管、左喉返神经和左心房顶部。左侧膈神经和左侧迷走神经由上而下跨过主动脉弓左侧。食管位于主动脉弓的左后方。气管位于右后方。正常直径为 $2.6 \pm 0.3cm$,因人而异。

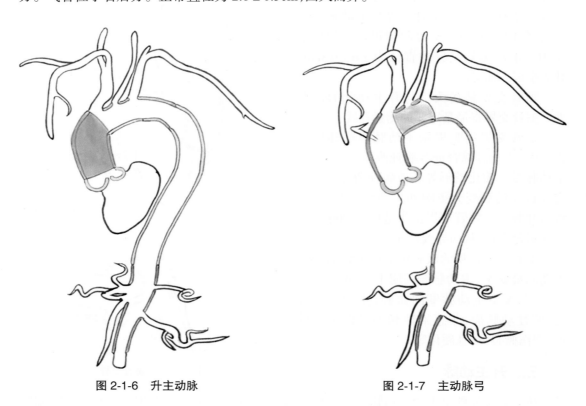

图 2-1-6 升主动脉 　　　　　　　　　　　　　图 2-1-7 主动脉弓

主动脉弓是主动脉的横行部分,是主动脉发出头臂血管的部分,从右前向左后依次发出的分支血管包括右无名动脉、左颈总动脉和左锁骨下动脉。

主动脉弓是主动脉和头臂血管变异发生的部位。由于涉及脑部供血问题,主动脉弓部病变增加疾病分型和手术分级的复杂性。主动脉弓部常见疾病有动脉瘤、主动脉夹层、主动脉壁间血肿、主动脉炎(大动脉炎 Takayasu's arteritis)、动脉硬化、假性动脉瘤、穿透性溃疡等。常见的手术术式包括:升主动脉加右半弓替换术、主动脉弓替换术、象鼻手术和改良象鼻手术、主动脉弓替换加降主动脉支架植入术、左半弓加降主动脉替换术。

五、主动脉峡部和胸降主动脉

主动脉峡部是指左锁骨下动脉与动脉导管（动脉导管韧带）间的很短的一段主动脉（图 2-1-8）。主动脉峡部的分支血管为动脉导管。动脉导管是胎儿血液循环残留的部位，成人有时可见钙化。主动脉峡部是主动脉腔内修复术支架近端锚定区，手术前需测量主动脉峡部径线。主动脉峡部到膈肌水平的主动脉段通常是垂直的，被称为胸降主动脉（图 2-1-8）。胸降主动脉的分支包括肋间动脉、脊髓动脉（包括 Adamkiewicz 动脉）和支气管动脉。降主动脉走行于左心房与脊柱之间，并沿脊柱左缘下行，食管伴行于胸降主动脉的右前方。近端胸降主动脉的平均直径 ≤3cm，在第 11 肋水平其平均直径 ≤2.3cm。胸降主动脉直径 >6.5cm 时，建议外科手术治疗。

主动脉峡部是指左锁骨下动脉与动脉导管（动脉导管韧带）间的很短的一段主动脉。主动脉峡部到膈肌水平为胸降主动脉。

主动脉峡部是主动脉和锁骨下动脉先天变异常发生的部位。主动脉峡部和降主动脉常见疾病有主动脉缩窄、主动脉离断、动脉导管未闭、主动脉夹层、主动脉壁间血肿、主动

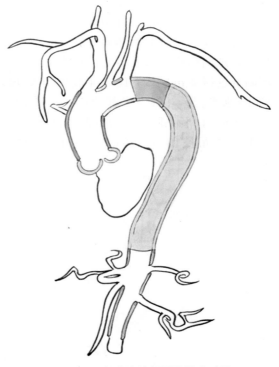

图 2-1-8　主动脉峡部及胸降主动脉

脉穿透溃疡、假性动脉瘤、主动脉炎、创伤撕裂、动脉硬化等。主动脉峡部还是主动脉术后并发症常发生的部位。降主动脉手术需注意保护脊髓动脉，以避免造成患者截瘫。常见的手术术式包括：降主动脉替换术，部分胸主动脉替换术加支架象鼻术，主动脉腔内隔绝术。

六、腹主动脉

膈肌与腹主动脉分叉间的主动脉称为腹主动脉（图 2-1-9）。腹主动脉穿过膈肌的主动脉裂孔与胸主动脉相连（第 12 胸椎水平），在脊柱左前下方行至第 4 腰椎下缘分为左、右髂总动脉。其右侧为下腔静脉，其前方由上向下依次为胰、十二指肠水平部和小肠系膜根部。腹主动脉分出腹腔干动脉、肠系膜上动脉、肠系膜下动脉分出不成对的三大脏支，和肾上腺动脉、肾动脉、睾丸动脉成对的脏支，以及成对的壁支动脉，包括膈下动脉和腰动脉。肾动脉以上腹主动脉正常直径为 2.0cm，肾动脉以下腹主动脉正常直径 ≤2.0cm，直径 >5.5cm 时，建议外科手术治疗。

膈肌与腹主动脉分叉间的主动脉称为腹主动脉。

腹主动脉常见疾病有动脉瘤、穿透性溃疡、主动脉炎、动脉硬化等。腹主动脉是主动脉瘤最常发生的部位，肾动脉开口与腹主动脉瘤的位置关系到疾病的分型和手术的术式，具有重要临床意义。常见的手术术式包括：Crawford 术（肾上型）、腹主动脉替换术、主动脉腔内

隔绝术(肾下型)。

七、主动脉分区

近二十年来,主动脉腔内修复术发展迅猛,为方便描述覆膜支架的锚定区,Fillinger 等提出全主动脉分区,如图 2-1-10 所示。将主动脉从升主动脉至髂动脉分为 11 个区。0 区从窦管交界至无名动脉起始部远端;1 区从无名动脉起始部远端至左颈总动脉起始部远端;2 区从左颈总动脉起始部远端至左锁骨下动脉起始部远端;3 区为主动脉峡部(距左锁骨下动脉起始部远端 2cm 之内);T6 水平将胸降主动脉分为上、下两部分,上半部,即主动脉峡部以远到 T6 水平,为 4 区;下半部,即 T6 水平至腹腔干动脉为 5 区;发出腹腔干动脉的腹主动脉为 6 区;发出肠系膜上动脉的腹主动脉为 7 区;发出两支肾动脉的腹主动脉为 8 区;9 区为肾下腹主动脉;10 区为髂总动脉;11 区为髂内及髂外动脉。

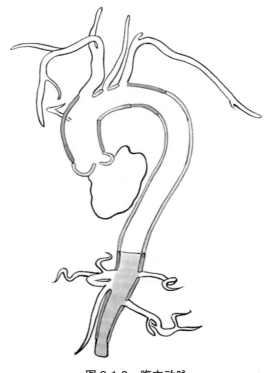

图 2-1-9　腹主动脉

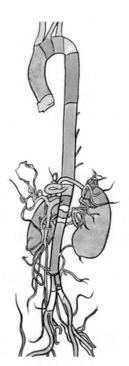

图 2-1-10　主动脉分区

Fillinger 等提出全主动脉分区,将主动脉从升主动脉至髂动脉分为 11 个区。

第二节　主动脉组织学

正常主动脉壁主要由三层结构组成,即内膜、中层和外膜(图 2-2-1)。内膜由一层内皮细胞和内皮下间隙组成。其主要功能是抗动脉硬化和血栓。如果某些因素(高血压、吸烟、血脂障碍、糖尿病)造成内膜病变或内膜损伤,可以发生动脉粥样斑块、溃疡和血栓。

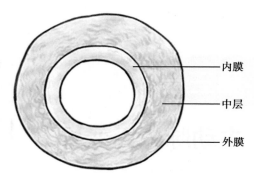

图 2-2-1　主动脉壁结构
正常主动脉壁主要由三层结构组成,
即内膜、中层和外膜

中层主要由弹力蛋白、胶原纤维和平滑肌组织构成,位于内膜和外膜之间。在横截面上,可以看到多个呈同心圆分布的弹力蛋白层(其间有弹性纤维蛋白相连)、胶原层(其间有间质组织)及小量平滑肌细胞。主动脉最突出的特点是有一个很厚的中层,其中有多个弹性蛋白层。外周动脉则不同,它的内层与外层含有弹性蛋白,中层则由肌肉细胞组成。近端主动脉弹性蛋白与胶原含量之比为 70:30(因此最具有缓冲性),远端主动脉弹性蛋白与胶原的比为 50:50,外周动脉的比值为 30:70。中层的这些组织学特点使中层具有以下特点:①在生理血压下,顺应每搏输出量(缓冲作用);②在主动脉扩张时存储能量(储能作用),收缩时释放能量起到被动血泵的作用(弹性贮器现象);③保持血管的完整性;④是分支血管相连的管道。

主动脉壁先天缺陷(如主动脉瓣二瓣化畸形、马方综合征、Ehlers-Danlos 综合征)、后天疾病(高血压、动脉硬化)或外伤都可以造成中层的损伤。受损中层容易导致以下病理改变:①主动脉壁过度扩张和硬化,在生理血压状态下,主动脉不能很好地缓冲每搏输出量,使收缩压升高,动脉波形上表现为上升段变陡,可以出现收缩期高血压;②主动脉壁强度减弱,同时管径扩大,造成动脉瘤形成或各层之间出现裂隙,导致主动脉夹层或壁间血肿(由于主动脉壁中层的特殊结构,各层之间只有少量的黏合组织,使得主动脉比其他动脉更易发生夹层);③动脉粥样斑块的侵蚀,造成进一步的硬化、穿透、壁间血肿或破裂。

外膜是主动脉壁最外的一层,很薄,主要由胶原和滋养血管组成。滋养血管为主动脉壁提供代谢所需的血供,同时是防止主动脉破裂的最后一道屏障。梅毒螺旋体也是通过滋养血管这条途径侵犯主动脉壁。滋养血管少的地方,更容易发生动脉硬化(比如腹主动脉)。

(温兆赢)

参考文献

1. Elefteriades JA. Natural history of thoracic aortic aneurysms: indications for surgery, and surgical versus nonsurgical risks. Ann Thorac surg, 2002, 74: s1877-s1880.

2. Prinssen M, Verhoeven EL, Buth JA, et al. Randomized trial comparing conventional and endovascular repair of abdominal aortic aneurysms. N Engl J Med, 2004, 351 (10): 1607-1618.

3. Fillinger MF, Greenberg RK, McKinsey JF, et al. Reporting standards for thoracic endovascular aortic repair (TEVAR). J Vasc Surg, 2010, 52 (4): 1022-1033, 1033. e15.

第三章

主动脉先天变异

要点：

1. 主动脉先天变异为 6 对动脉弓发育不良、持续存在或异常连接。
2. 主动脉先天变异主要为分支动脉起源异常。
3. Kommerell 憩室和导管憩室易被误诊为主动脉瘤。

第一节　主动脉发生学

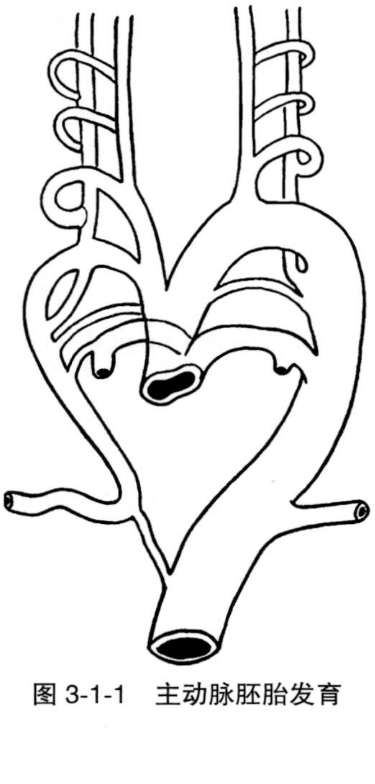

图 3-1-1　主动脉胚胎发育

在胚胎发生早期，体内所有的血管是丛状的。随着生长，逐渐连通。动脉与静脉还不能区分，只是一些覆盖着上皮的管道。随着胚胎发育，血管逐渐具备了个自可以被识别的特点。成人的主动脉及主动脉弓发育自 6 对动脉弓，它们逐渐退化、融合，从对称的 6 对动脉弓发展成不对称的最终形状。动脉弓依次产生变化，先是第 1、2 对动脉弓，然后第 3、4 对，最后是第 5、6 对（图 3-1-1）。由最初的 6 对动脉弓和 2 个背侧动脉，最终变成主动脉及主要分支血管：

1. 由动脉干形成升主动脉近端和主肺动脉。

2. 升主动脉远端、左颈总动脉以近的主动脉弓和头臂干来自主动脉囊。

3. 右锁骨下动脉来自第 4 动脉弓、右背侧动脉和右节间动脉。

4. 颈总动脉来自第 3 动脉弓。

5. 左颈总动脉与左锁骨下动脉间的动脉弓来自第 4 动脉弓。

6. 左锁骨下动脉来自左节间动脉。

7. 动脉导管来自第 6 动脉弓。

8. 降主动脉来自左背侧动脉。

成人的主动脉及主动脉弓发育自 6 对动脉弓,并逐渐退化、融合,从对称的 6 对动脉弓发展成不对称的最终形状。

从以上的描述可以理解,某一阶段的发育不良、持续存在或异常连接均可导致最终主动脉和分支血管先天畸形。

第二节　主动脉解剖变异

一、主动脉瓣变异

主动脉瓣变异男性多见,男女比例 4∶1,主要表现在瓣叶数目异常,有单瓣、二瓣、四瓣及罕见的五瓣、六瓣畸形。主动脉瓣的变异最终决定主动脉窦的数目。主动脉二瓣畸形是最常见的主动脉瓣变异,约占主动脉瓣变异的 70%。主动脉二瓣畸形只有两个窦,窦的形状和大小都不一样,主动脉瓣呈两个对称性或非对称性瓣叶(图 3-2-1)。主动脉四瓣畸形有四个窦,每个窦的大小都不同,主动脉瓣似四叶草形,瓣叶大小不等,呈对称性或非对称性改变。主动脉五瓣畸形极为罕见,有五个窦,大小不一致,五个瓣叶呈梅花状,每个瓣叶形态可不一致。主动脉瓣变异常合并其他主动脉疾病,包括发育异常(主动脉窦瘤、主动脉缩窄)、升主动脉夹层及心脏缺陷。

主动脉二瓣畸形是最常见的主动脉瓣变异,只有两个窦,窦的形状和大小都不一样,主动脉瓣呈两个对称性或非对称性瓣叶。

二、冠状动脉变异

冠状动脉变异包括优势类型、数目、开口部位、走行和终止。

1. **冠状动脉优势类型变异**　后降支的供应血管决定冠状动脉的优势类型。多数后降支从右冠状动脉发出(右优势),约占 80%。从左回旋支发出(左优势)的占 10%,另外 10% 由右冠状动脉和左回旋支共同供应,称均衡型。

2. **冠状动脉数目的变异**　正常为左右两支冠状动脉。变异包括单冠畸形(即左、右冠状动脉共同开口),三冠畸形(左前降支与左回旋支分别单开口于主动脉窦),四冠畸形(图 3-2-2)。

3. **冠状动脉开口的变异**　冠脉高位开口(开口高于窦管交界 1.0cm 以上),低位开口(开口于窦底部),开口于对侧的冠状窦或后窦及开口于肺动脉(图 3-2-3)。

4. **冠状动脉走行的变异**　包括下面四个类型(图 3-2-4):A 型,走于肺动脉前;B 型,走于肺动脉与主动脉之间(动脉间型);C 型,从室间隔的室上嵴中穿过;D 型,从主动脉后方走过(主动脉后型)。

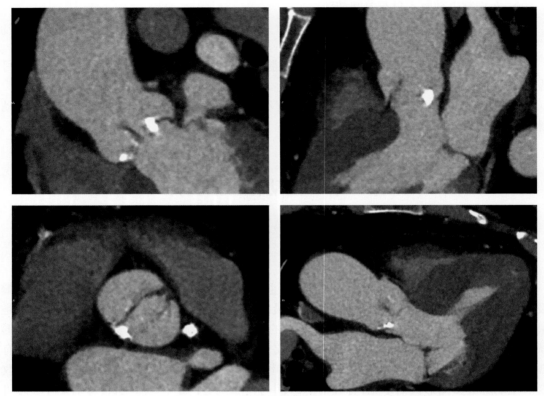

图 3-2-1 二瓣畸形

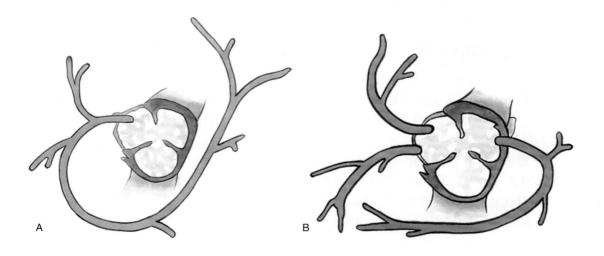

A   B

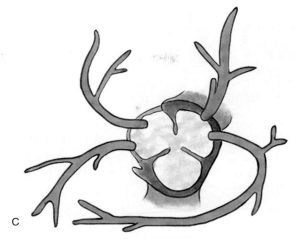

图 3-2-2　冠状动脉数目变异

A. 单冠畸形：左、右冠状动脉共同开口；B. 三冠畸形：左前降支与左回旋支分别
单开口于主动脉窦；C. 四冠畸形：左、右冠状窦分别有两支冠状动脉开口

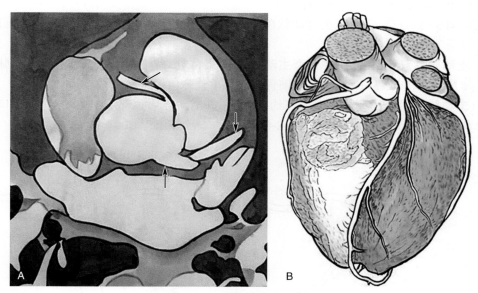

图 3-2-3　冠状动脉开口变异

A. 轴位 CTA 显示右冠状动脉开口于左窦，走行于主动脉和肺动脉之间；
B. CTA VR 图示右冠状动脉开口于左窦，走行于右室前壁

　　壁冠状动脉走于心肌间（肌桥），是常见的走行变异，左前降支近中段是最常见的
部位。

　　5. 冠脉终止异常　冠状动脉瘘。冠状动脉瘘可来自右冠状动脉、左冠状动脉及双侧冠
状动脉，进入右心系统占绝大多数。

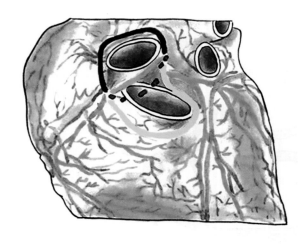

图 3-2-4　冠状动脉走行变异
冠状动脉可走行于肺动脉前(黄实线),
肺动脉和主动脉之间(蓝实线),从室间
隔的室上嵴穿过(蓝虚线),从主动脉后
方走过(黑实线)

三、主动脉弓和头臂动脉的解剖变异

正常左位主动脉弓的形成依赖于右位主动脉弓的退化。

(一)头臂动脉变异(左位主动脉弓)

正常的左弓、左降、三分支头臂动脉在人群中只占 70%。约 1/3 的人群(30%~35%)存在主动脉弓三个分支变异。

1. **主动脉弓双开口变异(牛角型主动脉弓)**　最常见,发生率约 20%。右无名动脉与左颈总动脉共干,共同源于主动脉,左锁骨下动脉单独开口于主动脉弓(图 3-2-5)。

2. **主动脉弓四开口变异**　发生率约 5%。左侧椎动脉单独起源于主动脉弓,开口位于左颈总动脉和左锁骨下动脉之间(图 3-2-6)。

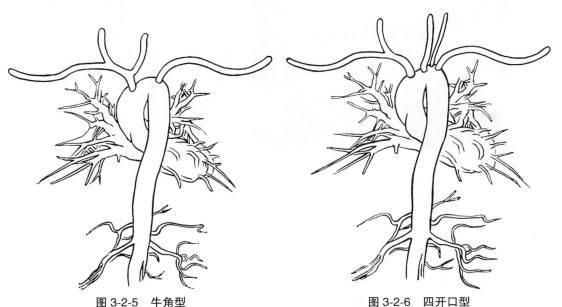

图 3-2-5　牛角型
主动脉弓双开口变异,右无名动脉与左颈总动脉
共干,共同源于主动脉

图 3-2-6　四开口型
左侧椎动脉单独起源于主动脉弓,开口位于
左颈总动脉和左锁骨下动脉之间

3. **迷走右锁骨下动脉** 发生率约 1%。迷走右锁骨下动脉的发生与右侧第 4 动脉弓和右侧背侧主动脉持续存在有关。多数情况下为单发变异,也可以合并其他畸形。迷走右锁骨下动脉不起自右无名动脉,而是于左锁骨下动脉开口后方单独起自降主动脉,走行于食管后方(80%),食管与气管之间(15%)或气管前(5%)(图 3-2-7)。

(二) 主动脉弓变异

1. **Kommerell 憩室** 左锁骨下动脉起始部的主动脉弓瘤样扩张,可合并其他畸形(图 3-2-8)。

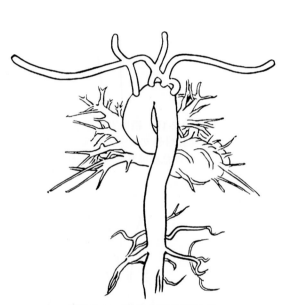

图 3-2-7 迷走右锁骨下动脉

迷走右锁骨下动脉不起自右无名动脉,而是于
左锁骨下动脉开口后方单独起自降主动脉

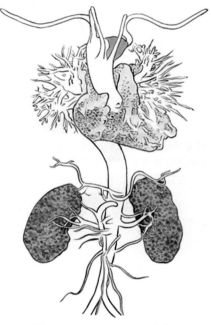

图 3-2-8 Kommerell 憩室

左锁骨下动脉起始部的主动脉弓
瘤样扩张(粉色)

2. **右侧主动脉弓** 最常合并迷走左锁骨下动脉,一般很少合并先天性心脏病。主动脉弓分支依次为左颈总动脉、右颈总动脉,右锁骨下动脉和迷走的左锁骨下动脉(图 3-2-9)。镜像右主动脉弓常常合并先天性心脏病(通常为发绀型)。其分支依次为左无名动脉、右颈总动脉和右锁骨下动脉(图 3-2-10)。

3. **双主动脉弓** 在双主动脉弓中,两个主动脉弓通常大小不一,一般右侧主动脉弓偏大。降主动脉一般在左侧,但也可以在右侧。颈总动脉和锁骨下动脉通常从一侧主动脉弓发出(图 3-2-11)。动脉导管韧带一般在左侧。双侧主动脉弓的形成一般认为与右侧第 6 远端动脉弓的消失有关。食管与气管位于两个主动脉弓之间,症状多表现为呼吸困难(图 3-2-12)。

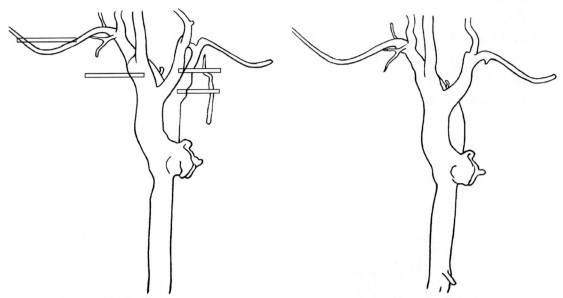

图 3-2-9　右位主动脉弓，迷走左锁骨下动脉
主动脉弓分支依次为左颈总动脉、右颈总动脉，
右锁骨下动脉和迷走的左锁骨下动脉

图 3-2-10　镜像右位主动脉弓
主动脉弓分支依次为左无名动脉、
右颈总动脉和右锁骨下动脉

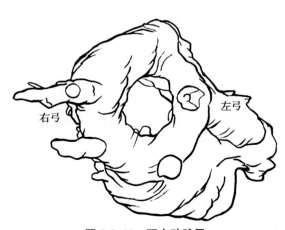

图 3-2-11　双主动脉弓
两个主动脉弓大小不一，右侧偏大，左侧偏小，
颈总动脉和锁骨下动脉从左侧主动脉弓发出

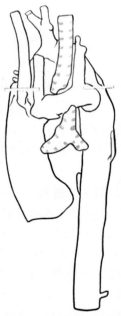

图 3-2-12　双主动脉弓压迫气管
食管与气管位于两个主动脉弓之间

4. **颈部主动脉弓** 非常少见,其原因为第4动脉弓闭锁。同时可以合并主动脉弓分支和颈部动脉异常(图3-2-13)。

四、胸降主动脉解剖变异

胸降主动脉发出很多分支,这些分支都可能有变异。

(一)肋间与肋下动脉变异

前肋间动脉发自乳内动脉。第1~3后肋间动脉来自上肋间动脉,后者从锁骨下动脉的颈肋干发出。第4~12后肋间动脉发自胸降主动脉。

(二)脊髓动脉变异

脊髓横截面的前部(80%)的面积由脊髓前动脉供血,后部(20%)由脊髓后动脉(一对)供血。上段脊髓前动脉主要由椎基底动脉和上肋间动脉发出,并在其后的多个水平接受血供。而中下段脊髓主要来自一支非

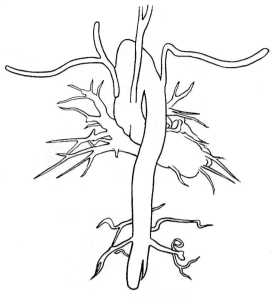

图3-2-13 **颈部主动脉弓**
主动脉弓位于颈部,同时合并主动脉弓
分支和颈部动脉异常

常重要动脉血供,即Adamkiewicz动脉(根大动脉),它通常从左侧的第5胸椎至第2腰椎水平发出,从第9至第12胸椎水平发出的占75%,其余部分从椎基底动脉和上肋间动脉或腰骶动脉发出。如果在外科手术中,该动脉受到损伤,将出现脊髓前动脉缺血。

(三)支气管动脉变异

支气管动脉从第3~7肋间动脉发出。变异很常见。每侧有单支或多支(2~4支)支气管动脉很常见。60%的人群右侧只有一支支气管动脉。食管动脉从颈部、胸部和腹部(膈动脉)的动脉发出。

(四)导管憩室

导管憩室是右侧远端第四动脉弓的残留。形态可以多样,通常为近端胸降主动脉内侧渐细的、锥形或梭形突起(图3-2-14)。主动脉峡部的导管憩室常会误诊为主动脉瘤。

五、腹主动脉解剖变异

腹主动脉解剖变异非常少见,主要表现为分支动脉开口异常。

1. 腹腔干与肠系膜上动脉共同开口(图3-2-15)。

2. **双肾动脉及副肾动脉** 双肾动脉为一侧肾脏由两支肾动脉供血,两支肾动脉均开口于腹主动脉,均由肾门进入肾脏(图3-2-16)。

副肾动脉为其他由腹主动脉发出的动脉不经过肾门直接经肾皮质进入肾脏参与肾脏供血,可以多支存在(图3-2-17)。

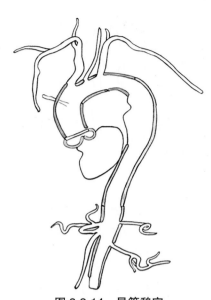

图 3-2-14　导管憩室

导管憩室通常为近端胸降主动脉内侧渐细的、
锥形或梭形突起

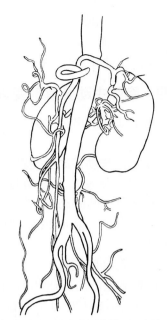

图 3-2-15　肠系膜上动脉起自腹腔干

腹腔干与肠系膜上动脉共同开口，
起自腹主动脉

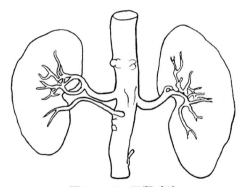

图 3-2-16　双肾动脉

右侧肾脏由两支肾动脉供血，两支肾动脉
均开口于腹主动脉，均由肾门进入肾脏

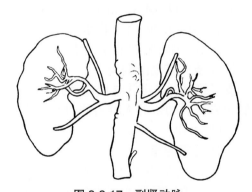

图 3-2-17　副肾动脉

多支副肾动脉由腹主动脉发出，不经过肾门
直接经肾皮质进入肾脏参与肾脏供血

（韩　丹）

参考文献

1. Siu SC, Silversides CK. Bicuspid aortic valve disease. J Am Coll Cardiol, 2010, 55 (25): 2789-2800.

2. Fisher RG, Whigham CJ, Trinh C. Diverticula of Kommerell and aberrant subclavian arteries complicated by aneurysms. Cardiovasc Intervent Radiol, 2005, 28 (5): 553-560.

3. Modi A, Perera R, Kaarne M. Dissection from ductus diverticulum presenting as type A intramural hematoma. Asian Cardiovasc Thorac Ann, 2014, 22 (1): 107.

第四章

主动脉瓣二瓣畸形

要点：

1. 主动脉瓣二瓣畸形是常见的主动脉瓣畸形,在人群中的发病率为 0.5%~2.0%。
2. 主动脉瓣二瓣畸形分先天性和继发性。
3. 主动脉瓣二瓣畸形常并发升主动脉扩张、升主动脉瘤、主动脉夹层及主动脉瓣狭窄等。
4. 主动脉瓣二瓣畸形可通过 CT、MRI、主动脉造影诊断。
5. 主动脉瓣二瓣畸形可行手术治疗、介入治疗及复合治疗。
6. 不同治疗方法术后随诊重点略有不同。

主动脉瓣二瓣畸形是常见的主动脉瓣畸形,在人群中的发病率为 0.5%~2.0%。正常的主动脉瓣共有 3 个瓣膜,而主动脉瓣二瓣畸形只有 2 个瓣膜;在心脏射血的过程中,BAV 瓣膜结构的异常、瓣叶融合模式的不同等会使进入升主动脉的血流动力学发生改变,从而导致并发症的产生。主动脉二瓣畸形分为先天性和继发性两种。

第一节 概 述

一、病因

主动脉瓣二瓣畸形的病因仍是一个颇受争议的问题。一般认为主动脉瓣二瓣畸形的发生有两种理论:遗传学理论和血流动力学理论。遗传学理论认为,主动脉瓣二瓣畸形的表观遗传、某些基因改变(如 GATA5、NOTCH1、ACTA2 等)与主动脉瓣叶钙化及主动脉扩张有密切的关系;血流动力学理论认为,主动脉瓣解剖异常时瓣叶和升主动脉壁所承受的局部压力过负荷,被组织内皮和特定的受体所感知,然后产生不同的病理反应,最终导致瓣膜钙化和主动脉扩张,随着血流动力学异常程度的加重,就会出现级联放大效应,使主动脉瓣二瓣畸形并发症呈瀑布式发展。

二、分型及其相关异常

主动脉瓣二瓣畸形的分型方法很多,最常用的是根据瓣膜融合方式不同将主动脉瓣二瓣畸形分为 3 型:左右冠状窦融合(R-L 融合)、左冠窦和无冠窦融合(L-N 融合)及右冠窦和无冠窦融合(R-N 融合);其中最常见的为左右冠状窦融合。

主动脉瓣二瓣畸形最常见的并发症为升主动脉扩张,根据升主动脉扩张的程度分为 4 型:0 型为正常的主动脉,Ⅰ型为主动脉根部的扩张,Ⅱ型为升主动脉管状部分的扩张,Ⅲ型为主动脉全程的扩张。研究结果显示 R-L 患者主要表现为Ⅰ型,R-N 患者主要表现为Ⅱ型。

第二节　病理生理与临床表现

一、病理生理变化

主动脉瓣膜的钙化被看作是疾病处于进展期的标志之一,它的病理改变包括炎症、细胞外基质的重构和成骨介质的产生,同时也包括在瓣膜间质细胞中表型的改变。随着疾病的发展,钙结节首先在纤维膜上形成,其次主要出现在主动脉瓣叶表面。据估计,约 40%~53% 的 BAV 继发钙化者 10~12 年之后会导致主动脉瓣严重狭窄。BAV 患者胸升主动脉扩张的主要病理标志是壁结构的异常,包括主动脉瓣内侧退化、平滑肌细胞凋亡和损耗、弹性纤维变形和异常细胞外重构。

Atkins 等对 BAV 的血流动力学进行了研究,他们认为 BAV 解剖异常时瓣叶和升主动脉壁所承受的局部压力过负荷,被组织内皮和特定的受体所感知,然后产生不同的病理反应,最终导致瓣膜钙化和主动脉扩张,随着血流动力学异常程度的加重,就会出现级联放大效应,使 BAV 并发症呈瀑布式发展。在 45 岁的主动脉夹层患者中,主动脉瓣二瓣畸形是主要原因之一(作为病因,比马方综合征多见 10 倍)。

二、临床表现

主动脉瓣二瓣畸形的临床症状取决于患者的年龄、严重程度及并发症等。主要表现为心悸、乏力、头晕,偶有晕厥和心绞痛症状。主动脉瓣轻度狭窄多无临床症状;部分中度狭窄可表现为活动量增大时胸闷、气短;重度狭窄常有胸痛、眩晕、晕厥和充血性心衰的症状;少部分重度狭窄患者剧烈活动后可发生猝死。

婴幼儿一般症状常较轻,至青春期后方出现症状,特别是单纯主动脉瓣二瓣化者。部分在婴幼儿期发病者,一般称为"危重主动脉瓣狭窄",表现为严重的充血性心力衰竭,呼吸困难急促,少尿及代谢性酸中毒。

体格检查:主动脉瓣区可闻及 3/6 级以上收缩期喷射性杂音,常伴收缩期震颤,向颈部传导。室间隔明显增厚者,二尖瓣可出现 SAM 征,心尖区可闻及收缩期吹风样杂音。周围脉搏减弱,脉压变窄。对于年轻患者,应测量上、下肢血压,以除外是否合并主动脉弓缩窄。

三、预后

先天性主动脉瓣狭窄的婴幼儿,易发生心力衰竭,药物治疗无效,多引起死亡,应尽早手术。成人主动脉瓣二瓣畸形造成死亡的原因主要是主动脉夹层、主动脉窦瘤破裂及心力衰竭等。主动脉瓣置换术手术死亡率在 1%~2%。Ross 手术 10 年存活率达 90% 以上,主动脉瓣位 10 年免除再手术率也达 85% 以上。

四、鉴别诊断

临床上发现主动脉瓣区喷射性收缩期杂音,结合超声心动图检查可明确诊断。超声心动图不仅可以判断主动脉瓣的狭窄程度,还可以基本明确病因诊断。所有患者应测量四肢血压以除外可能合并的主动脉畸形,如主动脉弓中断和主动脉缩窄。

本病尚需与先天性主动脉瓣上狭窄和先天性主动脉瓣下狭窄,风湿性、退行性变、老年钙化等原因导致的主动脉瓣狭窄及肥厚性梗阻型心肌病相鉴别。主要通过临床表现及影像学检查相鉴别。

第三节 影像学表现

一、胸部 X 线

一般无特异性。在后前位片上,心脏呈主动脉瓣型,以左心室增大为主(图 4-3-1),升主动脉增宽(图 4-3-2);在成人主动脉瓣膜区可见钙化影。双肺纹理一般无异常,当合并心力衰竭时,可出现肺淤血的表现。合并主动脉缩窄时,肋间血管增粗,可见肋骨切迹(图 4-3-3)。

二、主动脉 CTA

主动脉 CTA 对于主动脉瓣二瓣畸形的形态学诊断具有明显的优势,主动脉 CTA 多平面重建可以调整曲面的角度方位等,清晰观察到融合的线形嵴(图 4-3-4)。某些需要手术修复的可疑二瓣畸形患者,在利用主动脉 CTA 行术前评估时,准确显示其形态学特点对于手术计划的制订起关键性作用。瓣叶钙化程度对于决定是否进行冠状动脉移植至关重要。如果钙化明显,提示可能需要行冠状动脉移植和主动脉根部置换术。主动脉 CTA 可见升主动脉扩张的程度(图 4-3-5),对手术的选择和预后起到很大的作用。

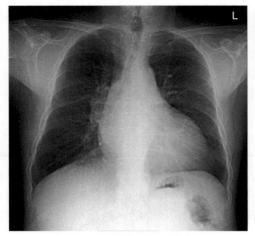

图 4-3-1　主动脉瓣二瓣畸形
男,57 岁,前位胸片示升主动脉增宽,
主动脉结部钙化,左心室增大

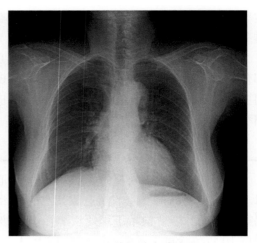

图 4-3-2　胸片示升主动脉增宽
女,69 岁,后前位胸片示升主动脉扩张,
左心室增大

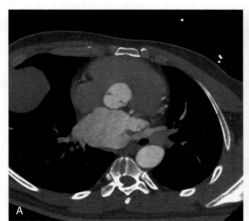

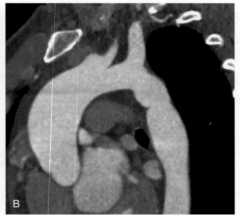

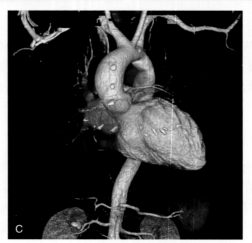

图 4-3-3　主动脉瓣二瓣畸形并主动脉缩窄
男,35 岁,主动脉瓣呈二瓣,主动脉弓部缩窄

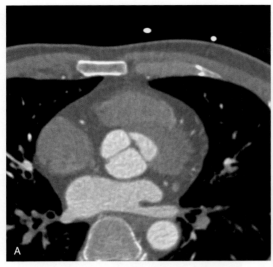
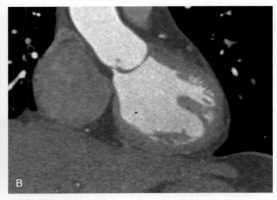

图 4-3-4　主动脉瓣二瓣畸形
男,47 岁,主动脉瓣呈二瓣,升主动脉未见明显扩张

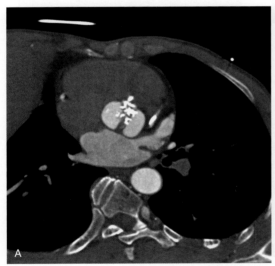
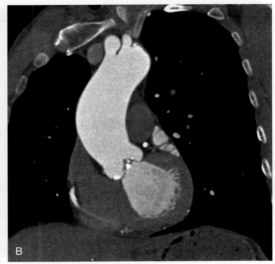

图 4-3-5　主动脉瓣二瓣畸形,升主动脉瘤样扩张
胸主动脉 CTA 示主动脉瓣呈二瓣,瓣叶钙化明显,升主动脉管腔扩张

三、磁共振成像

胸主动脉 MRI 和 MRA 对诊断主动脉瓣二瓣畸形具有很大的优势,电影序列显示主动脉瓣的开放与关闭情况,用于判断瓣口狭窄的程度;主动脉瓣二瓣畸形舒张期 2 个瓣叶呈椭圆形,关闭线呈"−"、"∣"或"＼"形,可合并轻微的关闭不全,表现为舒张期的全部期相中可观察到小的关闭裂隙。在心脏收缩期,常因主动脉瓣瓣环缩小,瓣叶的发育异常、卷缩、增厚等使主动脉瓣的开放受限,主动脉瓣开放呈圆拱形,有效瓣口面积较正常者小

（图4-3-6）；4D FLOW序列可见通过后处理软件对升主动脉血流动力学进行评估，对于主动脉瓣二瓣畸形伴有升主动脉扩张的诊断具有重要的意义（图4-3-7）。

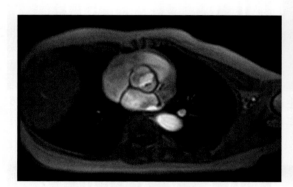

图4-3-6　主动脉瓣二瓣畸形

主动脉瓣呈二瓣

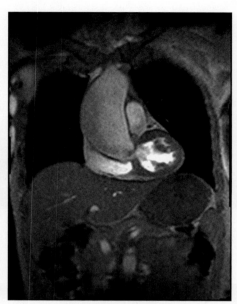

图4-3-7　主动脉瓣二瓣畸形

升主动脉扩张

四、血管造影

对主动脉瓣二瓣畸形进行右心导管检查，主要检测压力和血氧饱和度，对伴随畸形做右心造影；左心导管检查测量左心室与主动脉间压力阶差，并做左心室及主动脉造影。左室造影首选投照体位为长轴斜位，其次为右前斜位30°。升主动脉造影采用正位或左前斜位。可以观察主动脉瓣二瓣畸形瓣膜的形态及升主动脉扩张的程度。

第四节　治疗及其随诊

主动脉瓣二瓣畸形无明显临床症状及并发症者，无需手术治疗，建议随诊观察。

主动脉瓣二瓣畸形主要采用手术治疗；手术方法有主动脉瓣成形、主动脉瓣置换、瓣膜修补或置换并升主动脉成形加固、瓣膜修补或置换并升主动脉替换、Bentall术。主动脉瓣替换术是治疗主动脉瓣二瓣化畸形的常用治疗方法，对于合并严重升主动脉扩张的患者还需同期行升主动脉替换术。应根据病变不同选择不同的术式。一般认为对于单纯主动脉瓣关闭不全的患者及儿童患者适宜行主动脉瓣成形术，可获得较满意的手术效果；对于主动脉瓣狭窄者，选择成形术要慎重，术后可能会引起瓣膜的关闭不全；对二叶主动脉瓣有明显瓣尖或交界增厚钙化以及合并感染性心内膜炎瓣膜毁损者需行瓣膜置换。

第五节　术后随访

病例 1：Bentall 术

（1）病史及体格检查：男，70 岁，活动后头晕 3 个月，发现升主动脉增宽。血压增高（约 156/100mmHg）。心脏体格检查未见明显异常。

（2）术前检查：胸部大血管 CTA 示主动脉瓣呈二瓣，瓣叶增厚钙化，升主动脉增宽。（图 4-5-1）。

（3）治疗方法：全麻消毒后，正中开胸，剪除病变主动脉瓣，彻底清除钙化组织，应用带瓣管道行 Bentall 术，自体瘤壁外包与右房建立分流。术后 7 天病情平稳后出院（图 4-5-2）。

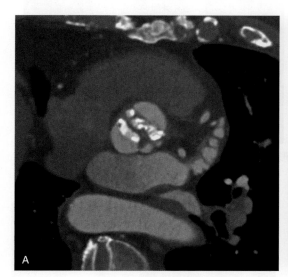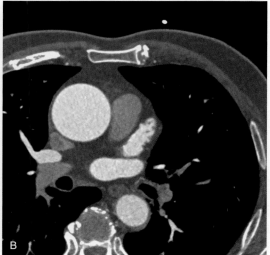

图 4-5-1　主动脉瓣二瓣畸形并升主动脉扩张术前 CTA

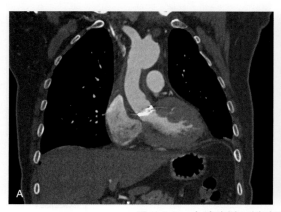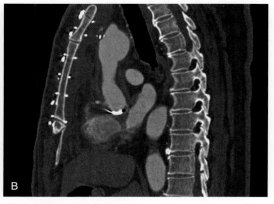

图 4-5-2　主动脉瓣二瓣畸形并升主动脉扩张术后 CTA

病例2：Bental 术式，MVP

（1）病史及体格检查：男，44岁，因胸闷气短1周就诊，高血压病史6年，最高达150/90mmHg。主动脉瓣听诊区可闻及舒张期杂音。

（2）术前检查：主动脉瓣呈二瓣，升主动脉扩张，约54mm（图4-5-3）。

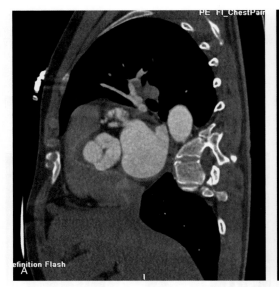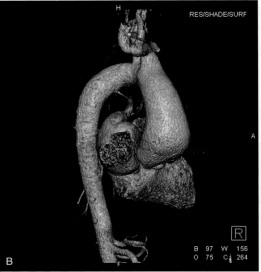

图4-5-3　主动脉瓣二瓣畸形并升主动脉扩张术前CTA

（3）治疗方法：用2-0双头针间断缝合34mm Physiolo Ⅱ 成形术（Edward）于二尖瓣环上。注水试验示瓣膜闭合良好。用2-0换瓣线间断缝合25mm ATS带瓣管道于主动脉瓣环上。于人工血管相应左右冠状动脉开口处造孔，约5mm直径。分别吻合左右冠状动脉开口与人工血管上。裁剪带瓣管道人工血管远端及升主动脉断端至合适长度。再端端吻合人工血管与升主动脉。术后7天病情平稳出院（图4-5-4）。

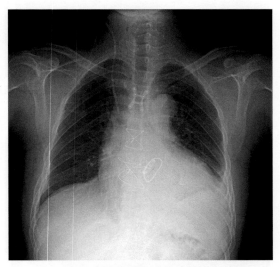

图4-5-4　主动脉瓣二瓣畸形并升主动脉
扩张术后胸片后前位

（张超越）

参考文献

1. Braverman AC. Aortic involvement in patients with a bicuspid aortic valve. Heart, 2011, 97 (6): 506-513.
2. Otto CM, Bonow RO. Valvular heart disease. 2nd ed. PA: Saunders, 2004.
3. O'Brien KD. Pathogenesis of calcific aortic valve disease: a disease process comes of age (and a good deal more). Arterioscler Thromb Vasc Biol, 2006, 26 (8): 1721-1728.
4. Rajamannan NM. Calcific aortic stenosis: lessons learned from experimental and clinical studies. Arterioscler Thromb Vasc Biol, 2009, 29 (2): 162-168.
5. Carabello BA, Paulus WJ. Aortic stenosis. Lancet, 2009, 373 (9667): 956-966.

第五章

主动脉缩窄

> **要点:**
>
> 1. 主动脉缩窄是主动脉先天性局限性狭窄,占先天性心脏病的 5%~8%。
> 2. 主动脉缩窄常伴发主动脉二瓣、**PDA** 等先天性心血管畸形。
> 3. 主动脉缩窄分为婴儿型和成人型。
> 4. 主动脉缩窄常并发高血压、充血性心力衰竭和主动脉夹层。
> 5. 主动脉缩窄的形态改变主要通过 **CT**、**MRI** 和主动脉造影诊断。
> 6. 主动脉缩窄可行手术治疗、介入治疗及复合治疗。
> 7. 不同治疗方法术后随诊重点略有不同。

主动脉缩窄是主动脉管腔的先天性狭窄,不同患者狭窄的部位、长度及并发的先天性心血管病变有所不同。主动脉缩窄大约占先天性心脏病的 5%~8%。半数左右的主动脉缩窄不合并其他心脏病变,又称为单纯性主动脉缩窄;合并心内畸形者称为复杂型主动脉缩窄。

第一节 概 述

一、病因

主动脉缩窄的病因不详。一般认为主动脉缩窄胚胎发生有两种理论:导管吊带理论和流体理论。导管吊带理论认为,可收缩性的导管组织延伸到导管周围的主动脉,当动脉导管关闭时,主动脉壁上的导管组织同时收缩使主动脉变窄。流体理论提出左心严重梗阻性病变如主动脉二瓣畸形、主动脉瓣上狭窄或者左向右分流如室间隔缺损等使主动脉内血流减少,从而导致主动脉发育不良以致缩窄。

二、分型及相关异常

主动脉缩窄按照是否合并其他心内畸形分为单纯型及复杂型;按照缩窄发生的部位和范围分为导管前型(婴儿型)和导管后型(成人型)。单纯型表现为主动脉近动脉导管端(动脉导管前、后或动脉导管处)的狭窄或压迹。婴儿型主动脉缩窄常见为动脉导管前或近动脉导管型,成人型主动脉缩窄常见于动脉导管后型。典型表现还有主动脉狭窄后扩张,扩张向主动脉后壁及侧壁延伸。不典型的主动脉缩窄可表现为缩窄的长度较长,位置不常见(如弓部、升主动脉与弓部交界处、腹主动脉等)。

复杂型除了主动脉缩窄外还合并的心内畸形包括主动脉二瓣畸形、室间隔缺损、二尖瓣病变、左心梗阻性病变及其他畸形。心外(血管)病变包括动脉导管未闭、颅内动脉瘤及头臂血管异常。其中主动脉二瓣畸形为主动脉缩窄最常见的并发畸形,占婴儿患者的50%~80%。主动脉二瓣畸形及年龄是影响主动脉并发症的重要危险因子,它比血流动力学对主动脉管壁的作用更为重要,同时也是外科治疗的重要指征。室间隔缺损常发生在膜周部,缺损面积较大,且后侧漏斗部排列紊乱,易导致左室流出道梗阻。二尖瓣病变包括二尖瓣狭窄、伞样二尖瓣及二尖瓣上狭窄。动脉导管未闭是最常见的血管合并畸形,它的存在非常重要。颅内动脉瘤也非常常见。

第二节　病理生理与临床表现

一、病理生理变化

主动脉缩窄最重要的病理生理变化取决于主动脉缩窄的程度、缩窄与动脉导管的关系、病变发展的缓急以及是否合并心内畸形。在主动脉缩窄的婴儿型中(导管前型、导管型),下肢通过动脉导管获得血氧饱和度较低的血液,因此出现分离性发绀即下半身发绀而上半身正常、肾脏及下半身缺血。血氧饱和度增加可导致动脉导管关闭从而下半身血流减少,因此高氧治疗为禁忌。心功能不全或心内畸形会使血流动力学更为复杂,后负荷与高血压不匹配的加重可导致肺水肿或心衰。

成人型主动脉缩窄(导管后型)下肢血流减少程度取决于主动脉缩窄程度及侧支循环形成的多少。随着年龄的增长,缩窄近端与远端侧支血管形成,可以维持下半身器官的功能及发育,主动脉缩窄使左室后负荷增加,导致心肌肥厚、上肢高血压。

二、临床表现

主动脉缩窄的临床症状取决于患者的年龄、类型(成人型或婴儿型)、严重程度以及并发的心内畸形。大多数婴儿型患者出现心功能衰竭表现为气促、心动过速、面色苍白等,还有一些患者表现酸中毒。

许多年龄略大的儿童、青少年及年轻的成人患者无症状,因高血压、心脏杂音或偶然胸片检查或超声心动检查被发现。

体格检查：婴儿可出现分离性发绀；婴儿型年龄较大的患者出现分离性发绀及杵状指。股动脉和腘动脉搏动减弱或消失、延迟，而上肢脉搏搏动较强。右上肢发绀提示并发有主动脉弓部血管异常，如右锁骨下动脉起源于主动脉缩窄部位以远。前胸部或后背部（左侧肩胛骨顶部）可有收缩期杂音。心前区全收缩期杂音常提示合并室间隔缺损。其他心内畸形及并发症可有相应的体征。

三、预后

约 80% 未经治疗的患者在 50 多岁时死亡。死亡原因常见于休克（常见于出血；可死于颅内动脉瘤破裂）、主动脉夹层（高血压及升主动脉扩张所致）、充血性心力衰竭（由高血压、主动脉二瓣畸形所致的主动脉瓣狭窄或关闭不全引起）及冠心病（高血压加速冠心病的进程）。

四、鉴别诊断

本病主要需与主动脉闭锁和假性主动脉缩窄鉴别。

主动脉闭锁是主动脉腔及主动脉解剖结构的连续性中断。主动脉离断有几种类型。最常见的离断部位是降主动脉近段，离断也可发生在弓部、腹主动脉或者升主动脉。根据离断的部位不同主动脉弓离断可分为三型：A 型，离断位于左锁骨下动脉远端。B 型，离断位于左锁骨下动脉与左颈总动脉之间。C 型，离断位于无名动脉与左颈总动脉之间。主动脉弓离断常合并心脏（主动脉瓣二瓣畸形）或其他血管发育异常。

假性主动脉缩窄指由于主动脉管腔延长导致主动脉褶曲、纽结或皱曲，主动脉弓小弯侧峰状突起类似于主动脉缩窄，但是血流动力学上"缩窄"前后并无压力梯度存在。

第三节　影像学表现

一、胸部 X 线

在后前位片，于主动脉弓下缘与降主动脉连接部显示一"切迹"，切迹为缩窄部位，缩窄前后血管不同程度膨凸，形成"双弓"阴影或称为"3"字征（图 5-3-1）；由于缩窄所致升主动脉血压增高或并发二瓣畸形可致升主动脉扩张（图 5-3-2）；肋间动脉迂曲扩张压迫肋骨可形成切迹，其好发部位为 4~8 后肋下缘，呈局限性半圆形的凹陷，深浅不等（图 5-3-3）。多数心脏为不同程度的左室肥厚、增大。如果合并室间隔缺损可有肺血多，分流量大者可合并不同程度肺动脉高压（图 5-3-4）。

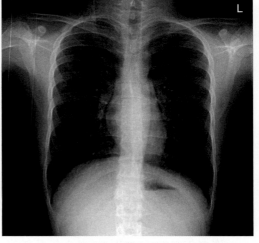

图 5-3-1　主动脉弓缩窄形成"双弓"阴影

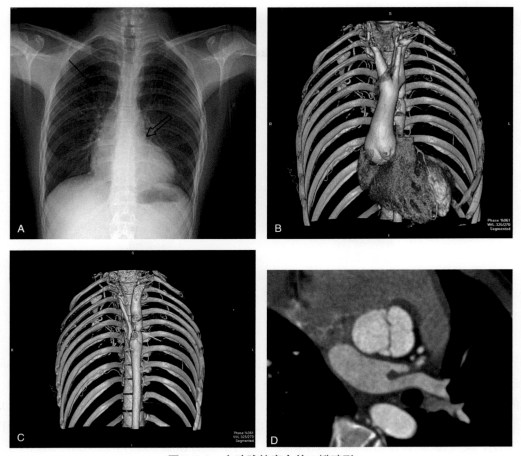

图 5-3-2　主动脉缩窄合并二瓣畸形

男,19 岁,A. 后前位胸片显示心影增大,升主动脉增宽,右侧第五后肋下缘见局限性切迹(黑箭头);主动脉结下局限性内陷形成"3"字征(空心箭头);B、C. CTA VR 重建明确平片所见;D. MPR 提示主动脉二瓣畸形

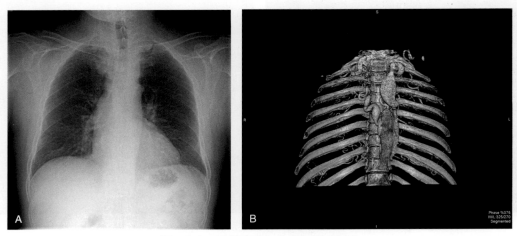

图 5-3-3　肋间动脉迂曲扩张形成切迹

50 岁,高血压,胸背部疼痛。A. 后前位胸部平片显示主动脉弓下血管局限性向外突出,双侧第 4~9 后肋肋骨下缘骨皮质见不规则切迹;B. CTA VR 重建见主动脉弓缩窄,大量侧支形成,肋间动脉迂曲扩张

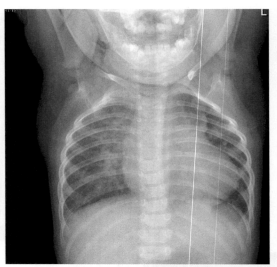

图 5-3-4 主动脉缩窄合并室间隔缺损
女,11 月龄,后前位胸片显示心影增大,肺血增多,主动脉结观察不满意

二、主动脉 CTA

主动脉 CTA 对于主动脉缩窄的形态学诊断具有明显的优势,多种后处理重建方法对于主动脉缩窄的部位、程度、范围、与弓部各分支之间的关系、侧支血管形成以及缩窄以远主动脉的发育情况均能清晰显示(图 5-3-5);心电门控主动脉 CTA 对于合并的心内外畸形如室间隔缺损、主动脉二瓣畸形、动脉导管未闭等也能明确诊断(图 5-3-6)。同时,通过改变窗宽窗位对于肺内、腹腔脏器的情况可以作出评价。对于主动脉缩窄合并的主动脉夹层、动脉瘤等 CTA 也能提供详细的解剖学信息,对于制订手术方案起到重要作用(图 5-3-7)。同样,对于主动脉缩窄术后评价 CTA 也是首选的检查方法(见病例部分)。

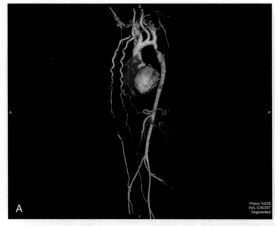
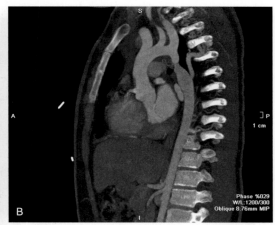

图 5-3-5 单纯主动脉缩窄
男,16 岁。A. CTA VR 重建显示主动脉局限性缩窄,缩窄位于左锁骨下动脉开口以远动脉导管处,弓部及分支血管、缩窄以远主动脉发育良好,双侧乳内动脉扩张与下肢血管分支间沟通;B. MPR 显示与 3D 相似,对侧支血管的部位更准确

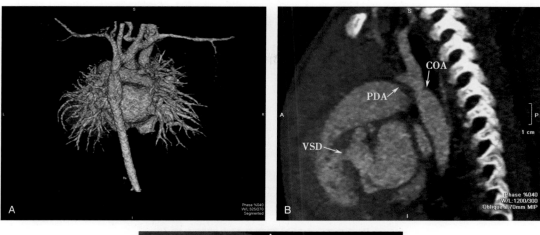

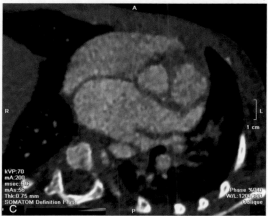

图 5-3-6　主动脉缩窄合并室间隔缺损、PDA

女,11 个月。A. VR 图像显示心影大,主动脉缩窄;B、C. MPR 清晰显示室间隔缺损、
PDA,主动脉缩窄位于 PDA 主动脉开口处,主动脉瓣为三瓣

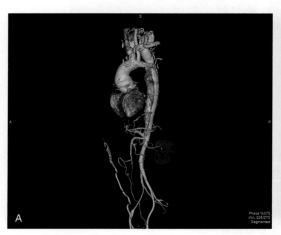

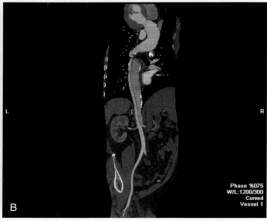

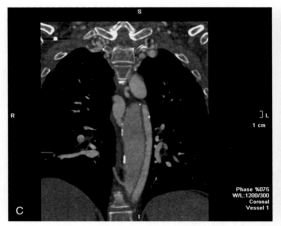

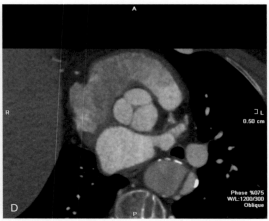

图 5-3-7　主动脉缩窄合并主动脉夹层

患者男。A. VR 显示主动脉缩窄,升主动脉扩张,左锁骨下动脉瘤样扩张,降主动脉自缩窄以远至肾动脉开口水平主动脉呈双腔;B. CPR 降主动脉管腔内见内膜片,假腔扩张明显,近段内膜破口不明显,肾动脉水平见破口;C. MPR 见多发侧支血管,部分侧支与假腔相通;D. MPR 显示主动脉为三瓣

三、磁共振成像

　　磁共振成像(magnetic resonance imaging,MRI)尤其是钆对比剂增强 MR 血管成像能够成功显示缩窄段、主动脉弓及主动脉峡部的直径、动脉导管通畅情况、侧支血管形成情况以及合并的心外及心内畸形等的详细解剖信息。速度编码相位对比技术能够测定通过缩窄部位的血流流速并计算出狭窄部位压力梯度的大小。由于降主动脉垂直(上下)走行,矢状位或斜矢状位 2D T1WI 黑血序列对于评价主动脉缩窄的解剖形态也比较有用(图 5-3-8)。

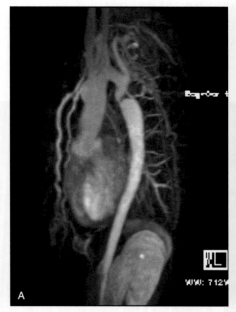

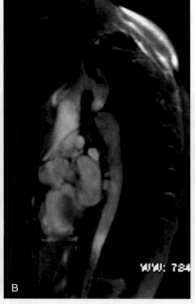

图 5-3-8　主动脉缩窄

矢状位或斜矢状位对主动脉缩窄的显示

四、血管造影

目前 CTA 及 MRI 能够对主动脉缩窄和相关心内性畸形做出全面的评价,血管造影和导管检查不作为单纯诊断目的而应用,尤其是对于婴儿患者,常常作为同期介入治疗的术前检查。血管造影可完美地显示主动脉缩窄的位置及长度、主动脉峡部、动脉导管及侧支血管的发育状态、相关血管畸形等(图5-3-9),同时可以导管直接测定缩窄前后压力差。导管可经桡动脉(顺行导管)或股动脉(逆行导管)插管,但股动脉插管可能因无脉而困难一些。其他逆行插管可能存在的问题有导丝不能通过缩窄部位、导丝穿过狭窄部位时加重缩窄两端的压力差等。

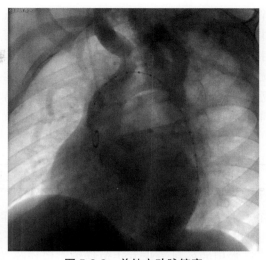

图 5-3-9　单纯主动脉缩窄

男,16 岁,血管造影导管可通过缩窄部位进入升主动脉,升主动脉、主动脉弓部及弓部分支血管发育良好,乳内动脉增粗

第四节　治疗及其随诊

一、球囊扩张血管成形术

球囊扩张血管成形术一般作为复发缩窄的一线治疗方法。由于术后粘连及其他技术因素,外科治疗对于复发缩窄的治疗比原发缩窄难度要大,而且危险性要高。因此,球囊扩张血管成形术在这类患者治疗中被普遍接受,球囊扩张血管成形术对于一些婴儿期患者也被认为是一线治疗方法,适应证如下:患者年龄大于 12 个月(有些医院标准为大于 6 个月)、无需要修复的畸形血管、缩窄前的主动脉峡部形态正常、缩窄段较短。

球囊扩张血管成形术的潜在并发症包括主动脉破裂(<1%)、主动脉夹层、脑卒中、股动脉通路并发症、动脉瘤、假性动脉瘤形成(5%)及再狭窄等。再狭窄在小于 1 岁的患者中发生率可达 50%。

球囊扩张血管成形术后随诊包括早期并发症的及时发现,需要根据临床症状进行初步评价;主动脉 CTA 可以识别主动脉破裂、主动脉夹层等;晚期并发症如动脉瘤、假性动脉瘤及再狭窄等形态学变化首选检查方法为主动脉 CTA。

二、主动脉缩窄支架治疗

支架在较大儿童及成人中的应用越来越广泛,但不适合婴儿及较小的儿童,因为随着身高的增长,支架大小与身材的比例失调。覆膜支架越来越广泛地应用于扩张缩窄的主动脉及处理较为复杂的病例,如合并假性动脉瘤者。

扩张主动脉的目的在于缓解血流动力学的梗阻效应,而不在于把缩窄段直径扩张到缩窄后瘤样扩张处的主动脉直径。在青少年患者中,支架直径往往较大,在患者继续生长过程中可以继续扩张。与球囊扩张血管成形术相对而言,支架植入术常见的并发症为支架断裂、主动脉穿孔以及支架移位,因为主动脉缩窄后常有扩张,支架远端锚定不够牢固易于移位。另外,如果支架植入位置较近,覆膜支架可能会封堵主动脉弓远段,造成左锁骨下动脉缺血。近来,支架的设计得到快速发展,可以设计出个性化的支架。支架植入术后的随诊手段常选择主动脉CTA,对于治疗后支架位置、形态及其主动脉形态学变化均能很好评价。

三、主动脉缩窄的外科治疗

外科治疗对于先天性缩窄被认为是首选治疗方法,尤其是对于婴幼儿,但并不适合治疗再发缩窄。外科手术方案根据缩窄长度、峡部发育状态、动脉导管的通畅与否而制订。除了围手术期风险外,外科治疗常见并发症有吻合口漏、再狭窄,再发缩窄及晚期动脉瘤形成。

常用的外科治疗方法包括缩窄段切除端 - 端吻合或扩大端 - 端吻合;主动脉补片成形术可用于缩窄近心端血管发育良好、缩窄段较长的病变;缩窄段切除人工管道植入术可治疗长段缩窄的患者,但对于儿童由于人工管道不能随年龄而生长发育,尚需再次手术更换管道;人工血管转流术则把缩窄段旷置进行升主动脉 - 降主动脉转流、升主动脉 - 腹主动脉转流、升主动脉 - 双髂动脉转流、升主动脉 - 双股动脉转流、左锁骨下动脉 - 降主动脉转流等术式,它避免了局部游离所导致的并发症,合并心内畸形者可同期处理,对于下肢广泛、多发狭窄或者弓部受累的病变可采用该术式。

外科手术治疗主动脉缩窄早期及晚期均可发生严重并发症。早期并发症包括出血、脊髓缺血所致截瘫、声带麻痹、膈肌麻痹以及反常高血压。5%~17% 患者晚期并发症有再发缩窄、动脉瘤及假性动脉瘤形成。影像学随诊必须要了解患者的手术方式才能对手术效果进行评价,MRA 及 CTA 均可进行随诊评价,但 CTA 应用范围更广,多数医院均可检查,另外 MRA 由于扫描视野的限制,对于转流路径较长者不首选。

第五节　病　例　随　访

病例 1:主动脉缩窄球囊扩张 + 支架植入术

16 岁,男,体检发现血压增高(180/100mmHg);肩胛间区可闻及收缩期喷射性杂音;上肢脉搏搏动强而有力,股动脉搏动弱。CTA(图 5-5-1A)提示主动脉局限性缩窄,缩窄距离左锁骨下动脉约 16mm,缩窄部位直径约 5mm,升主动脉、主动脉弓部及降主动脉发育良好,缩窄以远瘤样扩张。

主动脉缩窄球囊扩张 + 支架植入,主动脉造影明确缩窄部位(图 5-5-1B),导管测压缩窄前后压差 80mmHg,球囊定位准确后扩张内囊及外囊(图 5-5-1C),扩张后支架植入,血流通畅,缩窄部位前后压力差消失(图 5-5-1D)。术后 3 天患者病情平稳出院。

术后 CTA 随诊支架位置、形态良好,周围主动脉壁完整,未见明显对比剂充盈(图 5-5-1E)。

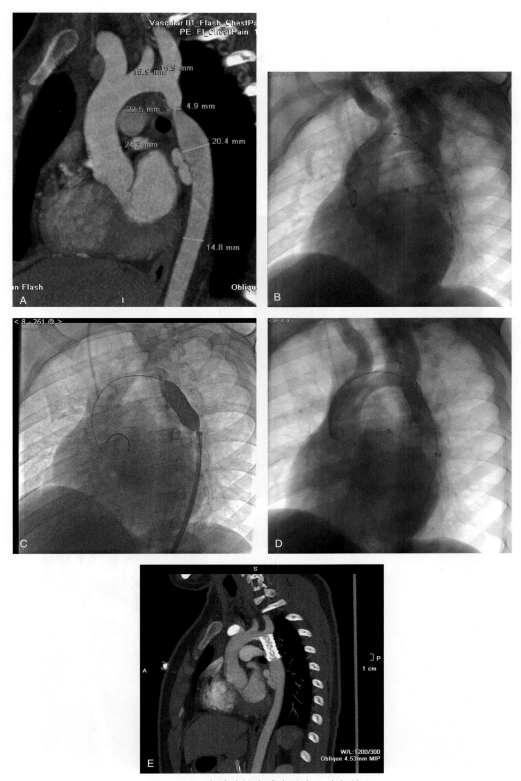

图 5-5-1 主动脉缩窄球囊扩张 + 支架植入

病例 2：主动脉弓缩窄手术治疗

20岁，女，活动后胸闷气短，发现血压增高（200/120mmHg）；上肢脉搏搏动强而有力，股动脉搏动弱。主动脉CTA（图5-5-2A、B）提示主动脉弓缩窄。缩窄位于左锁骨下动脉开口以远，缩窄段长约13mm，形态不规则，最窄处直径约2.7mm；升主动脉、主动脉弓部及降主动脉发育良好。DSA检查提示（图5-5-2C）缩窄段较窄，逆行导丝不能通过，血流几乎难以通过缩窄段。采用主动脉缩窄矫治术，左锁骨下动脉开口以远约6cm人工血管替换。

术后主动脉CTA（图5-5-2D）显示人工血管及吻合口通畅，吻合口周围未见明显对比剂充盈，吻合口以远胸降主动脉未见明显异常。

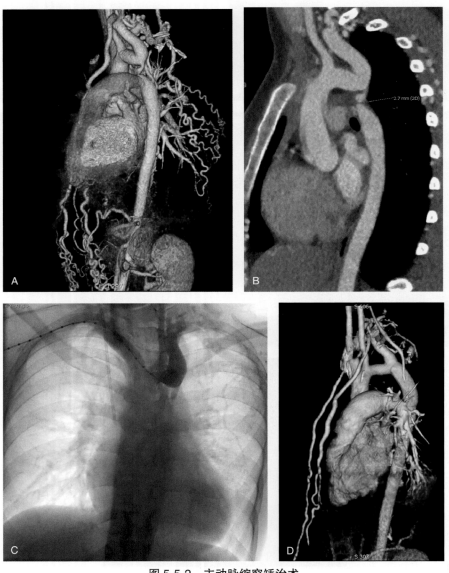

图5-5-2　主动脉缩窄矫治术

病例 3：主动脉弓缩窄合并主动脉夹层升主动脉 - 腹主动脉转流术

50 岁，男，活动后胸背部疼痛，发现血压增高（180/110mmHg）20 余年；心尖部闻及舒张期杂音；上肢脉搏搏动较股动脉搏动强。主动脉 CTA 提示主动脉弓局限性缩窄，左锁骨下动脉位于缩窄以前，管腔扩张。缩窄位于动脉导管处，最窄处直径约 1mm；升主动脉扩张，主动脉弓部发育欠佳；缩窄以远至肾动脉开口水平降主动脉为双腔（图 5-5-3A、B），内见内膜片，假腔扩张（图 5-5-3B、C）；主动脉瓣为三瓣（图 5-5-3D），窦部扩张。行 Bentall（带瓣管道升主动脉替换）+ 升主动脉 - 右股动脉转流。

术后主动脉 CTA 随诊，VR 胸降主动脉近段显影较淡，升主动脉 - 右股动脉转流血管及升主动脉人工血管通畅，腹部血管分支及双侧髂动脉、股动脉显影良好，吻合口周围未见明显对比剂充盈，近段假腔基本血栓化。

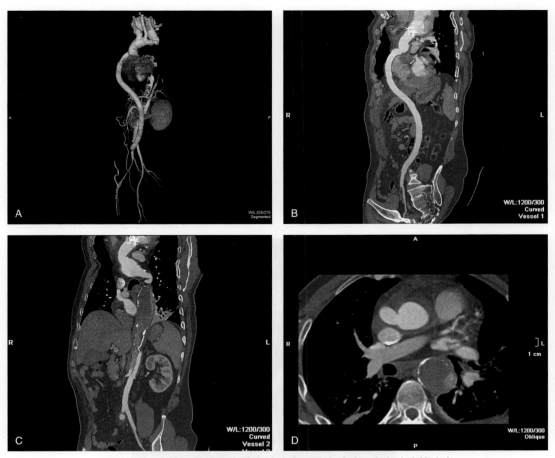

图 5-5-3　主动脉弓缩窄合并主动脉夹层升主动脉 - 腹主动脉转流术

病例 4：主动脉弓缩窄合并主动脉夹层升主动脉 - 腹主动脉转流术 + 破口介入封堵术

男，53 岁，胸痛 2 个月余，高血压病史 30 余年。主动脉 CTA 提示主动脉弓局限性缩窄，最窄处近邻左锁骨下动脉开口以远，直径约 5.4mm；主动脉升弓部发育良好；缩窄以远至肾动脉开口以上水平降主动脉为双腔，见内膜片，假腔扩张，破口较大，距离缩窄部位约 2.5cm（图 5-5-4A、B）。

行升主动脉 - 腹主动脉转流术，术后随诊 CTA 提示降主动脉假腔仍通畅（图 5-5-4C、D），未见明显血栓化，于缩窄处置入 VSD 封堵器封堵，隔绝降主动脉近段正向血流，降主动脉近段真腔及假腔均未显影（图 5-5-4E），提示隔绝彻底。术后 2 个月复查主动脉 CTA 提示降主动脉近段假腔血栓化，假腔较前缩小。

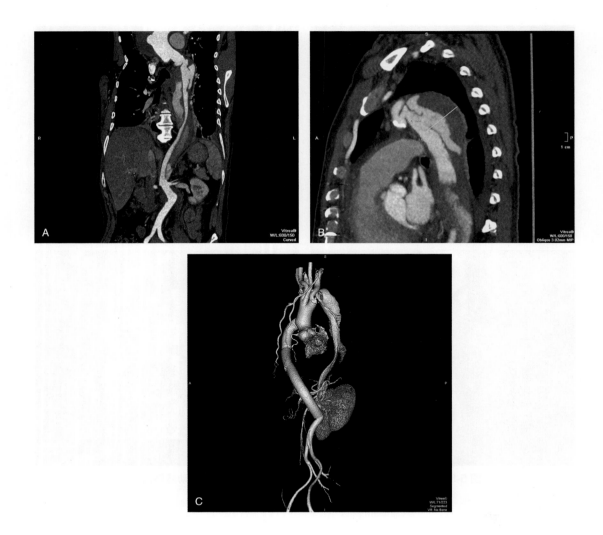

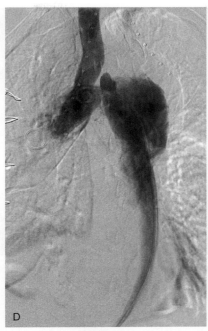
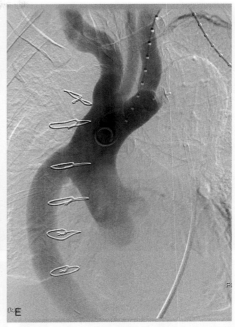

图 5-5-4　主动脉弓缩窄合并主动脉夹层升主动脉 - 腹主动脉转流术 + 破口介入封堵术

病例 5：主动脉弓缩窄合并假性动脉瘤，主动脉腔内覆膜支架修复术

女，51 岁，间断咯血 6 天加重 1 天，高血压病史 30 余年。主动脉 CTA 提示主动脉弓局限性缩窄，最窄处近邻左锁骨下动脉开口以远，直径约 7mm；主动脉升弓部发育可；缩窄以远主动脉管壁不规则，连续性欠佳，管腔扩张，邻近肺内见片状高密度影（图 5-5-5A~D）。

患者病情较急，且狭窄段距离左锁骨下动脉较近，行复合手术即腋 - 腋转流术 + 球囊扩张 + 覆膜支架植入术，DSA 显示腋 - 腋转流通路通畅，降主动脉近端对比剂外溢（图 5-5-5E），覆膜支架植入术后左锁骨下动脉与假性动脉瘤隔绝良好（图 5-5-5F）。术后 1 周复查转流血管通畅，吻合口未见明显狭窄或对比剂外溢，吻合口以远血流通畅；假性动脉瘤隔绝彻底，缩窄较术前缓解（图 5-5-5G、H）。

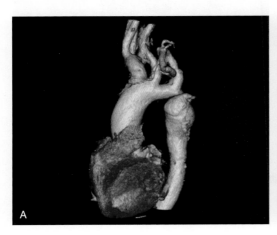
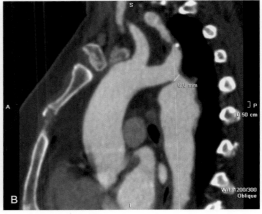

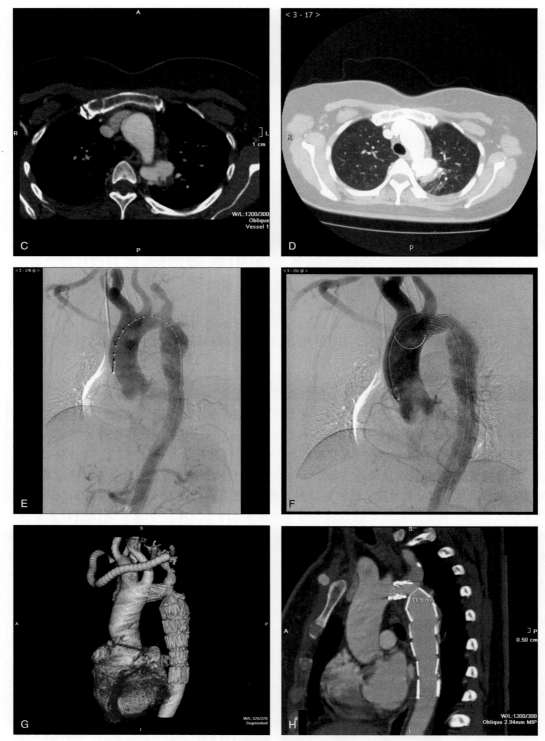

图 5-5-5　主动脉弓缩窄合并假性动脉瘤，主动脉腔内覆膜支架修复术

（李　宇）

参考文献

1. Torok RD, Campbell MJ, Fleming JA, et al. Coarctation of the aorta: Management from infancy to adulthood. World J Cardiol, 2015, 7 (11): 765-775.
2. Vergales JE, Gangemi JJ, Rhueban KS, et al. Coarctation of the Aorta-The Current State of Surgical and Transcatheter Therapies. Curr Cardiol Rev, 2013, 9 (3): 211-219.
3. Puranik R, Tsang VT, Puranik S, et al. Late magnetic resonance surveillance of repaired coarctation of the aorta. Eur J Cardiothorac Surg, 2009, 36 (1-3): 91-95.

第六章

真性主动脉瘤

要点：

1. 主动脉瘤（aortic aneurysm）是指主动脉局部或多处向外不可逆性的病理性扩张或膨出，超过正常血管直径的 50%。

2. 真性主动脉瘤（true aortic aneurysm）是指主动脉管腔异常扩张的同时，血管壁三层结构仍保持完整。

3. 主动脉瘤按发病部位主要分为胸主动脉瘤、胸腹主动脉瘤及腹主动脉瘤。

4. 胸主动脉瘤及腹主动脉瘤常常合并发生。

5. 马方综合征常合并主动脉根部瘤；主动脉瓣二瓣畸形常合并升主动脉瘤。

6. 主动脉真性动脉瘤患者常合并外周血管动脉瘤。

7. 由于与其他心血管疾病的高危因素相同，主动脉真性动脉瘤患者远期其他心血管事件（心梗或脑卒中等）发生率也较高。因此术后针对患者高危因素的治疗及管理有利于改善患者预后，减少其他心血管事件发生。

8. 主动脉真性动脉瘤的位置及形态改变主要通过 CT、MRI 和主动脉造影诊断。

9. 主动脉真性动脉瘤可行手术治疗、介入治疗及复合治疗。

10. 不同治疗方法术后随诊重点略有不同。

第一节 概 述

主动脉瘤是指主动脉局部或多处向外不可逆性的病理性扩张或膨出。常见的病因有动脉粥样硬化、结缔组织病导致的主动脉中层囊性坏死、创伤、感染、梅毒等。真性动脉瘤瘤壁由发生病理损害的主动脉全层构成。

一、病因

1. **动脉壁中层囊性坏死或退行性改变** 发生机制不清，可能与多种因素相关，如遗传、感染、吸烟、滥用毒品、高血压及年龄增长等。

2. **遗传性疾病** 以马方综合征、Ehlers-Danlos 综合征为代表。

3. **动脉粥样硬化** 是真性主动脉瘤最常见的病因。

4. **感染因素** 细菌、真菌及梅毒螺旋体感染等。

5. **先天性** 先天性真性主动脉瘤较少见。多并发于先天性主动脉瓣狭窄及主动脉缩窄患儿。

二、分型

根据解剖部位分类：

1. **胸主动脉瘤**

(1) 根部动脉瘤。

(2) 升主动脉瘤（图 6-1-1）。

(3) 主动脉弓部瘤（图 6-1-2）。

(4) 胸降主动脉瘤（图 6-1-3）。

2. **胸 - 腹主动脉瘤** Crawford 胸腹主动脉瘤分型：

(1) Ⅰ型：累及整个胸降主动脉和肾动脉上腹主动脉。

(2) Ⅱ型：累及整个胸降主动脉和腹主动脉。

(3) Ⅲ型：累及胸降主动脉远段和整个腹主动脉（图 6-1-4）。

(4) Ⅳ型：累及整个腹主动脉，包括肾动脉上腹主动脉，但胸降主动脉正常。

(5) Ⅴ型：累及胸降主动脉远段和肾动脉上腹主动脉（图 6-1-5）。

3. **腹主动脉瘤**

(1) 肾上型腹主动脉瘤。

(2) 肾周型腹主动脉瘤（图 6-1-6）。

(3) 肾下型腹主动脉瘤。

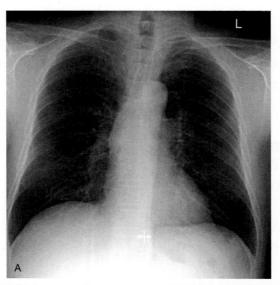

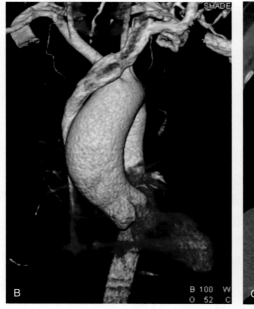

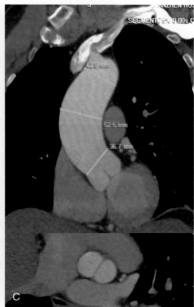

图 6-1-1　主动脉瓣二瓣畸形,并升主动脉瘤

46 岁,男性,2 个月前无明显诱因出现背痛。A. 胸部 X 线示纵隔右缘局限性膨出;
B、C. CTA 扫描证实主动脉瓣呈二瓣结构,并且升主动脉呈梭形瘤样扩张

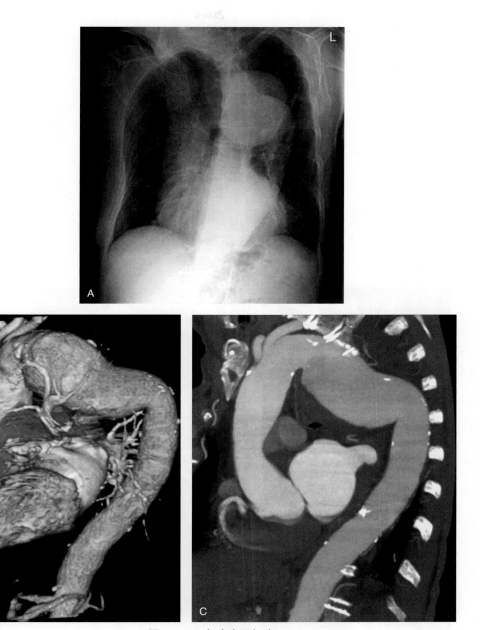

图 6-1-2　主动脉弓部瘤

82 岁男性，无明显症状，1 个月前备行白内障手术，术前常规 X 线胸片提示胸主动脉增宽。A. 胸部 X 线检查左前斜位示主动脉弓部增宽，密度增高；B、C. CTA 检查显示主动脉弓降部管腔迂曲扩张，并下壁瘤腔内附壁血栓形成

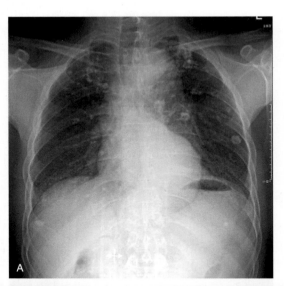

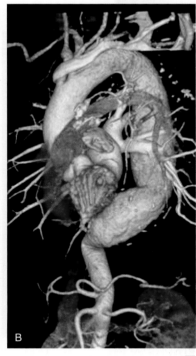
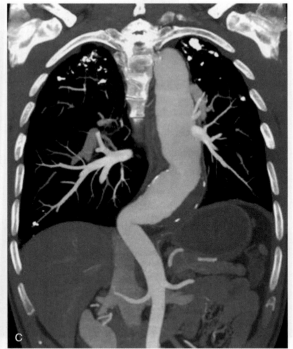

图 6-1-3　胸降主动脉瘤

48 岁,男性患者。2 个月前出现干咳,无胸痛、发热等症状,血压 160/100mmHg。A. X 线胸片示纵隔影明显增宽,以左侧中上纵隔为主;B、C. CTA 检查证实降主动脉全程扩张,远段瘤腔内可见附壁血栓形成(MIP),主动脉膈段管腔褶曲。X 线及 CTA 显示双上肺陈旧结核病灶

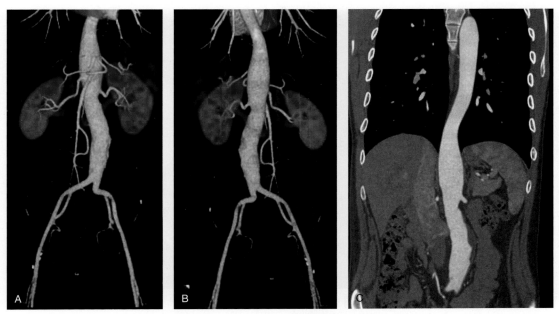

图 6-1-4　Crawford Ⅲ 型胸腹主动脉瘤

24 岁, 男性, 体检腹部超声发现腹主动脉增宽。A、B. CTA 显示胸降主动脉远端 - 腹主动脉远端分叉处管腔梭形扩张; C. 腹主动脉远段左侧壁可见少量附壁血栓形成

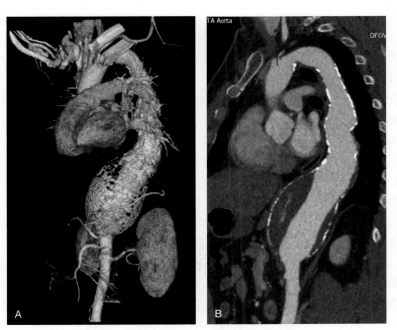

图 6-1-5　Crawford Ⅴ 型胸腹主动脉瘤

52 岁, 男性, 半年前无明显诱因出现吞咽困难, 胃镜检查显示食管外压性表现。A. CTA 显示胸降主动脉及腹主动脉近段弥漫性管壁增厚及钙化, 胸降主动脉远段 - 腹主动脉近段管腔瘤样扩张; B. 主动脉膈段瘤腔可见附壁血栓形成

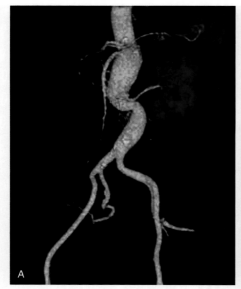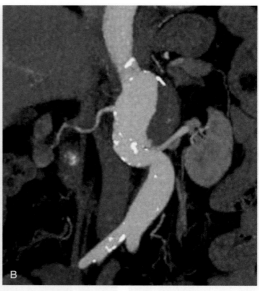

图 6-1-6 肾周型腹主动脉瘤

78 岁，女性。体检超声发现腹主动脉瘤，随诊观察。A. 腹主动脉近段（腹腔干动脉开口 - 左肾
动脉开口水平）腹主动脉迂曲扩张；B. 管腔内可见附壁血栓形成，左肾动脉开口受压

主动脉瓣二瓣畸形是导致升主动脉瘤的重要原因。主动脉瓣二瓣畸形血流动力学变化
为主动脉瓣狭窄，能够产生高速血流，冲击主动脉前侧壁，造成主动脉前侧壁突出，从而形成
升主动脉瘤。因此临床发现升主动脉扩张，或升主动脉瘤时需注意是否合并主动脉瓣二瓣
畸形。当患者罹患主动脉瓣二瓣畸形合并升主动脉瘤时，需外科手术治疗，行带瓣人工管道
升主动脉置换，及 Bentall 术。

动脉硬化是动脉瘤形成的最常见原因，老年人随着动脉硬化逐渐发展，真性主动脉瘤发
病率逐渐增高。主动脉瘤压迫相邻器官及发生急性破裂之前，往往呈隐匿性发展，常在体检
及术前检查时偶然发现。剧烈咳嗽、便秘等易引起胸腹腔压力突然升高，导致真性主动脉瘤
急性破裂，能够危及患者生命，因此发现真性主动脉瘤后需密切随访或择期手术。此患者主
动脉瘤近端位于左锁骨下动脉开口以远，并距离左锁骨下动脉开口具有一定距离，具有足够
的支架近端锚定区，因此适合介入手术治疗。当主动脉弓部瘤距离左锁骨下动脉开口过近，
或累及头臂动脉开口间主动脉弓时，由于近端锚定区不足，不能行介入手术，但近年来随着
"烟囱"手术的发展，主动脉弓部瘤介入手术适应证有所放宽。

Adamkiewicz 动脉是胸腰段脊髓最重要的供血血管，绝大多数起自 T7~L1 水平的肋间
动脉或腰动脉，其急性闭塞易导致胸腰段脊髓急性缺血梗死，造成截瘫，影响患者术后生活
质量。因此胸降主动脉瘤治疗时需注意保留分支血管血供，避免选用覆膜支架腔内隔绝术。
瘤腔较大或有其他不良预后风险的患者可选用外科手术治疗，行人工血管置换，并保留部分
降主动脉，以维持分支血管供血。

真性主动脉瘤并不仅仅局限于某一个主动脉节段，常可累及多个节段，或分别发生于多
个主动脉节段。同时累及胸主动脉及腹主动脉的真性主动脉瘤称为胸腹主动脉瘤。此患者
同时累及胸降主动脉下段及腹主动脉全段，由于瘤体全程发出多支重要腹部脏器分支血管，

因此难以行介入手术治疗。

主动脉经主动脉裂孔穿膈,位于食管裂孔右后方。此型胸腹主动脉瘤常向左前方推挤食管,造成食管狭窄,随着瘤腔逐渐增大,临床上也可表现为进行性吞咽困难,但上消化道造影及内镜检查均可显示食管呈外压性改变,并有时可见食管壁及黏膜压迹随心率搏动。

腹主动脉瘤最常见类型为肾下型腹主动脉瘤,是指动脉瘤近端位于肾动脉开口以远,由于瘤体发出重要腹部脏器分支血管较少,因此常可行介入治疗,临床治疗难度较小。肾周型腹主动脉瘤是指腹主动脉瘤累及肾动脉开口水平周围腹主动脉,由于累及肾动脉开口,因此介入治疗时,支架易隔绝肾动脉血流,造成肾脏缺血,因此常行外科手术治疗。近年来,腹主动脉支架联合肾动脉支架技术也可应用于此型腹主动脉瘤治疗,或近端锚定区不足的肾下型腹主动脉。

第二节　病理生理与临床表现

一、病理生理变化

真性主动脉瘤的主要病理改变是各种原因造成的主动脉壁中层弹力纤维变性、断裂或坏死,导致主动脉壁顺应性及抗压强度减弱,并在主动脉腔内高压血流冲击下向外膨出扩大,形成动脉瘤。大多为单发,少数多发。真性主动脉瘤一旦形成,有不可逆性发展和增大的趋势。

真性主动脉形成后将改变主动脉腔内正常血流方式,瘤腔内局部血流产生涡流,导致近瘤壁处血流滞缓甚至出现反流,从而导致附壁血栓的形成,如血栓脱落可导致远端动脉栓塞,影响分支动脉血供。

根据 Laplace 定律,张力同管壁压力和管腔半径成正比,血压升高及管腔扩张,会导致管壁张力随之增加,造成瘤腔进一步扩张甚至破裂。如破入心包、气管、纵隔、胸腹腔及腹膜后间隙,可引起心脏压塞、大咯血及失血性休克等,导致患者猝死。

二、临床表现及体征

动脉瘤的症状与发生部位及有无破裂有关:

1. 主动脉根部及升主动脉瘤可表现为心悸气短、胸部钝痛;主动脉瓣关闭不全则主动脉瓣听诊区可闻及舒张期杂音。

2. 主动脉弓部瘤常以压迫症状为主,压迫气管导致呼吸困难、压迫喉返神经出现声音嘶哑、压迫食管引起吞咽困难;上腔静脉受压则有颈面部肿胀、颈静脉及胸壁静脉怒张等。

3. 动脉瘤局部可闻及血管杂音。

4. 腹主动脉主要体征为搏动性肿块。

5. 主动脉瘤一旦破裂导致大出血出现咯血、休克等症状。

6. **急性动脉栓塞**　瘤腔内血栓或斑块脱落可造成主动脉分支急性栓塞,常发生于腹主动脉分支血管及下肢动脉。

三、预后

真性主动脉瘤不能自愈，最严重的后果是破裂出血或主动脉夹层形成致死。破裂风险随瘤体直径增大而升高，但即使瘤体直径较小者同样存在畸形破裂的可能。

多数胸主动脉瘤自然经过不良，文献报道胸主动脉瘤未经治疗患者，平均破裂时间仅为2年，生存时间少于3年。

真性主动脉瘤破裂影像学表现（图6-2-1、图6-2-2）：

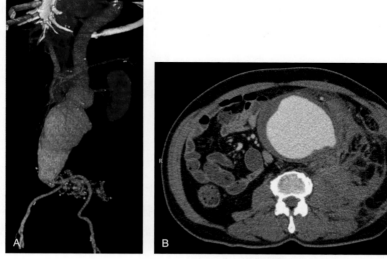

图 6-2-1 腹主动脉瘤破裂

66岁，男性，急性腹痛6小时。A. CTA显示双肾动脉以远腹主动脉管腔明显扩张；B. 左侧壁局部管壁不连续，可见局限性突出；左侧腹腔内、腹膜后脂肪密度增高，并多发条带征，呈广泛渗出性改变，左侧腰大肌边缘显示不清

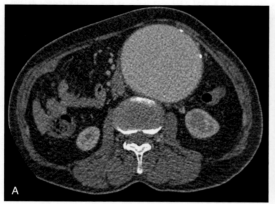
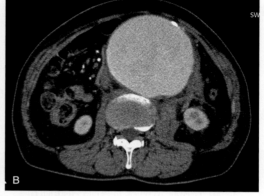

图 6-2-2 腹主动脉瘤破裂

72岁，男性，诊断为腹主动脉瘤3年，药物治疗控制高危因素，随诊观察。A. 2015年10月21日结果显示巨大腹主动脉瘤；B. 2周后突发剧烈腹痛，于2015年11月5日再次行CTA检查，显示腹主动脉瘤较前增大，瘤体左侧腹腔内脂肪密度增高，并条带征，左侧肾前筋膜增厚，考虑急性腹主动脉瘤破裂

1. 短期内主动脉瘤迅速增大。

2. 局部管壁不连续。

3. 管壁内新月形高密度影。

4. 瘤腔内附壁血栓裂隙形成。

5. 主动脉披挂征,即主动脉瘤破裂造成主动脉瘤后壁与脊柱紧贴、分界不清。

6. 主动脉周围脂肪间隙模糊及条带征。

7. 造影剂外渗。

8. 心包、胸腹腔及腹膜后积血或血肿。

主动脉瘤破裂是真性主动脉瘤最严重的并发症,能够导致患者猝死。因此真性主动脉瘤治疗目的即为防止其进展、破裂。本例患者为腹主动脉瘤,腹主动脉瘤破裂风险预测在临床中仍存在一定的困难。2006年美国心脏学院/学会(ACC/AHA)发布的腹主动脉瘤治疗指南将瘤体最大直径是否超过5.5cm作为进行外科治疗标准。最大直径小于5.5cm的腹主动脉瘤也可发生破裂,并且死亡率>50%。对于小腹主动脉瘤,推荐临床处理方法为定期监测,即每隔6个月超声复查瘤体最大直径,如果最大直径扩张率超过1cm/年或者瘤体最大直径超过5.5cm则行手术治疗。研究显示接受严格监测的患者每年瘤体破裂率为0.6%~1%。部分大腹主动脉瘤患者即使不接受外科治疗,瘤体也可以保持完整。已发生瘤体破裂的患者临床往往表现为剧烈疼痛、血压降低甚至休克等症状,急诊CT能够显示瘤体破裂的相关征象,同时需注意腹膜后血肿等严重并发症,如出现瘤体破裂,需立即急诊手术治疗。

腹主动脉瘤发生破裂时由于周围系膜反应性包绕,渗出表现可不明显。因此观察CT图像时需仔细观察瘤壁周围脂肪间隙,防止遗漏重要早期征象。如本例患者,仅表现为瘤体左侧腹腔内脂肪密度增高和左肾前筋膜增厚,但结合临床症状,可诊断为腹主动脉瘤破裂。

腹主动脉瘤原则上应做择期手术,对于手术不耐受者应积极内科治疗为手术创造条件。

另外不同病因的真性主动脉瘤自然病程也有差异。马方综合征患者主动脉根部瘤往往发展迅速,并在直径较小时就可形成主动脉夹层或破裂。未治疗的马方综合征患者平均死亡年龄仅为32岁。家族性动脉瘤患者动脉瘤增长率是正常人群2倍以上。梅毒性主动脉瘤出现症状后,平均生存时间仅为6~8个月。

四、鉴别诊断

本病需与假性动脉瘤鉴别。

第三节　影像学表现

一、X 线

间接征象对主动脉瘤的诊断有一定的提示意义,例如纵隔增宽,气管、食管受压移位等。当主动脉壁伴有弥漫性钙化时,可观察到主动脉管腔扩张的直接征象(图 6-3-1)。

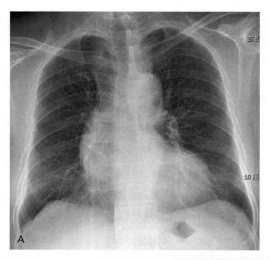

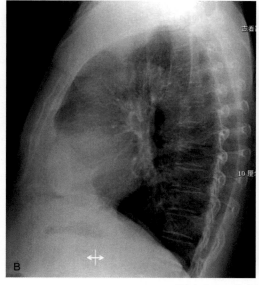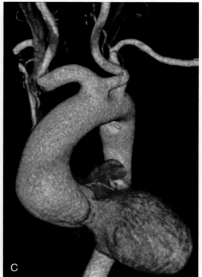

图 6-3-1　升主动脉瘤

64 岁,男性。胸闷憋气半年余;胸部 X 线检查,A. 正位像显示右心缘明显突出;B. 侧位像显示心前间隙上 1/2 消失;C. CTA(VR 像)显示升主动脉明显增宽,呈动脉瘤样改变;无名动脉、左颈总动脉共干

胸主动脉位于纵隔内,主动脉管腔扩张可表现为相应节段纵隔增宽,胸部 X 线后前位纵隔右侧缘中部为升主动脉,左侧缘第一弓为主动脉结,向下可见延续降主动脉轮廓,纵隔内器官,如气管受压移位表现常常有提示作用。侧位像可见主动脉走行区密度增高,周围相邻低密度间隙变窄或消失。由于真性主动脉瘤最常见病因为动脉硬化,因此常伴主动脉壁钙化,当钙化程度较重时,常可通过钙化影像勾勒出主动脉轮廓,提示主动脉形态。

二、主动脉 CTA

主动脉 CTA 对于真性主动脉瘤的形态学诊断具有明显的优势,多种后处理重建方法对于真性主动脉瘤的部位、范围、大小、与各分支血管之间的关系、瘤腔内附壁血栓分布情况及局部瘤壁有无不稳定或破裂改变的显示具有重要的意义,对于制订手术方案起到重要作用。同样,对于主动脉瘤术后评价 CTA 也是首选的检查方法。

CTA 检查对主动脉瘤诊断主要包括以下几点:

1. **动脉瘤形态和特征**　真性或假性动脉瘤,囊状或梭形和梭囊状动脉瘤。
2. **动脉瘤位置、大小、数量和范围**。
3. **动脉瘤腔、瘤壁和瘤周情况**　瘤腔内有无血栓,瘤壁有无破裂、夹层、增厚和钙化等,瘤周有无出血、血肿和周围组织结构压迫。
4. **动脉瘤部位和主要分支血管关系**　是胸主动脉瘤、腹主动脉瘤或胸腹主动脉瘤,动脉瘤是否累及头臂动脉、腹腔动脉、肠系膜上动脉、肾动脉和双髂动脉。
5. **有无其他并发症**　如冠心病、主动脉瓣关闭不全、周围动脉瘤、狭窄或闭塞等。
6. **动脉瘤的病因**　临床表现和影像学特征结合可能得到病因学诊断。

三、磁共振成像

增强 MR 血管成像能够通过容积扫描获得三维主动脉形态学图像,并通过图像三维后处理技术能够清晰显示真性主动脉瘤的部位、范围、大小、与各分支血管之间的关系。

同时,二维 TSE 序列及快速自由稳态进动序列能够清晰显示瘤腔内附壁血栓分布情况、血栓新旧程度、局部瘤壁有无不稳定或破裂征象及周围组织情况。

CTA 或 MRA 检查是主动脉瘤术前常规检查,能够为临床选择手术时间、方式提供重要信息。CTA 检查时需提前了解动脉瘤可能发生的位置及大小,调整造影剂注射药量,防止发生瘤腔过大,造影剂相对过少,以致瘤腔内强化不足现象发生,同时扫描速度适当减低,防止瘤腔以远血管腔强化不足。由于部分主动脉瘤患者可能采取介入治疗方式,因此扫描时需包括双侧股动脉,为介入手术选择入路提供参考。MR 检查除能够显示主动脉瘤形态之外,还能够显示腹主动脉瘤腔内血栓新旧程度,为判断瘤体稳定性提供一定依据。该例患者腹主动脉瘤前上壁血栓可见 T1WI 高信号,研究显示,腹主动脉瘤血栓 T1WI 高信号可能预示着瘤体不稳定,需手术治疗。同时伴左肾动脉闭塞,右肾动脉狭窄,因此治疗时需解除肾动脉狭窄,改善患者预后。

四、血管造影

血管造影可清晰显示主动脉瘤的位置及范围,为介入治疗提供术中解剖学信息。同时支架置入后即可立即观察是否存在并发症以及评价手术质量。

　　血管造影由于其相对于 CTA 有更高的时间及空间分辨率，一直是血管性病变诊断的"金标准"。术中血管造影对术中定位、术中分支血管显示等具有重要作用。同时术后造影能够立即评价手术质量，减少术后并发症（图 6-3-2、图 6-3-3）。

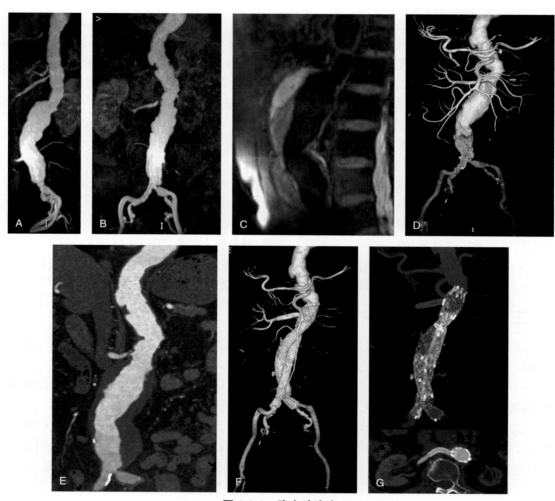

图 6-3-2　腹主动脉瘤

74 岁，男性，体检发现腹主动脉瘤；A、B. 增强 MRA 显示肾下型腹主动脉瘤及腹主动脉近段溃疡性病变，同时左肾动脉闭塞、右肾动脉开口狭窄；C. T1WI 矢状位图像可显示腹主动脉瘤腔内新旧程度不一的附壁血栓；D、E. CTA 显示病变形态学改变与 MR 结果一致；F、G. 行腹主动脉瘤腔内隔绝术＋右肾动脉支架置入术后复查 CTA，无明显并发症

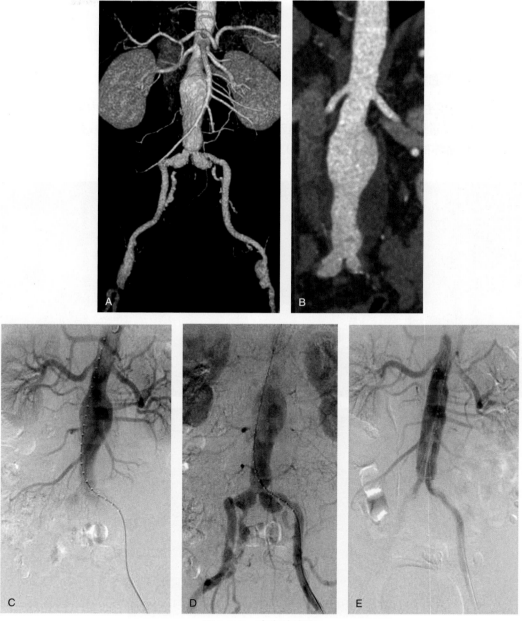

图 6-3-3 腹主动脉瘤

59 岁,男性,腹部扪及搏动性肿块一年余;A. CTA(VR)像显示肾动脉开口以远主动脉管腔梭形扩张,累及双侧髂总动脉,双侧髂内动脉开口管腔狭窄,双侧股动脉可见多发动脉瘤形成,右侧股动脉管腔狭窄;B. MPR 显示瘤腔内大量血栓形成;C、D. 造影选择左侧股动脉入路,可见腹主动脉瘤位置、形态及远端分支血管情况,与 CTA 检查相吻合;E. 并成功进行腔内覆膜支架置入,术后造影无并发症

第四节　治疗及其随诊

一、支架治疗

弓降部真性主动脉瘤及肾下型真性主动脉瘤治疗多采用覆膜支架腔内隔绝术。能够重建主动脉管腔,隔绝瘤腔与主动脉腔内血流,减少瘤壁受血流冲击的压力,并使瘤腔内逐渐血栓化,阻止瘤体的进一步扩张(图 6-4-1)。

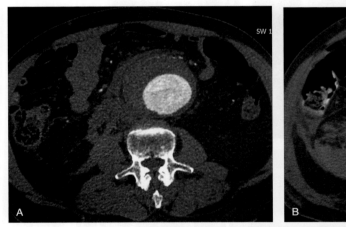
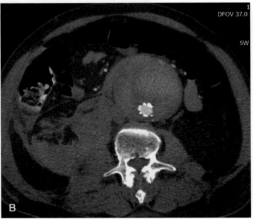
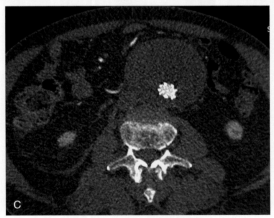

图 6-4-1　腹主动脉瘤破裂

77 岁,男性患者,急性腹主动脉瘤破裂。A. CTA 示瘤体水平右侧腹腔内多发条索影,右侧肾前筋膜增厚;B. 行急诊支架术后复查,支架周围瘤腔内仍可见少量稍高密度影,腹腔内渗出性改变明显增多;C. 一般对症治疗,术后 4 个月复查,显示瘤周渗出明显吸收,支架周围无明显造影剂渗漏

急性腹主动脉瘤破裂需急诊手术治疗。对已经发生动脉瘤破裂患者,采取及时必要的影像学检查,发现瘤体破裂相关征象并指导手术治疗,对降低病死率具有重要意义。该例患

者术前已明确发生瘤体破裂,并持续性腹后出血。快速、及时的介入治疗后,出血能够得到有效控制,挽救患者生命。

支架周围漏是常见的术后并发症,会导致患者预后不良。支架周围漏共分 4 型,分别是:

I 型内漏(图 6-4-2、图 6-4-3):因支架近端或远端与主动脉壁之间未能完全封闭,或者相互重叠的支架之间出现空隙,导致血流持续性流入动脉瘤腔内。原因包括过大的主动脉弓降部迂曲和扩张、锚定区不适当及支架直径选择不当等,I 型内漏必须及时处理。

支架内漏是真性动脉瘤术后重要并发症,发生持续性内漏会导致手术失败,预后不良。其发生原因除术者熟练度之外,还包括支架选择、近端及远段瘤颈形态、锚定区判断及选择等。I 型内漏是最常见的支架内漏类型,常由于近端锚定区不足、支架近端或远端贴壁不良引起。因此术前详细、准确的测量,以选择合适手术方式及支架非常重要。若出现 I 型内漏,需及时治疗。

腹主动脉瘤常常累及双侧髂总动脉,造成髂血管扩张,若支架髂动脉段选择不当,可导致髂动脉处支架周围漏,血液从支架远端向近端瘤腔内漏入,造成手术失败。

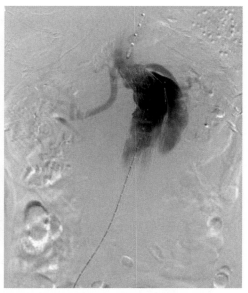

图 6-4-2 腹主动脉瘤支架术后 I 型内漏
（支架近端）

男性,72 岁。3 年前因 AAA 行腹主动脉瘤腔内修复术,腹主动脉超声显示腹主动脉支架外异常血流,来我院就诊。DSA 造影显示支架近端可见造影剂漏入支架周围瘤腔

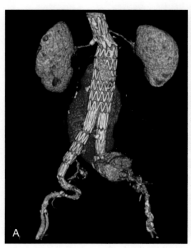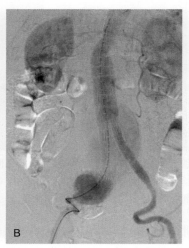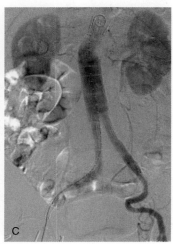

图 6-4-3 腹主动脉瘤支架术后 I 型内漏（支架远端）

82 岁男性,发现腹部搏动性包块 3 个月,无明显压痛,CTA 提示腹主动脉瘤,接受支架治疗。A. 11 个月后复查 CTA;VR 像(背面观)显示右侧髂总动脉处支架远端周围可见造影剂漏出,并充盈瘤腔;B. DSA 血管造影证实右侧髂总动脉处 I 型内漏;C. 并于该处支架远端置入另一枚支架,术后造影显示支架内漏消失

　　Ⅱ型内漏(图6-4-4、图6-4-5): 又称为反流性内漏。因主动脉分支血管,如左锁骨下动脉、肋间动脉、腰动脉、肠系膜下动脉和其他侧支动脉中的血流持续性反流至动脉瘤腔内。

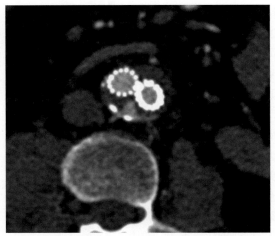

图 6-4-4　腹主动脉瘤支架术后Ⅱ型内漏(腰动脉反流)
68 岁,男性患者,腹主动脉瘤支架术后复查,CTA 显示
支架后方瘤腔内造影剂渗漏,与同水平腰动脉相通

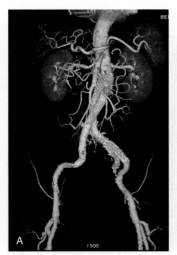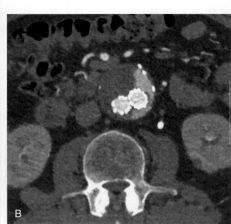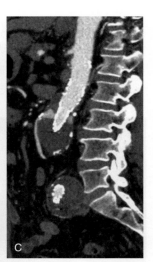

图 6-4-5　腹主动脉瘤支架术后Ⅱ型内漏(肠系膜下动脉反流)
76 岁,男性患者,腹主动脉瘤支架术后 1 个月复查。A、B. CTA 显示支架形态完整,
支架周围可见造影剂渗漏;C. 斜矢状位显示支架外造影剂与肠系膜下动脉相通

　　主动脉走行区可有多支肋间动脉、腰动脉及其他分支血管发出,行介入支架治疗术后,支架周围瘤腔内压力减低,分支血管血流方向可以发生改变,行成逆向血流。主动脉瘤支架术后复查时有时可见瘤腔内强化,并与一条或多条分支血管直接相通。随诊复查,部分瘤体仍可逐渐进展。

Ⅲ型内漏(图6-4-6):因支架金属结构毁损、覆膜破裂而导致血流持续性流入动脉瘤腔内。随着支架覆膜材料的不断改进,Ⅲ型内漏已较少见。

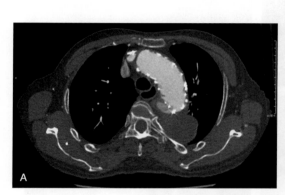
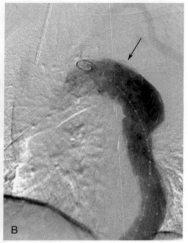

图 6-4-6　腹主动脉瘤支架术后Ⅲ型内漏
82岁,男性患者,主动脉弓部动脉瘤支架术后3个月复查。A. CTA显示支架周围
造影剂渗漏,并与弓降部支架管腔相通;B. 造影显示,弓降部支架轮廓外造影剂显影

　　由于感染、术中损伤、血流冲击、外伤等因素,支架金属结构或腹膜可能发生毁损、破裂,造成血液漏入周围瘤腔,导致手术失败,瘤腔持续增大。CTA检查能够显示金属结构断裂、间距加大、扭曲等结构变化,同时观察造影剂漏入瘤腔的位置,为二次手术提供解剖学信息。Ⅲ型内漏需与术后短期内覆膜支架通透性过高相鉴别,覆膜支架进入血管短期内由于通透性过高,常可见造影剂通过支架漏入周围瘤腔,数小时后即可消失。

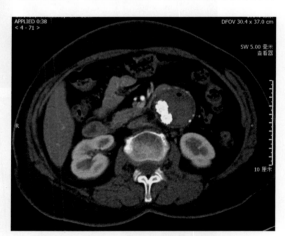

图 6-4-7　腹主动脉瘤支架术后Ⅳ型内漏
73岁,女性患者,腹主动脉瘤支架术后复查,CTA显示支架周围轻度强化,并可见少量气体密度影,强化部位未见明确造影剂流入道显示

　　Ⅳ型内漏(图6-4-7):原因不明持续性内漏。

　　临床工作中除具有明确原因的Ⅰ、Ⅱ、Ⅲ型内漏外,有时能够遇到不明原因瘤腔内异常强化,常可见于延迟扫描,而动脉期瘤腔内无异常强化,无明确内漏流入道。本例患者瘤腔内除异常强化外,还可见气体密度影,可能是由感染所导致。

二、外科治疗

　　升主动脉真性动脉瘤由于支架置入难度较高,往往选用外科治疗。其中累及主动脉根部动脉瘤往往采用Bentall手术(图6-4-8)。不累及主动脉根部动脉瘤往往采用David手术。

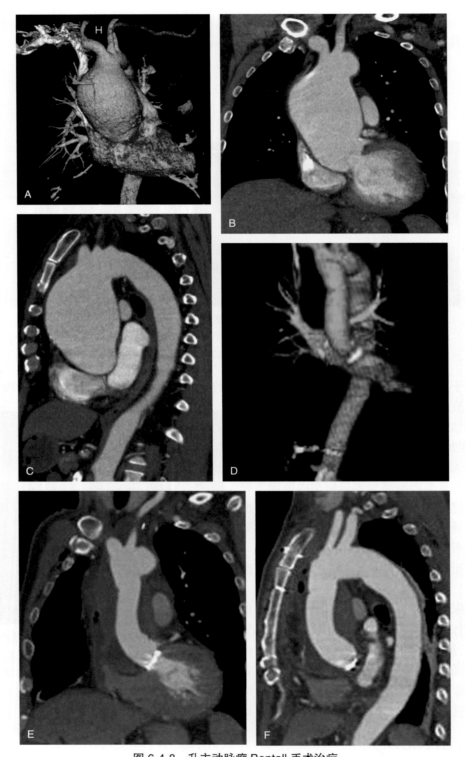

图 6-4-8   升主动脉瘤 Bentall 手术治疗

52 岁，男性患者。A～C. CTA 诊断升主动脉瘤，行升主动脉带瓣人工血管置换（Bentall）；
D～F. 术后 CTA 复查显示人工血管形态完整，吻合口通畅，未见造影剂渗漏

该例升主动脉瘤患者由于主动脉根部受累,存在主动脉瓣关闭不全,因此行 Bentall 手术治疗,术后 CTA 检查,需注意评价、观察:人工血管形态、主动脉吻合口是否存在狭窄及造影剂漏、近端冠状动脉吻合口是否存在狭窄及造影剂漏。

主动脉弓部动脉瘤、距离分支血管开口过近的弓降部及腹主动脉瘤,由于支架锚定区不足,容易造成术后分支血管闭塞,因此往往采用外科治疗(图 6-4-9),或介入及外科联合手术治疗。

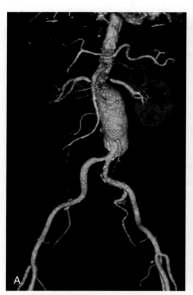
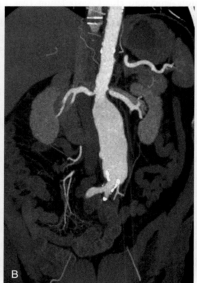
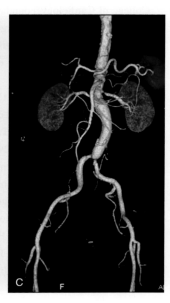

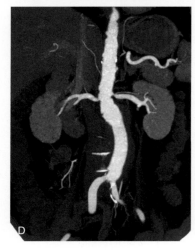

图 6-4-9 腹主动脉瘤外科治疗
55 岁,男性患者。A、B. CTA 诊断肾下型腹主动脉瘤,肾动脉开口以远管腔即发生扩张,由于瘤颈(近端锚定区)过短,介入治疗可能封闭双侧肾动脉开口,影响患者预后,因此该例患者无法接受支架治疗,选用腹主动脉人工血管置换;C、D. 术后 5 个月 CTA 复查显示人工血管形态完整,吻合口通畅,未见造影剂渗漏

胸降主动脉、胸腹主动脉瘤由于累及范围过长,如采用介入手术,可能需要置入多支支架。并且 Adamkiewicz 动脉主要位于 T7~L1 椎体水平之间,主要营养 T7 水平以下的脊髓,因此这一部位支架手术往往会引起脊髓急性缺血,造成患者截瘫,因此外科手术保留部分降主动脉对于避免此类并发症具有重要的作用。

(张 楠)

参考文献

1. 孙立忠 . 主动脉外科学 . 北京：人民卫生出版社 , 2011.
2. Hutchison SJ. 主动脉疾病 . 北京：人民卫生出版社 , 2011.
3. Hiratzka LF, Bakris GL, Beckman JA, et al. 2010 ACCF/AHA/AATS/ACR/ASA/SCA/SCAI/SIR/STS/SVM Guideline for the diagnosis and management of patients with thoracic aortic disease. A Report of the American College of Cardiology Foundation/American Heart Association Task Force on Practice Guidelines, American Association for Thoracic Surgery, American College of Radiology, American Stroke Association, Society of Cardiovascular Anesthesiologists, Society for Cardiovascular Angiography and Interventions, Society of Interventional Radiology, Society of Thoracic Surgeons, and Society for Vascular Medicine. J Am Coll Cardiol, 2010, 55 (14): e27-e129.
4. Erbel R, Aboyans V, Boileau C, et al. 2014 ESC Guidelines on the diagnosis and treatment of aortic diseases: Document covering acute and chronic aortic diseases of the thoracic and abdominal aorta of the adult. The Task Force for the Diagnosis and Treatment of Aortic Diseases of the European Society of Cardiology (ESC). Eur Heart J, 2014, 35 (41): 2873-2926.
5. Nguyen V L, Leiner T, Hellenthal FAMVI, et al. Abdominal Aortic Aneurysms with High Thrombus Signal Intensity on Magnetic Resonance Imaging are Associated with High Growth Rate. European Journal of Vascular & Endovascular Surgery, 2014, 60 (6): 676-684.
6. De l ML, Pedersen MM, Thomsen C, et al. Categorization of aortic aneurysm thrombus morphology by magnetic resonance imaging. European Journal of Radiology, 2013, 82 (10): 544-549.
7. Vu K N, Kaitoukov Y, Morin-Roy F, et al. Rupture signs on computed tomography, treatment, and outcome of abdominal aortic aneurysms. Insights Into Imaging, 2014, 5 (3): 281-293.

第七章

假性动脉瘤

要点:

1. 假性动脉瘤主动脉壁结构破坏,血液流出血管外,有血肿形成。
2. 假性动脉瘤腔内血流缓慢,有大量血栓形成。
3. 假性动脉瘤的发病原因多种多样。
4. 术前应详细评估假性动脉瘤部位、大小、形态及与周围组织关系,以避免手术时破裂。

第一节 概 述

一、流行病学

假性动脉瘤可发生于各年龄阶段,以 20~63 岁多见,男女无明显差异。外伤性假性动脉瘤较动脉硬化性假性动脉瘤发病年龄更年轻,90% 的患者 <45 岁。

二、病因

1. **外伤** 主动脉外伤多见于降主动脉近段,靠近主动脉峡部。胸部减速伤(车祸、高空坠落)时,胸降主动脉和头臂动脉随胸廓减速,而主动脉弓远段及其腔内血液由于惯性作用继续向前运动,这种巨大的剪切力可以造成峡部附近主动脉破裂。外伤性主动脉破裂分为完全性和不完全性两型。完全性型指主动脉外膜和纵隔胸膜均会发生破裂。不完全性型纵隔胸膜甚至主动脉外膜可以保持完整。幸存患者如果没有进行外科手术,2周后主动脉周围血肿液化,液化的血肿吸收或与主动脉交通,逐渐形成假性动脉瘤。异物(例如骨头、假牙)、刀刺伤、肋骨骨折也可造成主动脉壁损失,形成假性动脉瘤。

2. 感染　原发的主动脉感染较少见,多继发于细菌性心内膜炎、菌血症或其他感染性疾病及心血管外科手术等。主动脉常见病原菌为金黄色葡萄球菌、表皮葡萄球菌、沙门菌和链球菌。主动脉本身病变或损伤使主动脉更易发生感染,是假性动脉瘤形成的重要原因。先天性心血管畸形。免疫缺陷等也是主动脉感染的危险因素。

3. 医源性　假性动脉瘤可见于既往有心脏、主动脉手术的患者。假性动脉瘤破口可发生于主动脉切口、主动脉插管部位、心脏停搏液灌注针头穿刺部位、主动脉 - 人工血管吻合口处等部位。另外华法林过量使用也可导致主动脉假性动脉瘤。

4. 遗传因素

(1)马方综合征(Marfan syndrome):是常染色体显性遗传性结缔组织病。多数累及眼、骨骼和心血管系统,常有家族史。患者动脉中层发生囊性变性,弹力纤维发育不良并容易断裂,造成主动脉壁薄弱、扩张,可形成动脉瘤、主动脉夹层、假性动脉瘤。

(2)Ehlers-Danlos综合征:为先天性结缔组织发育不全综合征。皮肤和血管脆弱、皮肤弹性过强、关节活动过大是三大主征。Ehlers-Danlos综合征Ⅳ型患者可发生动脉瘤破裂,甚至死亡。

5. 退行性变　囊性中层退行性变所致动脉瘤多发生于升主动脉,多数局限于无名动脉近端,少数可扩展至主动脉弓和降主动脉。降主动脉和腹主动脉退行性变所致的主动脉瘤,多合并动脉粥样硬化。血压升高、动脉瘤增长均可发生动脉瘤破裂。穿透性动脉硬化溃疡可穿透主动脉中膜达外膜或穿透外膜,形成假性动脉瘤或主动脉破裂。

6. 免疫因素　多发性大动脉炎、贝赫切特综合征、川崎病、巨细胞动脉炎等免疫性疾病均可发生假性动脉瘤。

第二节　病理生理与临床表现

一、病理生理

1. 瘤体压迫周围脏器　假性动脉瘤可压迫周围脏器,如气管、支气管、肺脏、食管、上腔静脉、无名静脉、喉返神经、颈交感神经节,出现相应的临床症状。

2. 瘤腔附壁血栓脱落造成栓塞　假性动脉瘤瘤腔内血流缓慢,易形成大量附壁血栓,如附壁血栓脱落,可在血流冲击下堵塞远端主动脉分支血管,造成脏器或肢体缺血,甚至发生死亡。

3. 瘤体破裂　假性动脉瘤破裂的危险性很大,血压越高,瘤体越大,瘤壁承受的压力越大,假性动脉瘤破裂的可能性就越大。假性动脉瘤一旦破裂,多数患者迅速发生出血性休克而死亡。

二、临床表现

(一)症状

1. 疼痛　升主动脉或主动脉弓部假性动脉瘤出现胸骨后或颈部疼痛。降主动脉假性动脉瘤出现肩胛间区或左胸部疼痛。胸腹主假性动脉瘤出现背痛、腹痛。

2. 压迫症状　压迫气管、支气管而出现刺激性咳嗽、呼吸困难等症状。压迫上腔静脉出现上腔静脉阻塞综合征。压迫喉返神经出现声音嘶哑。压迫颈部交感神经节出现 Horner 综合征。压迫食管出现咽下困难。

3. 破裂　破入气管或支气管出现咯血,破入食管出现呕血,破入十二指肠出现上消化道出血症状。

4. 栓塞　脑、肾、腹腔脏器、肢体栓塞,出现相应缺血、坏死症状。

(二)体征

上腔静脉阻塞综合征:头、面、上肢水肿,皮肤呈紫红色,胸壁静脉曲张。Horner 综合征:单侧瞳孔缩小、眼睑下垂、眼球内陷及颜面无汗。腹主动脉假性动脉瘤可触及腹部搏动性肿块。

第三节　影像学表现

一、影像

(一)检查方法

1. X 线　X 线检查结果通常为阴性,纵隔增宽、气管移位等征象可见于其他疾病,缺乏诊断价值。

2. MDCT　MDCT 是假性动脉瘤诊断最佳方法。可精确评价主动脉假性动脉瘤的部位、大小、范围、动脉瘤与周围组织以及主要分支血管的关系,对判定假性动脉瘤的性质以及进行鉴别诊断也有重要价值。但存在碘对比剂过敏问题,过敏患者应慎重使用。

3. MRI　MRI 没有放射性,也适用于碘对比剂过敏的患者,能够提供与 MDCT 相近的影像结果。另外 MRI 能够提供假性动脉瘤的血流动力学信息。但是幽闭恐惧及起搏器植入的患者不适于 MRI 检查。MRI 应用于急诊心血管疾病检查尚存在局限性,尚不能广泛应用于急诊假性动脉瘤的检查。

4. DSA　对于主动脉假性动脉瘤的诊断具有较高特异性,但是属于有创检查,同样不适于碘对比剂过敏的患者,且操作时间长,具有潜在危险性。另外 DSA 不能充分显示瘤腔血栓及瘤周血肿,对假性动脉瘤的诊断存在假阳性结果。目前 DSA 很少用于假性动脉瘤的首选检查,更多的应用于主动脉假性动脉瘤腔内隔绝术治疗。

(二)影像表现

主动脉假性动脉瘤无特定好发部位,瘤体不规则,主动脉壁不完整,大部分可见破口,常有"瘤颈",瘤腔可见大量附壁血栓,瘤体与瘤腔通常不成比例(瘤体大、瘤腔小),瘤腔周围可见厚度不一的血肿形成,与周围器官境界不清,常伴有胸腔积液。

二、鉴别诊断

1. **纵隔肿块鉴别诊断**　纵隔肿块与主动脉相通的为动脉瘤(真性动脉瘤和假性动脉瘤);肿块未与主动脉相通,为其他占位性病变,例如肿瘤,巨淋巴增生症等。

2. **真性主动脉瘤鉴别诊断**　真性动脉瘤发生部位与假性动脉瘤无差异。主动脉增宽,壁完整,瘤体较规则,管壁增厚。囊状动脉瘤有"浅瘤颈",梭形动脉瘤或梭囊状动脉瘤无"瘤颈",与主动脉腔直接延续。瘤腔内多可见偏心性附壁血栓,瘤腔周围无血肿,与周围器官境界清晰。出现胸腔积液需警惕破裂可能。

3. **主动脉穿透性溃疡鉴别诊断**　主动脉穿透性溃疡大多发生在弓降主动脉(90%)。口可大可小、可有或无"瘤颈",可光滑或不规则,周围可见斑块及钙化灶。主动脉壁明显增厚并上下延伸,表明溃疡伴外膜下血肿,可见有对比剂进入血肿内,常伴有管腔向外膨隆。当周围出现包裹性血肿,与周围组织粘连,或有血性胸腔积液时,预示假性动脉瘤形成。

第四节　治疗与预后

一、治疗

与其他主动脉疾病手术类似,但是主动脉假性动脉瘤手术治疗围手术期死亡率和心、肺、脑、肾等脏器并发症发生率相对较高。

（一）外科治疗

1. **主动脉根部、升主动脉、主动脉弓部假性动脉瘤手术治疗**　根据具体情况进行单纯破口修补术或主动脉根部、升主动脉、主动脉弓部置换手术以及冠状动脉搭桥手术。

2. **胸降主动脉假性动脉瘤治疗**

（1）胸降主动脉替换术:适于①年轻、无其他器官衰竭、可以耐受手术的患者;②压迫气管、支气管、喉返神经、颈交感神经节、食管等,症状严重,需解除压迫症状的患者;③假性动脉瘤累及左锁骨下动脉,无法进行腔内隔绝术的患者;④感染性假性动脉瘤的患者。

（2）胸降主动脉术中支架植入术:适用于年轻、无其他脏器功能衰竭,假性动脉瘤开口距离左锁骨下动脉较近(小于2cm)的患者。

（3）复合手术:假性动脉瘤累及左锁骨下动脉或左颈总动脉,如年龄较大或合并其他脏器功能障碍不适合开胸体外循环下手术时,可进行复合手术。

3. **腹主动脉假性动脉瘤手术治疗**　假性动脉瘤切除、主动脉破口修补术或应用人工血管替换腹主动脉。

（二）主动脉腔内隔绝术

1. **降主动脉**　假性动脉瘤距离左锁骨下动脉开口大于2cm,非感染性假性动脉瘤患者。

2. **腹主动脉**　肾下型腹主动脉假性动脉瘤破口距离肾动脉开口大于2cm的患者。

二、预后

首次破裂出血后致残率 80%，病死率 32%~40%。

<h2 style="text-align:center">第五节 病 例 随 访</h2>

病例1

男性,27 岁。3 天前车祸。因胸痛、喘憋就诊。胸部 CTA 检查发现胸主动脉弓降部假性动脉瘤,破口大小为 16.4mm,左侧胸腔积液(图 7-5-1~ 图 7-5-3)。1 天后进行假性动脉瘤腔内隔绝术治疗。术中造影示:主动脉弓降部增宽,对比剂外溢呈囊袋状(图 7-5-4)。覆膜支架植入后造影示:覆膜支架膨胀良好,主动脉破口隔绝完全,无对比剂外溢(图 7-5-5)。

外伤性假性动脉瘤多见于减速伤,车祸是常见原因。突然减速导致导管韧带、肋间动脉、头臂动脉牵拉主动脉,引起全层破裂,或内膜及中层破坏,仅残留主动脉外膜,形成假性动脉瘤。外伤性假性动脉瘤症状包括:胸痛、呼吸困难、声音嘶哑、咳嗽、前胸壁挫伤。主动脉峡部是外伤性假性动脉瘤常发生的部位。胸部 X 线检查是胸部外伤最初的检查方法。有车祸等外伤史的患者在进行 X 线检查时,需注意有无纵隔增宽,尤其是主动脉结部有无增宽,有无左主支气管下移,有无气管及食管向右侧移位,有无肿块边缘钙化等征象。假性动脉瘤周围出现层状钙化,预示着假性动脉瘤存在时间较长,是 X 线诊断假性动脉瘤的重要依据。如果存在上述征象,需立即行 CTA 检查。CTA 是方便、快捷、有效、无创的检查假性

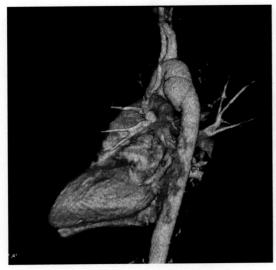

图 7-5-1 外伤性假性动脉瘤 VR 像
胸主动脉弓降部假性动脉瘤,对比剂溢出主动脉轮廓

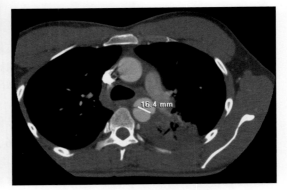

图 7-5-2 外伤性假性动脉瘤轴位 CTA
破口大小为 16.4mm,左侧胸腔积液

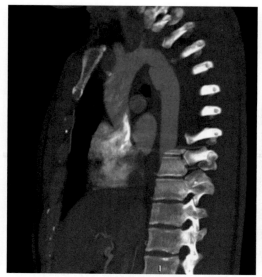

图 7-5-3　外伤性假性动脉瘤矢状位 CTA

主动脉弓降部小弯侧可见对比剂溢出主动脉轮廓外

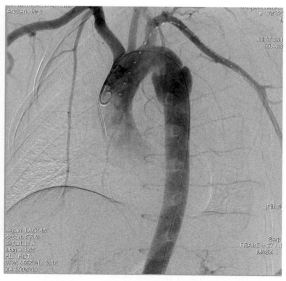

图 7-5-4　外伤性假性动脉瘤血管造影

术中造影：主动脉弓降部增宽，对比剂外溢呈囊袋状

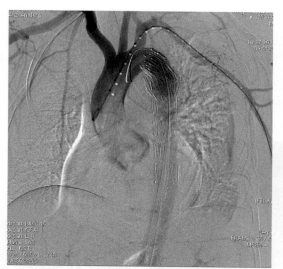

图 7-5-5　外伤性假性动脉瘤支架植入术后血管造影

支架植入后造影示：覆膜支架膨胀良好，主动脉破口隔绝完全，无对比剂外溢

动脉瘤的方法。CTA 能充分显示主动脉峡部偏心性增宽，伴有瘤颈的袋状突起，瘤内血栓，瘤周钙化、肺内病灶及外伤所致骨折（图 7-5-6、图 7-5-7）。2%~5% 的外伤性假性动脉瘤会漏诊，演变为外伤后慢性假性动脉瘤，后者可能会再次破裂导致死亡。由于外伤性主动脉假性动脉瘤常发生于动脉导管韧带近端，左锁骨下动脉开口以远 1cm 范围内，腔内隔绝术适用于其治疗。

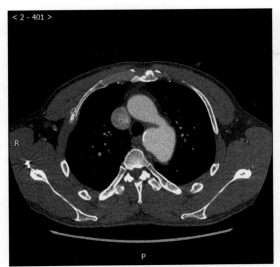

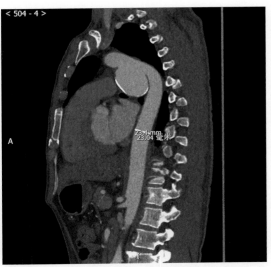

图 7-5-6　外伤性假性动脉瘤伴钙化轴位 CTA
男,42 岁。轴位 CTA:主动脉峡部偏心性增宽,可见假性动脉瘤形成,瘤周伴钙化,相同层面可见肋骨陈旧性骨折

图 7-5-7　外伤性假性动脉瘤伴钙化矢状位 CTA
男,42 岁。矢状位 CTA:主动脉峡部见伴有瘤颈的袋状突起,瘤周伴钙化

病例 2

　　女性,56 岁。20 年前曾因主动脉缩窄,行左锁骨下动脉 - 胸降主动脉人工血管转流术。3 个月前因偶有胸闷、气促就诊。CTA 检查发现左锁骨下动脉 - 胸降主动脉转流人工血管远端吻合口处假性动脉瘤形成,周围可见包裹性血肿形成,主动脉缩窄处狭窄明显,仍可见血流通过(图 7-5-8～图 7-5-10)。患者无发热、白细胞升高等感染征象。6 天后行主动脉腔内修复术 + 主动脉缩窄口封堵术。术中主动脉造影示:左锁骨下动脉以远主动脉缩窄,左锁骨下动脉 - 胸降主动脉转流人工血管通畅,其远端吻合口可见对比剂外漏形成囊状假性动脉瘤(图 7-5-11)。植入 COOK 30mm×200mm 人工覆膜支架隔绝假性动脉瘤破口,使用动脉导管封堵器封堵主动脉缩窄处。术后主动脉造影示:覆膜支架膨胀良好,未见对比剂外漏,假性动脉瘤隔绝完全,主动脉缩窄处无对比剂通过,转流人工血管与胸降主动脉通畅(图 7-5-12)。术后 1 周复查 CTA 显示覆膜支架膨胀良好,未见对比剂外漏,假性动脉瘤瘤腔血栓化,主动脉缩窄处无对比剂通过(图 7-5-13、图 7-5-14)。术后 6 个月复查,支架形态无改变,吻合口处假性动脉瘤隔绝完全(图 7-5-15)。

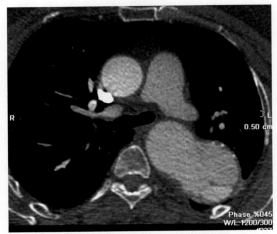

图 7-5-8　主动脉缩窄血管转流术后假性动脉瘤轴位 CTA
左锁骨下动脉 - 胸降主动脉转流人工血管远端吻合口处假性动脉瘤形成,周围可见包裹性血肿形成

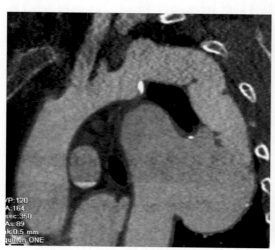

图 7-5-9 主动脉缩窄血管转流术后
假性动脉瘤多平面重建 CTA
人工血管褶曲,远段与降主动脉吻合口处膨大,
假性动脉瘤形成

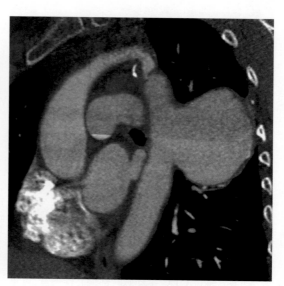

图 7-5-10 主动脉缩窄血管转流术后
假性动脉瘤多平面重建 CTA
主动脉缩窄处狭窄明显,仍可见血流通过,
假性动脉瘤突出于主动脉轮廓之外

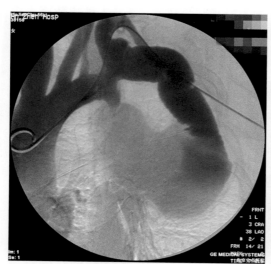

图 7-5-11 主动脉缩窄血管转流术后
假性动脉瘤血管造影
术中主动脉造影示:左锁骨下动脉以远主动脉缩
窄,左锁骨下动脉 - 胸降主动脉转流人工血管通畅,
其远端吻合口可见对比剂外漏形成囊状假性动脉瘤

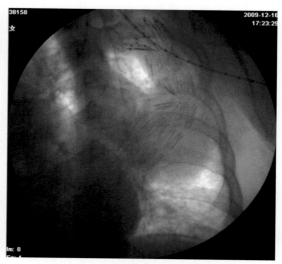

图 7-5-12 主动脉缩窄血管转流术后
假性动脉瘤支架植入术后血管造影
术后主动脉造影示:覆膜支架膨胀良好,未见对比剂
外漏,假性动脉瘤隔绝完全,主动脉缩窄处无对比剂
通过,转流人工血管与胸降主动脉通畅

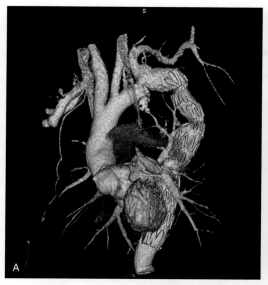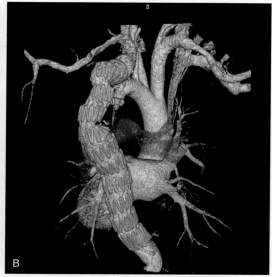

图 7-5-13　主动脉缩窄血管转流术后假性动脉瘤支架植入术后 VR

术后 1 周复查 CTA 显示覆膜支架膨胀良好,假性动脉瘤隔绝完全,未见对比剂外漏,
主动脉缩窄处可见封堵器,无对比剂通过

吻合口部的假性动脉瘤是心血管手术后患者死亡的主要并发症。吻合口瘘及支架 I 型内漏可能是术后发生假性动脉瘤的主要原因。感染有可能是胸主动脉术后发生假性动脉瘤的另外一个主要因素,第一次手术后发生纵隔炎预示着患者将来可能出现假性动脉瘤。本例患者病史 20 余年,无发热、白细胞升高等感染征象,首先除外感染因素。假性动脉瘤发生在吻合口处,推测吻合口瘘可能是假性动脉瘤发生的原因。患者术后 20 年,是什么原因导致吻合口瘘,进而形成假性动脉瘤呢? 从图 7-5-9、7-5-10 可见,缩窄主动脉及人工转流血管共同连接于以远的降主动脉,两支血管间长期存在竞相血流,造成吻合口处长期处于高压状态,可能是导致吻合口瘘,假性动脉瘤形成的直接原因。封堵主动脉缩窄处的血流是治疗的关键,以避免再次形成假性动脉瘤。

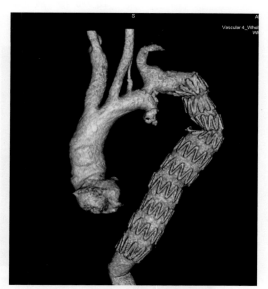

**图 7-5-14　主动脉缩窄血管转流术后
假性动脉瘤支架植入术后 VR**

术后 6 个月复查,支架形态无改变,
吻合口处假性动脉瘤隔绝完全

病例3

男性,65 岁。2012 年以腹痛就诊,实验室检查白细胞增高,CTA 示腹主动脉假性动脉瘤,伴大量附壁血栓,考虑感染性假性动脉瘤可能,行抗感染治疗(图 7-5-15)。20 天后患者腹痛加重,复查 CTA 示:假性动脉瘤明显增大,有对比剂外溢及血肿形成,考虑假性动脉瘤

破裂(图7-5-16)。紧急行腹主动脉假性动脉瘤腔内隔绝术,术中造影示:腹主动脉中段对比剂外溢。术后造影示:支架形态良好,无对比剂外漏,假性动脉瘤破口隔绝完全(图7-5-17)。术后3日复查CTA示:支架形态良好,周围无对比剂外溢,假性动脉瘤瘤腔消失(图7-5-18)。一年后患者因感染,行支架取出,假性动脉瘤切除,双侧腋-股动脉转流术(图7-5-19~图7-5-22)。

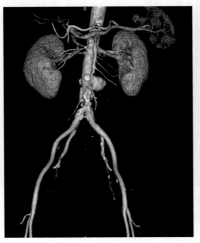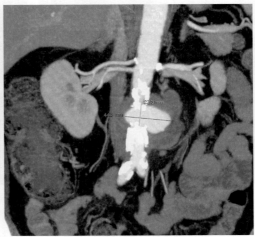

图7-5-15　腹主动脉假性动脉瘤VR和MIP图
腹主动脉粥样硬化,感染性假性动脉瘤形成,动脉瘤形态不整,伴大量附壁血栓瘤腔较小

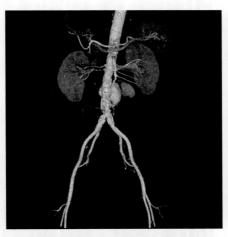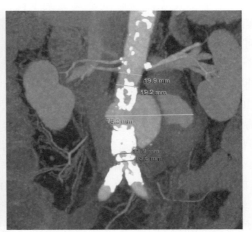

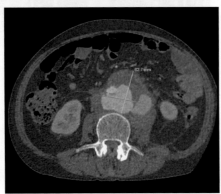

图7-5-16　腹主动脉假性动脉瘤破裂VR、MIP和轴位图
20天后复查CTA,假性动脉瘤破裂,瘤腔明显增大,有对比剂外溢及血肿形成

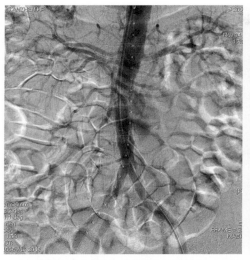
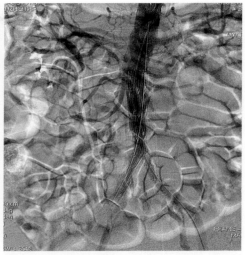
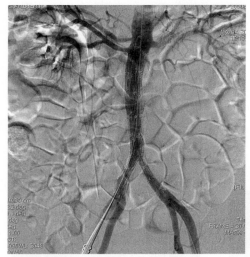

图 7-5-17　腹主动脉假性动脉瘤破裂支架植入术中血管造影图

术中造影示：腹主动脉中段对比剂外溢。术后造影示：支架形态良好，无对比剂外漏，假性动脉瘤破口隔绝完全

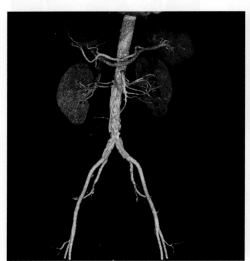
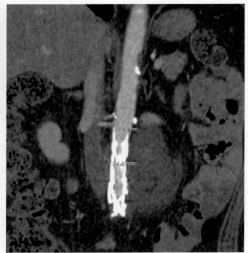

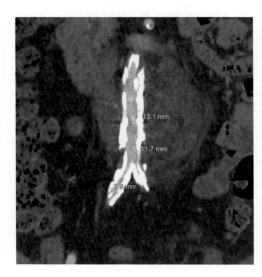

图 7-5-18　腹主动脉假性动脉瘤支架植入术后 VR、MPR 图

术后 3 日复查 CTA 示：支架形态良好，周围无对比剂外溢，假性动脉瘤瘤腔消失

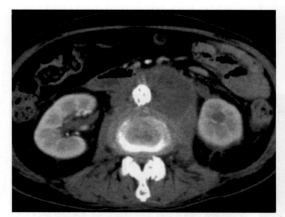

图 7-5-19　腹主动脉假性动脉瘤支架植入术后轴位 CTA 图

1 年后复查，腹主动脉支架形态不规整，支架内可见血栓，周围可见炎性包块，周围组织粘连，左侧输尿管积水扩张

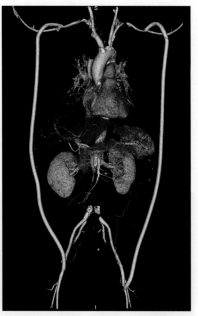

图 7-5-20　腹主动脉假性动脉瘤支架植入术后再次取出及腋 - 股动脉转流术 VR 图

腔内隔绝术后 1 年行支架取出，假性动脉瘤切除，双侧腋 - 股动脉转流术

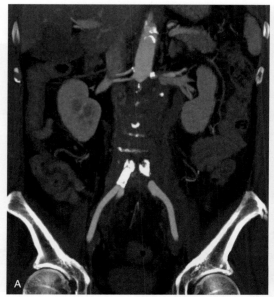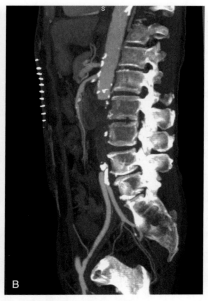

图 7-5-21 腹主动脉假性动脉瘤支架植入术后再次取出 MIP 图
腔内隔绝术后 1 年,假性动脉瘤及周围炎性包块切除,支架取出

　　感染是假性动脉瘤形成的最主要的原因,比率从 10%~75% 不等。根据国外文献报道:目前由于对这类疾病尚无成熟的治疗方法,病死率高达 40%~44%;死亡原因主要是出血和严重的感染。动脉瘤继发感染最常见于腹主动脉,约占 70%,因为腹主动脉是最常见的发生动脉粥样硬化斑块的部位。动脉粥样硬化斑块或溃疡破坏动脉内膜的保护机制,使其发生继发感染。升主动脉瘤和降主动脉瘤继发感染各占 15%。菌血症是继发感染的主要原因,常起源于软组织、肺、骨或关节的感染(病例见第十五章)。动脉瘤壁很薄,继发感染使其更易破裂,发生感染性假性动脉瘤。动脉瘤继发感染是感染性假性动脉瘤的一个主要原因。感染性假性动脉瘤还可见于手术后,主动脉外伤等。感染性假性动脉瘤需同时进行内科抗感染和外科手术治疗。治疗的关键点是选择最佳的手术时机和制定合适的抗感染策略。完整的切除假性动脉瘤是有效的治疗方法。假性动脉瘤切除加人工血管转流术或主动脉重建术是感染性假性动脉瘤手术方式。临床治疗的难点在于如何控制出血和如何控制感染;不控制出血则感染引流手术就无法实施,甚至感染控制了,假性动脉瘤也会进展迅速,破裂出血增多。已有文献报道,将腔内隔绝术用于治疗感染性主动脉假性动脉瘤,以封闭动脉瘘口控制出血。但是人工移植物的慢性感染问题仍没有解决,这类患者的远期效果还没有文献报道,今后会不会再次发生假性动脉瘤,如果再次发生假性动脉瘤,需要什么样的治疗方式,都是治疗的难点,没有明确的答案。

病例 4

　　男性,36 岁。2004 年腹痛就诊。CTA 示:腹主动脉破裂,假性动脉瘤形成,合并血肿(图 7-5-22)。行腹主动脉腔内隔绝术,2007 年复查 CTA 支架形态尚好,支架近端、远端及中部可见多发假性动脉瘤形成(图 7-5-23)。同时患者发现口腔反复不愈溃疡,经进一步检查,诊断为贝赫切特综合征。患者采取保守治疗。2011 年复查 CTA，假性动脉瘤瘤腔较前明显增大，合并大量附壁血栓，周围可见血肿（图 7-5-24~ 图 7-5-26）。

　　白塞综合征（Behcet syndrome）是一种复发性口腔、生殖器溃疡及眼部等多器官病变的综合征。发病年龄多较年轻，常累及心血管并出现严重并发症，处理困难，病死率极高。贝赫切特综合征合并假性动脉瘤一般主张积极的外科手术治疗，手术切除并血管重建是常用的方法，但多数患者常被迫在急性期手术，其严重的动脉炎症病变致使手术效果不佳。术后易出现吻合口假性动脉瘤、出血、感染及局部血栓形成等。腔内植入覆膜支架隔绝瘤体虽然显著减小了围术期风险，提高了救治率，但是由于血管壁明显炎症致使术后短期内再次出现假性动脉瘤，甚或在股动脉穿刺点形成动脉瘤。白塞综合征所致假性动脉瘤无论手术切除还是腔内隔绝术治疗效果均不理想，在挽救患者生命后，如何预防假性动脉瘤的再次出现是治疗的难点。

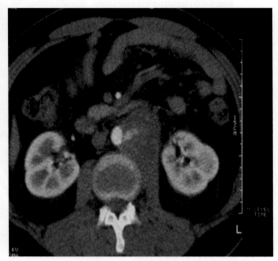

图 7-5-22　腹主动脉假性动脉瘤轴位 CTA
腹主动脉破裂，假性动脉瘤形成，合并血肿

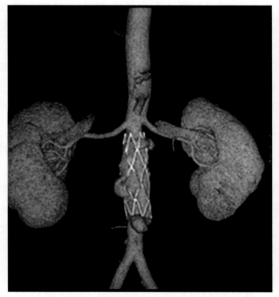

图 7-5-23　腹主动脉假性动脉瘤支架植入术后 VR
3 年后复查 CTA，支架形态尚好，支架近端、远端及中部可见多发假性动脉瘤形成

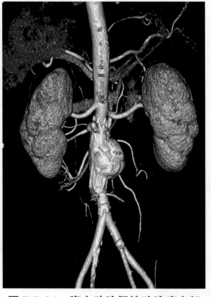

图 7-5-24　腹主动脉假性动脉瘤支架植入术后假性动脉瘤 VR
7 年后复查 CTA，假性动脉瘤瘤腔较前明显增大，瘤腔形态不整

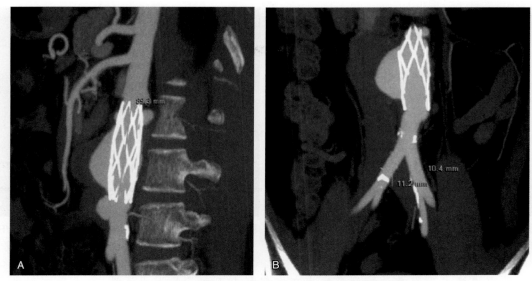

图 7-5-25　腹主动脉假性动脉瘤支架植入术后假性动脉瘤 MIP

7 年后复查 CTA，假性动脉瘤瘤腔较前明显增大，合并大量附壁血栓，周围可见血肿

病例 5

男性，63 岁。半年前行降主动脉腔内隔绝术。现胸痛、咯血。CTA 示：降主动脉支架远端对比剂外溢，周围血肿形成，可见大量胸腔积液（图 7-5-26~ 图 7-5-29）。

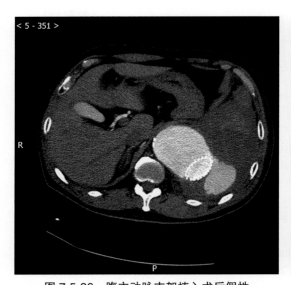

图 7-5-26　腹主动脉支架植入术后假性
动脉瘤轴位 CTA

降主动脉支架远端对比剂外溢，周围血肿
形成，可见大量胸腔积液

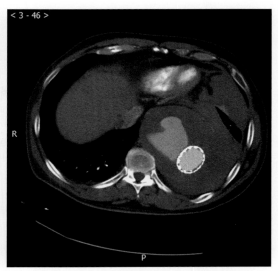

图 7-5-27　腹主动脉支架植入术后假性
动脉瘤轴位 CTA

降主动脉支架远端对比剂外溢，周围
血肿形成，可见大量胸腔积液

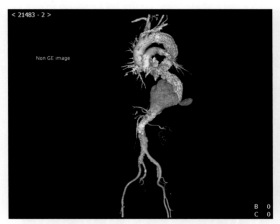

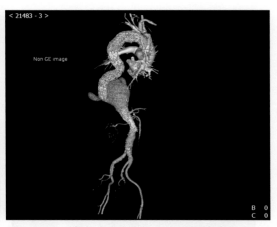

图 7-5-28　腹主动脉支架植入术后假性动脉瘤 VR　　图 7-5-29　腹主动脉支架植入术后假性动脉瘤 VR

降主动脉支架远端对比剂外溢,假性动脉瘤形成　　降主动脉支架远端对比剂外溢,假性动脉瘤形成

　　腔内隔绝术后假性动脉瘤多发生在支架型人工血管的近或远端,与术后支架内漏(Endoleak)可能相关。内漏是 EVAR 术后最为常见、对疗效影响很大的并发症,其发生率为15%~50%,指支架型血管置入后在移植物腔外、被旷置的瘤体及邻近血管腔内出现活动性血流的现象。无论高流量型(Ⅰ型内漏)还是低流量型内漏(Ⅱ型内漏)都有导致瘤腔继续增长从而造成瘤体破裂的潜在风险。CTA 目前是诊断内漏的主要手段。

病例 6

穿透性动脉硬化性溃疡形成假性动脉瘤(病例见第十二章)。

(刘家祎)

参考文献

1. Sedwitz MM, Hye RJ, Stabile BE. The changing epidemiology of pseudoaneurysm. Arch Surg, 1998, 123 (4): 473-476.

2. Heystraten FM, Rosenbusch G, Kingma LM, et al. Chronic posttraumatic aneurysm of the thoracic aorta: surgically correctable occult threat. AJR Am J Roentgenol, 1986, 146: 303-308.

3. Siminelakis S, Baikoussis NG, Arnaoutoglou EM, et al. Aortic false aneurysm at the distal anastomotic suture line after aortic arch replacement. a case report with review of the literature. Eur Rev Med Pharmacol Sci, 2012, 16 (6): 835-838.

4. 刘家祎, 李宇, 张楠, 等. 20 例心血管术后主动脉假性动脉瘤 CTA 表现与临床分析. 医学影像学杂志, 2015, 25 (3): 429-433.

5. Yoshifumi I, Hyoe K, Tetsufumi Y, et al. Aortic pseudoaneurysm due to graft infection after invasive thymoma resection. Asian Cardiovascular and Thoracic Annals, 2012, 20: 584.

6. Bennett DE, Cherry JK. Bacterial infection of aortic aneurysms. A clinicopathologic study. Am J Surg, 1967, 113: 321-326.

7. Alidoosti M, Marzban M, Yazdanifard P. Endovascular repair of post-surgical pseudoaneurysmof suprarenal abdominal aorta in a patient with Behcet's disease. Int Angiol, 2008, 27 (4): 350-352.

第八章

主动脉窦瘤

要点:

1. 主动脉窦瘤是由于各种生理或病理原因引起的主动脉窦壁明显扩张,局限性向外瘤样膨出。
2. 主动脉窦瘤常伴发室间隔缺损、主动脉瓣反流、感染性心内膜炎等。
3. 主动脉窦瘤分为先天性和获得性。
4. 主动脉窦瘤常并发主动脉窦瘤破裂,窦瘤破裂常合并肺动脉狭窄、房间隔缺损、主动脉缩窄等。
5. 主动脉窦瘤可通过 CT、MRI、主动脉造影诊断。
6. 主动脉窦瘤可行手术治疗、介入治疗及复合治疗。
7. 不同治疗方法术后随诊重点略有不同。

主动脉窦瘤是由各种生理或病理原因引起的主动脉窦壁明显扩张,局限性向外瘤样膨出。以右冠窦最常见,占 65%~85%,累及无冠窦占 10%~30%,累及左冠窦最少见,不到 5%。主动脉窦瘤分为先天性和获得性两种;主动脉窦瘤破裂为主动脉窦瘤患者最常见死亡原因。

第一节 概　述

一、病因

主动脉窦瘤分为先天性与获得性两种。先天性主要原因一般认为有三种可能，一是胚胎发育过程中主动脉中层与瓣环分离，缺乏肌肉与弹力纤维组织，形成结构上薄弱点；二是主、肺动脉隔与心室间隔融合时，远端心球隔发育不全，留有薄弱的区域；三是冠状动脉窦畸形。获得性可由梅毒、感染性心内膜炎、动脉硬化、主动脉夹层、创伤及医源性损害等原因破坏窦壁组织引起。

二、分型及其相关异常

Sakakibara 将主动脉窦瘤分为Ⅰ～Ⅳ型：Ⅰ型指窦瘤起源于右冠状动脉窦的左部，突入右室流出道最上部，即肺动脉左、右瓣之下，突出的瘤体可阻塞右室流出道，造成漏斗部的狭窄；合并室间隔缺损的主要为此型，且其中高位室间隔缺损占主要部分；由于主动脉瓣环缺乏支持，此型易于产生主动脉瓣关闭不全；Ⅱ型指窦瘤起源于右冠状动脉窦的中部，突入右室室上嵴之上；Ⅲ型指窦瘤起源于右冠状动脉窦的右部，突向室间隔膜部或右房；Ⅳ型指窦瘤起源于无冠状窦，突入右房。

主动脉窦瘤常合并室间隔缺损、主动脉瓣反流、感染性心内膜炎；主动脉窦瘤破裂可合并肺动脉狭窄、房间隔缺损、主动脉缩窄、动脉导管未闭及永存左位上腔静脉等。窦瘤破裂伴心外病变如常染色体显性遗传性多囊肾亦有报道。

第二节　病理生理与临床表现

一、病理生理变化

主动脉窦瘤的基本病变是窦壁根部的中层局部有先天性缺陷，造成窦壁承受压力能力不均匀；长期受主动脉内高压血流的冲击，使缺陷薄弱处中层组织同纤维环及心肌分离，并逐渐向低压心腔脱入，随瘤体脱入的时间延长，瘤壁逐渐变薄，由功能性的薄弱转化为解剖性改变，最后形成仅为心血管内膜和退化组织所构成的瘤囊，张力也明显增大。根据窦瘤的部位及破入腔室的不同而有不同的病理生理变化，如破入心包则可因急骤发生的心脏压塞而迅速死亡。临床上以右冠状动脉窦瘤破入右心室更为常见，并具有典型的类似心室水平急性左向右分流的病理生理特征。

二、临床表现

一般无临床症状或体征。如瘤体阻塞右心室流出道可产生肺动脉口狭窄的体征。主动脉窦瘤破裂的当时患者可突觉心悸、胸痛或胸部不适、气喘、咳嗽，并觉左胸出现震颤，随后逐渐出现右心衰竭的表现。但有些患者只有后一表现而无突然起病的感觉。

体格检查：胸骨左缘第三、第四肋间听到连续性响亮的机器声样杂音，在舒张期更响，伴有震颤；肺动脉瓣区第二心音亢进，心脏浊音界增大；舒张压降低，脉压增宽，有水冲脉和毛细血管搏动；肝脏肿大，下肢常有水肿。

三、预后

本病预后取决于破口大小、分流、合并的心脏畸形及是否合并心内膜炎。与患者全身情况、确诊时间及采取治疗方式密切相关。未治疗患者存活时间 1～3.9 年,预后不良,少数患者可于发病后数天内死亡。手术治疗主动脉窦瘤的远期效果满意,10 年生存率为 90%±7%,20 年生存率约为 93%,遗留或逐渐加重的主动脉瓣反流是影响手术预后的重要因素。主动脉窦瘤一经诊断,应及早手术,术中加强心肌保护及准确闭合缺损的窦瘤壁和矫正心脏畸形,可获满意疗效。

四、鉴别诊断

主动脉窦瘤主要与动脉导管未闭、室间隔缺损合并主动脉瓣反流、冠状动静脉瘘等鉴别。

动脉导管未闭是持续性胎儿性循环综合征的一部分,动脉导管未闭形成左向右分流,分流到肺动脉;左侧心腔容量超负荷;当伴有肺动脉高压时,右心室压力超负荷;心脏舒张期主动脉瓣反流使肾和肠灌注不足,导致肾功能不全、坏死性小肠结肠炎等。

室间隔缺损以左右心室间隔存在一个或多个缺损为特征;右室增大,主动脉偏小。

冠状动静脉瘘指冠状动脉与心腔或心静脉有异常交通,或冠状动脉开口于肺动脉干。此类畸形大多与右心腔和肺动脉干交通,经右心导管检查与冠状动脉造影显示左向右分流。少见与左心腔交通,经 X 线检查,发现心脏大,动脉造影显示冠状动脉曲张。

第三节　影像学表现

一、胸部 X 线

在后前位片上,双肺纹理增粗增多呈肺充血表现;升主动脉增宽,主动脉结增大;心影增大,以右心房室增大为著;当合并肺动脉高压时,可见右下肺动脉干增宽超过 15mm(图 8-3-1、图 8-3-2)。

二、主动脉 CTA

主动脉 CTA 对于主动脉窦瘤的形态学诊断具有明显的优势,多种后处理重建方法对于主动脉窦瘤的起源及大小、主动脉瘤是否破裂、冠状动脉位置及心血管发育异常均能清晰显示(图 8-3-3);心电门控主动脉 CTA 对于合并的心内外畸形如室间隔缺损、主动脉瓣关闭不全、主动脉瓣二瓣畸形、主动脉缩窄及主动脉弓褶曲等也能明确诊断。同时,通过改变窗宽窗位对于肺内、腹腔脏器的情况可以作出评价。对于主动脉窦瘤破裂 CTA 也能提供详细的解剖学信息,对于制订手术方案起到重要作用(图 8-3-4)。同样,对于主动脉窦瘤术后评价 CTA 也是首选的检查方法。

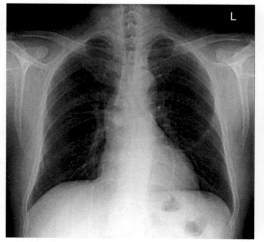

图 8-3-1　主动脉根部瘤

男,42 岁,后前位胸片示升主动脉增宽,左心室增大

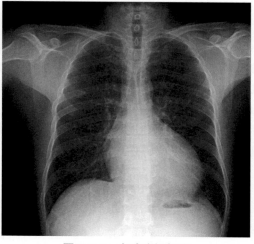

图 8-3-2　主动脉根部瘤

男,45 岁,后前位胸片示左心室增大

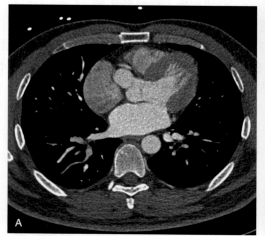

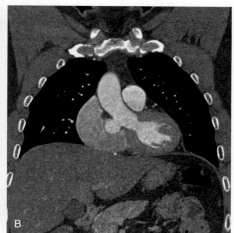

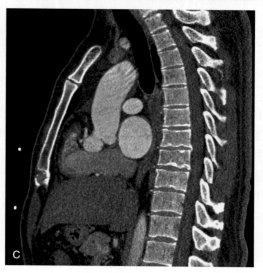

图 8-3-3　主动脉窦瘤

男,42 岁,胸部 CTA 示主动脉根部明显扩张

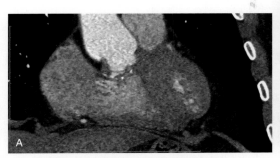
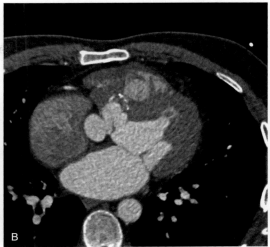
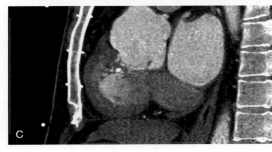

图 8-3-4 主动脉窦瘤破裂
男,42 岁,胸部 CTA 示主动脉窦部扩张,右窦窦底扩张,窦壁钙化,主动脉右窦与右室见对比剂沟通,右 - 无窦嵴受累

三、磁共振成像

主动脉窦瘤表现为窦的局限性扩张,以冠状、矢状位显示最佳,窦口破裂征最具诊断意义,患者常因窦瘤破裂才就诊,故大多仅显示破裂征;同时常伴有全心增大以左心系统尤其左心室为著,因窦扩张致瓣环扩大、瓣叶移位或脱垂造成的主动脉瓣关闭不全等。主动脉窦瘤的 MRI 的诊断条件可归纳为如下几条:①破裂征,具有明确诊断意义;②凸入征也有明显诊断意义;③矢状面窦弧度明显超过 180°;④单一窦改变诊断意义大,三窦均大几无可能为窦瘤。

四、血管造影

血管造影检查一般选择逆行升主动脉造影,通常在左前斜位 60°,猪尾造影导管置于主动脉瓣上方约 2cm 处,通过主动脉造影可显示窦瘤的部位、大小及破入的心腔,主动脉瓣反流的程度及其他合并畸形。同时行右心导管检查可测定右心系统各部位的压力、血氧含量、肺循环与体循环血流量比率(Qp/Qs),并判定主动脉窦瘤的破入部位。

第四节　治疗及其随诊

一、心内直视修补术

手术治疗原则主要以牢固闭合破口、恢复主动脉根部中层的连续性、防止复发、避免损伤主动脉瓣为原则，并同期矫正合并畸形。

主动脉窦瘤一经确诊，应尽早手术治疗，避免窦瘤破裂进展到感染性心内膜炎，同时可减少心内左向右分流造成的心功能改变。心力衰竭不是手术禁忌证，可给予内科保守治疗，将心功能调整至最佳状态再手术，以提高手术效果；如患者对药物治疗反应差，亦应积极手术治疗。

手术过程中要注意心肌的保护，常用心肌保护方法：①切开心腔，用手指堵闭瘤体破口，经主动脉根部插针灌注心脏停跳液。其缺点是心脏停跳液易自窦瘤破裂口分流到心腔，引起心肌灌注不足、心脏无法及时停跳，加重心脏损伤。②切开主动脉，经冠状动脉开口直接灌注心脏停跳液。③经冠状静脉窦口间断逆行灌注冷心脏停跳液。

主动脉窦瘤破口有多种类型，并可能伴发其他心脏畸形，故有多种手术径路，为方便操作，应根据具体病情选择手术切口。一般主动脉窦瘤破入右心房者采用右心房切口，破入右心室者采用右心室流出道切口，破入左心室者采用主动脉切口；术前明确或怀疑主动脉瓣关闭不全者，需行主动脉瓣置换或探查时，联合主动脉切口。具体如下：①经窦瘤起始处主动脉切口。适用于破口基底部较大，术前确诊合并中、重度 AI 需行主动脉瓣手术，或术中探查怀疑 AI 者，应切开主动脉根部便于手术或窦瘤未破及破入心腔不明者。该径路优点是可直接行冠状动脉灌注。横行切口，距主动脉瓣环 1.5～2.0cm 处横行切开升主动脉；斜行切开，可延长切口，不超过主动脉瓣环，在合并 VSD 时，修补 VSD 暴露欠佳时，因不能鉴别 VSD 类型而易损伤传导束（因房间隔缺损修补易伤及禁区，室间隔膜部缺损修补易伤及希氏束）。②经窦瘤破入腔右心室、右心房或肺动脉切口。对于单纯主动脉窦瘤，且窦瘤基底部较小，无 AI 者往往首选切开窦瘤破入的心腔。右心房切口：对于窦瘤起源于右冠状动脉窦的，破裂到三尖瓣环上下方，右心室流入道，可合并 VSD，邻近室间隔膜部，经此切口可很好显露；窦瘤起源于无冠状动脉窦破裂到右心房，可清楚显露囊袋破裂到右心房。右心室径路：对于窦瘤起源于右冠状动脉窦破裂到右心室流出道、肺动脉环下方或室上嵴处，尤其是合并 VSD 时，以冠状动脉的走行可采用横切口也可采用纵切口。③联合切口。对于诊断不确切的病例，可选择破入心腔切口行窦壁修补，必要时加主动脉切口。优点是易于明确病变类型、程度和全貌，便于精确彻底切除窦瘤、清除病灶、修补窦壁、闭合 VSD 和 / 或修复主动脉瓣等，现多主张采用联合切口。

二、介入手术治疗

介入手术治疗适应证为主动脉窦瘤破裂；TTE 及 TEE 证实主动脉窦瘤破口存在，且为主动脉右窦到右心室水平的左向右分流，瘤体未累及瓣环或主动脉瓣，窦瘤破口边缘至主动脉瓣环距离≥7mm,且窦瘤破口距右冠状动脉开口≥5mm,心功能能耐受手术,排除其他严重心脏畸形者。主动脉窦瘤破裂合并其他先天性心脏畸形,但无右向左分流,心功能良好者,可慎重选择行介入治疗。

介入手术入路的选择主要根据术者经验、患者 RSAV 位置及选择封堵器械来决定最佳途径。破口直径 2~10mm,均选择 Amplatzer duct occlude(ADO)封堵器,穿刺右股动脉、股静脉并置鞘管,选择合适器械建立股动脉 - 升主动脉 - 主动脉窦瘤破口 - 右心室 - 右心房 - 下腔静脉 - 股静脉的轨道;后经股静脉途径顺行,经股静脉顺行性引入输送鞘,并在 TTE 引导下置入合适的封堵器,一般较测量直径大 1~2mm。

封堵器的选择取决于破裂瘘口位置及直径大小,一般以选择较瘘口直径大 1~2mm 的为宜。封堵器的类型主要有 ADO 封堵器、Rashkind 伞封堵、Gianturco 弹簧圈、Amplatzer septal occlude 封堵器等。

第五节　病　例　随　访

病例 1:Bentall 术

(1)病史及体格检查:男,45 岁,因反复活动胸闷 1 年余。体检发现血压增高(约 156/45mmHg)。

(2)术前检查:胸主动脉 CTA 示主动脉窦扩张,内径约 74mm。升主动脉管壁规则,管腔通畅(图 8-5-1)。

(3)治疗方法:Bentall 术。Regent 机械主动脉瓣及 24mm Maquate 人工血管,3 根 4-0 滑线连续缝合替换主动脉根部。左右冠状动脉腔内吻合至人工血管,见人工血管远端与升主动脉远端做端端吻合。用残存瘤壁及心包补片包裹人工血管,并与右房建立分流。术后 8 天患者病情平稳出院(图 8-5-2)。

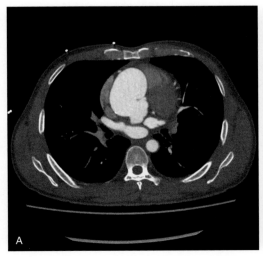
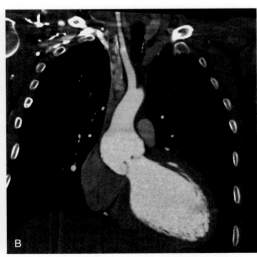

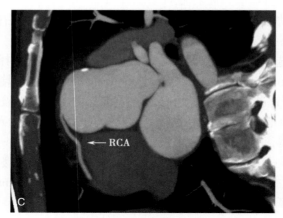

图 8-5-1   主动脉窦瘤术前 CTA 图像

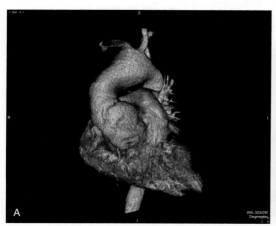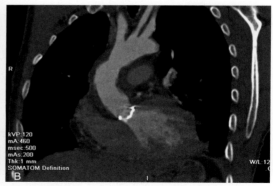

图 8-5-2   主动脉窦瘤术后

病例 2：主动脉窦瘤修补术

（1）病史及体格检查：男，34 岁，查体发现主动脉窦部增粗 1 周，偶尔伴轻微胸痛。体格检查未见明显异常。

（2）术前检查：右冠窦右后方右冠状动脉下方可见囊性凸起，边缘光整，对比剂填充均匀（图 8-5-3）。

（3）治疗方法：全麻成功后，经升主动脉横行切开升主动脉，探查主动脉瓣形态及启闭正常，以 4×12 针带垫片间断缝合 9 针，量相应大小补片，打结固定，查缝合明确牢固，未影响右冠开口。术后 4 天病情平稳出院（图 8-5-4）。

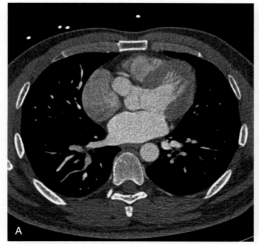

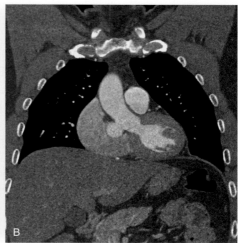

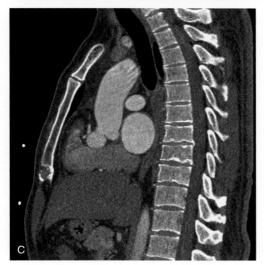

图 8-5-3 主动脉窦瘤术前 CTA

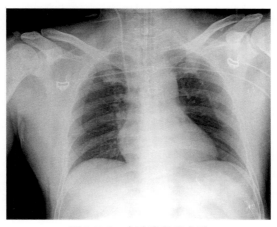

图 8-5-4 主动脉窦瘤术后

（张超越）

参考文献

1. 李坤成 . 心血管磁共振成像诊断学 . 北京 : 人民卫生出版社 , 1997: 158-160.
2. 孙立忠 . 主动脉外科学 . 北京 : 人民卫生出版社 , 2012.
3. Chang CW, Chiu SN, Wu ET, et al. Transcatheter closure of a ruptured sinus of valsalva aneurysm. Circ J, 2006, 70 (8): 1043-1047.
4. Au WK, Chiu SW, Mok CK, et al. Repair of ruptured sinus of valsalve aneurysm: determinants of long-term survival. Ann Thorac Surg, 1998, 66 (5): 1604-1610.
5. 朱国勇 , 陈胜喜 , 罗万俊 , 等 . 主动脉窦瘤破裂的外科治疗 . 中国胸心血管外科临床杂志 , 2007, 4 (14): 141-143.

第九章

主动脉壁间血肿

要点:

1. 主动脉壁间血肿是急性主动脉综合征的一种,与主动脉夹层有相似的临床表现。
2. 16%~33% 的主动脉壁间血肿可进展为 AD。
3. 影像表现为主动脉壁的新月形增厚,无破口及游离内膜片。
4. CT、MRI 可以明确诊断,DSA 敏感性较差,一般不用于诊断。
5. 主动脉壁间血肿预后较为复杂,可以吸收痊愈,也可以破裂、形成假性动脉瘤、溃疡等。
6. 主动脉壁间血肿并发症出现时间不定,需要终生随诊,密切关注病情变化。

主动脉壁间血肿(IMH)是急性主动脉综合征常见的疾病类型之一,占急性主动脉综合征的 5%~20%。是主动脉壁内血肿形成导致主动脉壁增厚,无明确的游离内膜片及内膜破口,被视为主动脉夹层的一种特殊类型或先兆病变,被称为"没有内膜破口的主动脉夹层"。临床症状与经典的主动脉夹层类似,但从临床表现很难鉴别这两种疾病。IMH 的预后可以吸收痊愈,也可以进展为经典主动脉夹层、假性动脉瘤甚至破裂,因此终生随诊非常重要。

第一节   概   述

一、病因及诱发因素

IMH 目前病因并不十分清楚,多数学者认为是由于主动脉中层滋养血管破裂导致主动脉壁环形或新月形增厚;近年来越来越多的文献认为是由于内膜的微小破口所致。高血压、主动脉粥样硬化、主动脉溃疡、外伤及结缔组织病等是 IMH 的主要诱发因素。

二、分型

根据 IMH 累及范围,参照 AD Stanford 分型标准,IMH 分为两种类型:凡 IMH 累及升主动脉者均为 A 型,仅累及降主动脉者为 B 型。按最初症状发作至临床评估或诊断时间长短分为急性期和慢性期:急性期是指最初的临床症状出现 2 周以内,而慢性是出现在 2 周或 2 周以上。

第二节   病理生理与临床表现

一、病理生理变化

IMH 最重要的病理生理变化取决于 IMH 的类型及并发症。IMH 发生以后,血管壁由于血肿及水肿的存在导致壁内张力增大,可出现剧烈胸痛;Stanford A 型 IMH 与 AD 相似,可以出现心包积液,如果积液量大可导致心脏舒张功能受限;如果血肿累及冠状动脉开口可导致冠状动脉缺血表现;如果并发主动脉破裂,则出现血胸、血腹、低血容量性休克甚至死亡。

二、临床表现

临床表现与症状与急性 AD 相似,常出现突发胸痛,呈撕裂样,患者常有濒死感,伴有气促、面色苍白、大汗淋漓,如果累及腹主动脉,可表现为腹痛。部分患者急性症状不明显,可表现为胸闷气短。

体格检查:脉搏增快,如果分支血管受累可以有相应血管缺血表现,如左锁骨下动脉受累则双上肢脉搏不对称、髂动脉受累则股动脉和腘动脉搏动减弱或消失、延迟。心包积液则心音遥远,合并主动脉瓣关闭不全心尖区可闻及舒张期杂音。

三、预后

目前还没有关于 IMH 的预后全面综合的研究及评价。IMH 可以逐渐局限、血肿变薄吸收、血管恢复正常形态及管径,也可以进展为经典的 AD,或者主动脉扩张形成真性或假性动脉瘤,还可以破裂。尤其是 Stanford A 型 IMH,急性期可出现心包积液、心脏压塞、主动脉瓣关闭不全、急性冠状动脉缺血、发展为夹层或破裂,保守治疗的预后很差,死亡率较高。IMH合并溃疡样变的病例发生并发症的比例明显增高,由于溃疡样变多位于主动脉弓部及降主动脉近段,容易受血流冲击导致溃疡增大或形成假性动脉瘤、主动脉夹层;患者临床症状不稳定。在保守治疗的病例中,进展为夹层、动脉瘤或死亡等不良结局与血肿的厚度、主动脉管径、血压变动相关。

四、鉴别诊断

IMH 与主动脉夹层从临床症状上较容易混淆,影像学 CT、MRI 可发现主动脉内膜破口、游离内膜片及真假双腔可明确诊断。IMH 主要需与主动脉壁增厚的其他疾病鉴别。

主动脉粥样硬化:是常见的主动脉壁增厚的疾病,临床一般无急性病程表现,病变范围广泛,可累及主动脉及其各级分支;主动脉壁不规则并见钙化,可以附壁血栓形成,因此内膜面不规则。

大动脉炎:常好发于年轻女性,病变常较局限,可累及主动脉及一级分支血管开口,表现为血管壁的环形增厚,引起血管腔狭窄。急性期血管壁可以强化。

血管周围炎:血管内膜完整,血管周围环形增厚,外缘毛糙,可有强化,化验检查炎性相关指标增高,部分可合并其他系统表现。

动脉瘤合并附壁血栓:如果出现内膜钙化则容易鉴别,附壁血栓位于钙化内膜之内,而血肿位于钙化内膜之外即血管壁中层;附壁血栓内壁往往不规则,可出现尖角征。高分辨MRI 可显示血管内膜,对鉴别有帮助。

第三节 影像学表现

影像学诊断主动脉壁间血肿的主要依据是主动脉壁呈环形或新月形增厚,其厚度>5mm,没有内膜破口或真假腔血流交通。

1. X 线 对 IMH 的诊断缺乏特异性。胸部平片上可出现如下表现:

(1)胸主动脉增宽(图 9-3-1)。

(2)如患者主动脉壁有钙化,则钙化自主动脉壁内移超过 4mm 提示主动脉壁增宽,此为具有诊断意义的征象。

(3)心影可因继发的主动脉关闭不全或心包积液而增大,胸腔积液多发生在左侧或以左侧量较对侧多。

2. CTA 在 CT 平扫检查,早期主动脉壁间血肿的特征表现是主动脉壁呈环形或新月形高密度或稍高密度增厚,这种高密度是由于主动脉壁内新鲜出血所致。但随着时间的推移,增厚的主动脉壁逐渐表现为等密度,在中晚期常常呈低密度(图 9-3-2A)。钙化内膜向主动脉腔内移位也是 CT 诊断主动脉壁间血肿的重要征象。CTA 的特征表现是主动脉壁环形或新月形增厚,与主动脉腔相比呈明显低密度,血肿内缘表面光整,增厚的管壁内无强化,与主动脉管腔无交通,同时没有内膜断裂征象,包括没有内膜破口、没有溃疡样病变和没有血肿强化(图 9-3-2B)。

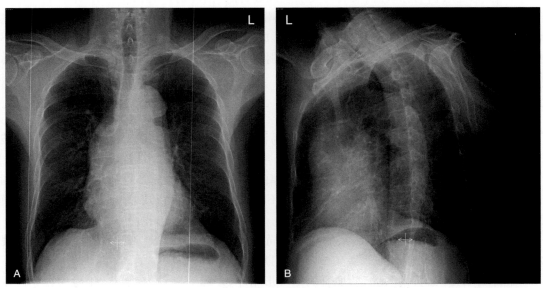

图 9-3-1　主动脉壁间血肿
胸片后前位显示升主动脉增宽

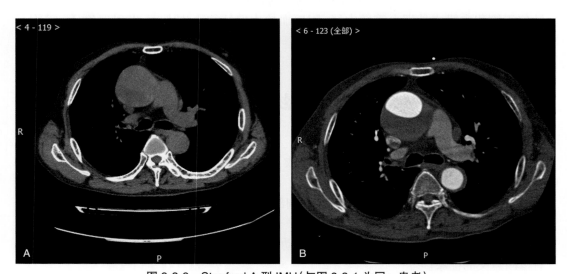

图 9-3-2　Stanford A 型 IMH(与图 9-3-1 为同一患者)
56 岁,男,CT 平扫(A)示升主动脉管腔增宽,管壁新月形增厚,密度较管腔密度低;
CTA(B)见增厚的主动脉壁无强化,与主动脉管腔无交通,未见内膜破口及内膜片

3. MRI　MRI 被视为是主动脉壁间血肿诊断最准确和最敏感的影像学方法之一,也是唯一可以识别血肿年龄的检查方法。其 MRI 的特征性表现是:

(1)梯度回波亮血序列 T2 显示急性期:(发病后 7 天以内)血肿为高信号,亚急性及慢性期为等信号;黑血即 T1 加权图像主动脉腔流空效应呈无信号或低信号,增厚的主动脉壁在

急性期(发病后 0~7 天),T1 加权图像显示氧合血红蛋白呈中低信号强度,而亚急性期正铁血红蛋白呈中高信号强度;与内膜等信号分界清楚。

(2)相位对比 MR 血流成像:增厚的主动脉壁无血液流动信号。

(3)3D CE MRA:增厚的主动脉壁没有内膜断裂(包括内膜破口和溃疡样病变)和强化征象(图 9-3-3)。

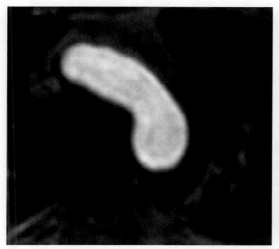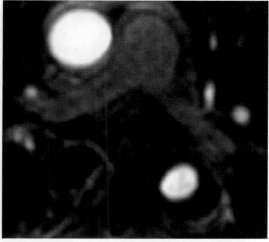

图 9-3-3 IMH MRA 表现
新月形血肿不强化,内膜完整无破口

(4)血肿的信号强度和年龄:MRI 是唯一能基于血红蛋白不同降解物来评价血肿的信号强度和年龄的影像学方法。在急性期(发病后 0~7 天),T1 加权图像显示氧合血红蛋白呈中低信号强度,而亚急性期正铁血红蛋白呈中高信号强度。

4. X 线血管造影 尽管 X 线血管造影被认为是血管疾病诊断的"金标准",但一些研究表明它对主动脉疾病诊断并不十分精确。有研究表明 X 线血管造影对主动脉夹层诊断的敏感度为 77%~87%。然而,原发性主动脉壁间血肿没有内膜断裂,即没有内膜破口、溃疡样病变和真腔与假腔交通,约 87% 的主动脉壁间血肿可能被 X 线血管造影检查漏诊。

第四节　治疗及其随诊

IMH 的自然病程较为复杂,血肿可以吸收稳定(图 9-4-1),也可以在病程的任何阶段出现并发症如进展为溃疡、假性动脉瘤、真性动脉瘤、经典主动脉夹层甚至破裂等(图 9-4-2);由于 IMH 自然史的不可预测性,对 IMH 的治疗仍存在争议。研究表明未经处理的 Stanford A 型 IMH 有较高的并发症(如心脏压塞、主动脉瓣反流或破裂)和死亡率,部分病例可进展为经典的主动脉夹层,因此主张早期外科手术干预,手术术式选择与经典 Stanford A 型 AD 一样。对于 Stanford B 型 IMH 可予以保守治疗并密切随诊,如果合并溃疡样变、动脉瘤、破裂或主动脉夹层,则根据病情给予相应的处理如覆膜支架腔内修复或外科手术处理。

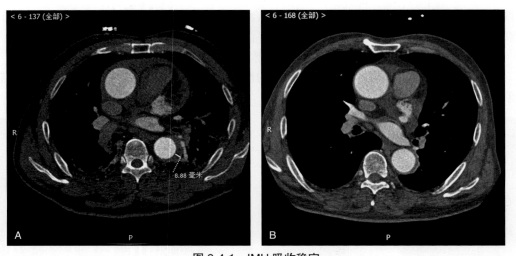

图 9-4-1　IMH 吸收稳定

CTA 轴位（A）显示升主动脉及降主动脉管壁新月形增厚，心包积液；1 个月后（B）血肿明显
吸收变薄，管腔未见明显狭窄或扩张，心包积液吸收

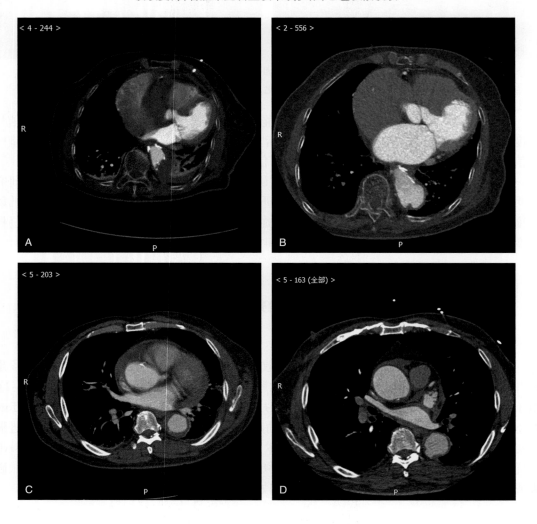

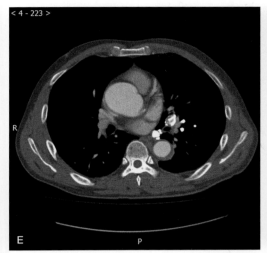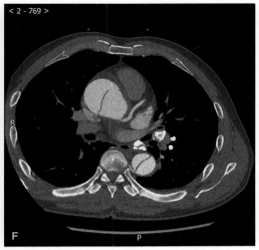

图 9-4-2 IMH 进展

A、B. 发病后 3 个月进展为假性动脉瘤；C、D.2 个月溃疡明显增大；

E、F. 发病后 11 天症状加重进展为主动脉夹层

对于 IMH 的随诊，由于疾病本身演变的多变性及进展时间的不确定性目前缺乏标准的随访策略如随访期间及频度。研究认为，血肿发生后可导致主动脉壁结构薄弱，容易发生主动脉夹层及动脉瘤。因此长期的随访是非常必要的，尽管部分血肿完全吸收的患者。有学者认为 IMH 发生后的 1 个月、3 个月、6 个月、1 年进行随诊，如果稳定以后每年随诊一次；随诊过程中如果出现症状及时就诊。

第五节 病 例 随 访

病例 1：IMH 进展为主动脉夹层，行升弓部主动脉替换 + 弓降部支架植入

患者，男，33 岁，突发胸背痛 3 小时，突发晕厥伴意识丧失约 3 分钟。高血压病史 3 年余，控制不佳。主动脉 CTA 提示主动脉管腔通畅，无明显扩张或狭窄（图 9-5-1A），主动脉管壁增厚，最厚处约 5mm，未见明显内膜破口及内膜片，心包积液（图 9-5-1B）。保守治疗 2 天胸痛突发加重，复查 CTA 提示自升主动脉至髂动脉均为双腔（图 9-5-1C、D）。行升弓部主动脉替换 + 弓降部支架植入术，术后复查 CTA 提示升主动脉吻合口连续性好，人工血管周围未见对比剂充盈，支架段假腔闭合（图 9-5-1E、F）。

IMH 进展为 AD 是较重的一种发展方式，多数发生在 IMH 出现后的 2~4 周内，但在整个病程过程中均可出现。临床上主要表现是治疗过程中症状加重，出现胸腔积液、心包积液或原有积液增多等。及时的主动脉 CTA 复查是确诊的必要手段，针对进展的 AD 的类型选择不同治疗方法。本例患者在 IMH 出现 2 天后进展为 Stanford A 型 AD，主动脉根部及弓部均有受累，因此采取 Bentall +SUN's 手术，术后复查 CTA 重点观察是否有吻合口漏、人工血管闭合、支架周围情况及假腔的闭合范围。

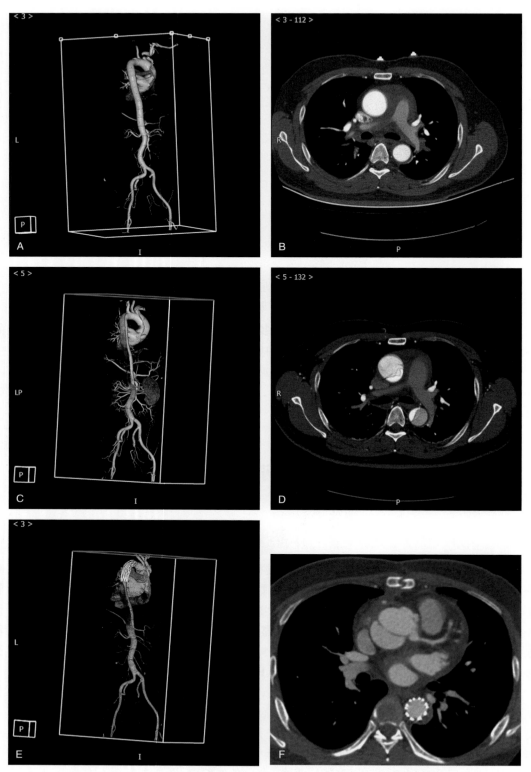

图 9-5-1　IMH 进展为主动脉夹层，行升弓部主动脉替换 + 弓降部支架植入

病例 2：IMH 溃疡样变进展为假性动脉瘤，行覆膜支架腔内修复

　　患者，男，52 岁，突发胸背痛 2 天；高血压病史 2 年余，控制不佳。主动脉 CTA 提示降主动脉管壁增厚，最厚处约 8mm 左右，内膜完整，未见明显内膜破口及内膜片（图 9-5-2A），主动脉弓部管腔局限性外突（图 9-5-2B），提示合并溃疡样变。保守治疗 2 个月后随诊发现主动脉血肿吸收（图 9-5-2C），溃疡明显增大（图 9-5-2D）。择期经皮主动脉覆膜支架腔内修复，术后复查溃疡隔离，主动脉管腔通畅（图 9-5-2E），支架周围未见对比剂充盈。

　　IMH 进展为溃疡样变（ulcer-like projections，ULPs）是最常见的一种方式，它不同于传统的穿通性溃疡（penetrating aortic ulcer，PAU），不是在粥样硬化斑块破裂基础上形成的溃疡，而是 IMH 的内膜微小缺损出现的对比剂向腔外突出，突出的部分位于血肿内而没有穿透主动脉壁的外膜，在接下来的病程进展中可能形态与 PAU 类似。目前对于 IMH 和 PAU 的相互转化没有定论。ULPs 在 IMH 的病程中会越来越大，甚至破裂，因此需要及时干预，主动

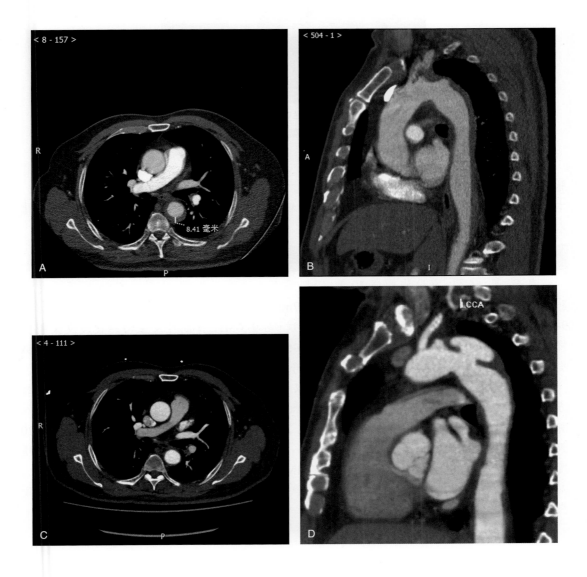

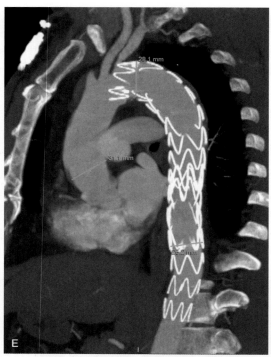

图 9-5-2　IMH 溃疡样变进展为假性动脉瘤，
行覆膜支架腔内修复

脉覆膜支架腔内修复是简单有效的治疗方法，但要根据 ULPs 的位置选择合适的治疗方法。本例患者 ULPs 出现在弓降部，距离左锁骨下动脉开口大约 20mm，有足够的锚定区，支架植入术后随诊效果良好。

病例 3：IMH 溃疡样行覆膜支架腔内修复术中进展为 Stanford A 型夹层

患者，男，66 岁，突发胸背痛 10 天，心肌酶及心电图无异常，主动脉 CTA 提示升主动脉管壁未见明显增厚，降主动脉管壁增厚约 7mm，未见游离内膜片，内膜可见微小缺损（图 9-5-3A）；保守治疗 2 周随诊降主动脉溃疡形成（图 9-5-3B），择期经皮主动脉覆膜支架腔内修复，术前 DSA 显示升主动脉管腔通畅（图 9-5-3C），支架植入术后患者自觉疼痛加重，DSA 提示升主动脉夹层形成（图 9-5-3D）。急诊行升主动脉＋弓部人工血管替换。

如病例 3 中所讲，IMH 进展为 ULPs 采取主动脉覆膜支架腔内修复是一种安全有效的方法，但是发生 IMH 的血管壁不同于正常的血管壁，比较薄弱，尤其是在急性期血肿合并水肿会更加脆弱，因此支架植入时期一般选择在 2 周以后。本例支架植入是在 IMH 发生后 20 天，术中出现 Stanford A 型 AD 并发症，这是一种少见且严重的并发症，可能与支架近段硬度、角度有关，也可能与操作有关，但都是在 IMH 主动脉壁较弱的基础上容易发生。因此，对于 IMH 的支架植入要注意手术时机的选择、支架硬度及尺寸的选择、手术中的轻柔细致操作等。

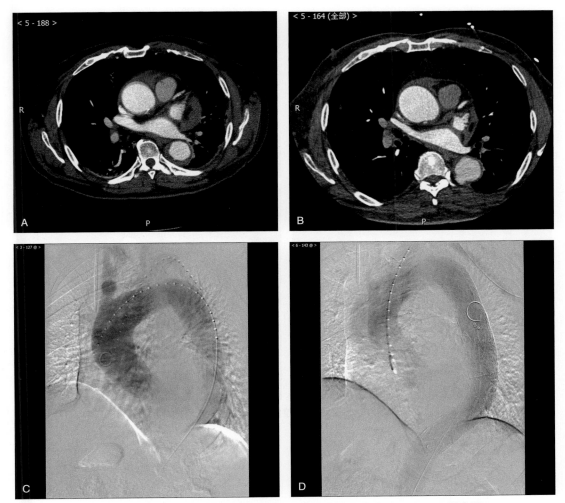

图 9-5-3 　IMH 溃疡样变行覆膜支架腔内修复术中进展为 Stanford A 型夹层

病例 4：IMH 溃疡样变行覆膜支架腔内修复术后 11 个月进展为 Stanford A 型夹层

　　患者，女，51 岁，突发胸痛 1 小时，高血压病史 20 年，心肌酶及心电图无异常。主动脉 CTA 提示降主动脉管壁增厚并弓部溃疡样变（图 9-5-4A），行主动脉覆膜支架腔内修复术，术后 3 个月随诊血肿吸收（图 9-5-4B）；术后 11 个月突发胸痛复查主动脉 CTA 提示升主动脉见内膜破口及内膜片（图 9-5-4C），急诊行 Bentall 手术，术后随诊显示主动脉瓣周及升主动脉吻合口周围均无对比剂充盈，弓部分支血管吻合口通畅，支架形态及位置良好（图 9-5-4D）。

　　如前所述，IMH 进展具有时间、类型的不确定性，本例初发 Stanford B 型 IMH，支架植入术后 11 个月进展为 Stanford A 型 AD，破口位于升主动脉，不同于支架近段贴壁不良逆撕所致的破口位于支架近端，可能与患者的高血压有关，也可能是这类患者本身的血管条件不佳。总之 IMH 本身演变的多变性及进展时间的不确定性，长期的随访是非常必要的，尽管部分血肿完全吸收的患者。随诊过程中如果出现症状及时就诊。

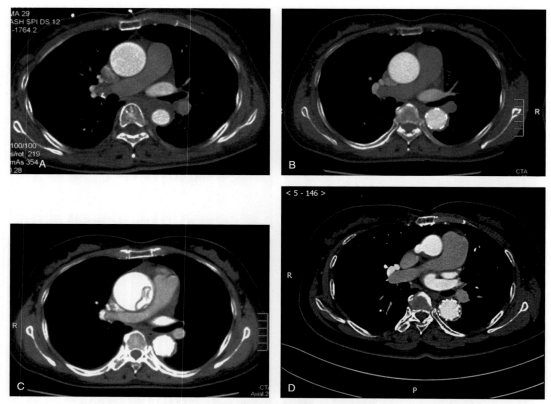

图 9-5-4   IMH 溃疡样变行覆膜支架腔内修复术后进展为 Stanford A 型夹层

（李 宇）

参考文献

1. Jae-Kwan Song. Update in acute aortic syndrome: Intramural hematoma and incomplete dissection as new disease entities. Journal of Cardiology, 2014, 64: 153-161.

2. Chao CP, Walker TG, Kalva SP. Natural History and CT Appearances of Aortic Intramural Hematoma. Radio-Graphics, 2009, 29: 791-804.

3. Sueyoshi E, Sakamoto I, Uetani M, et al. CT Analysis of the Growth Rate of Aortic Diameter Affected by Acute Type B Intramural Hematoma. AJR, 2006, 186: S414-S420.

第十章

主动脉夹层

要点：

1. 主动脉夹层是一种病情凶险、进展快、病死率极高的心血管病。
2. 主动脉夹层的病因至今尚未清楚。相关的高危因素包括高血压、动脉粥样硬化和增龄、结缔组织异常、创伤、先天性心血管畸形（如主动脉瓣二瓣畸形、主动脉缩窄）、妊娠、吸食可卡因等。
3. 主动脉夹层经典的分型方法为 DeBakey 分型和 Stanford 分型。
4. 主动脉 CTA 是确诊主动脉夹层首选检查方法。
5. 主动脉夹层临床表现具有多样性，与夹层累及范围有关。其典型临床表现为突发胸背部疼痛，易误诊为冠心病或急性肺栓塞。
6. 主动脉夹层的治疗方法包括药物治疗、介入治疗及外科手术治疗，Stanford A 型主动脉夹层首选外科手术治疗，Stanford B 型主动脉夹层可选择介入治疗。

第一节 概　　述

一、定义

主动脉夹层（aortic dissection，AD）是指主动脉腔内高速、高压血流从动脉内膜撕裂处进入主动脉中膜，使中膜分离，并沿主动脉长轴扩展，从而造成主动脉真假两腔的一种病理改变，是一种病情凶险、进展快、病死率极高的主动脉疾病。

二、历史回顾

早在 2 世纪,盖伦对类人猿进行了大量的研究,并将相关病理改变描述为"夹层"。1557 年 Vesalius 描述了主动脉夹层的病理改变。1732 年 Nicholls 详细阐述了主动脉夹层的发展过程。1760 年 Nicholls 发现急性主动脉夹层。1761 年 Morgagni 详细报道了一位主动脉破裂患者的病理特点。1819 年 Laennec 第一次提出了夹层动脉瘤(dissection aneurysm)这个名词。1955 年 DeBakey 第一次成功治疗了主动脉夹层,即将降主动脉瘤样扩张段切除,两端与人工血管端 - 端吻合。

第二节　病因及流行病学

迄今为止,有关主动脉夹层的流行病学资料仍相对有限。国外报道的主动脉夹层发病率约 6 人 /(百万人·年),男性发病率高于女性,且随年龄增长而增加。女性患者因临床表现不典型,诊断往往被延误,预后相对差。急性主动脉夹层国际注册研究(International Registry of Acute Aortic Dissection, IRAD)报道的主动脉夹层平均发病年龄为 63 岁,其中,男性患者占 65%。我国在主动脉夹层流行病学方面的研究甚少,但临床经验提示中国大陆地区较西方国家有更高的主动脉夹层发病率且平均发病年龄约较国外低 2~7 岁,这可能与我国高血压病发病率高和高血压未得到及时有效的控制有关。主动脉夹层发病有相对的时间规律性,一年之内,在冬季易发,夏季发病率较低。

主动脉夹层的病因至今尚未清楚。相关的高危因素包括高血压、动脉粥样硬化和增龄、结缔组织异常、创伤、先天性心血管畸形(如主动脉瓣二瓣畸形、主动脉缩窄)、妊娠、吸食可卡因等。近年来随着介入治疗的广泛开展,医源性主动脉夹层也并非罕见。

一、高血压

波动性血流冲击是主动脉夹层形成的始动因素。文献报道 65%~75% 的主动脉夹层患者合并有高血压,且血压控制不佳,说明主动脉夹层发生与高血压密切相关。研究表明,血压变化率越大,发生主动脉夹层的可能性越大,病情进展越快。高血压可引起主动脉壁组织学发生一系列改变。长期高血压可促进动脉壁内膜增生、纤维化,使主动脉壁弹性降低;加速中膜囊性坏死破坏主动脉壁结构完整性;促使管壁粥样硬化。以上综合作用促进了夹层形成。

二、动脉粥样硬化和增龄

主动脉夹层多见于中老年人,从发病人群特点或可以推测,动脉粥样硬化在主动脉夹层的发病中可能起重要作用。现代细胞分子生物学已证实动脉粥样硬化具有细胞增生、大量胶原纤维、弹力纤维和蛋白多糖等结缔组织基质形成以及细胞内外脂质积聚的特点。动脉粥样硬化发生到一定程度后,管壁变得僵硬,顺应性下降,动脉壁营养和氧供应不足,中层发生退行性变,中膜平滑肌细胞变性、坏死和发生纤维化,管壁所能承受的机械应力降低,当累及升主动脉根部及降主动脉近段等受机械应力较大的部位时则容易发生夹层(图 10-2-1)。

三、结缔组织异常

马方（Marfan）综合征是一种结缔组织病，发病率约为1/7 000，可影响眼睛、心血管、骨骼、呼吸、皮肤等全身多个系统。患者血液中基质金属蛋白酶表达水平增高，促进了动脉中层弹力层的断裂和弹性组织的酶性降解，因此是主动脉夹层发病的高危人群（图 10-2-2）。据 IRAD 报道，约 50% 的 40 岁以下主动脉夹层患者合并有马方综合征。此外，Turner 综合征、Noonan 综合征和 Ehlers-Danlos 综合征患者先天性主动脉壁中膜结构发育缺陷，也易发生主动脉夹层。以上综合征均为常染色体显性遗传性疾病，具有家族性特点，患者常在年轻时即发生主动脉夹层，且发病部位以升主动脉最常见。

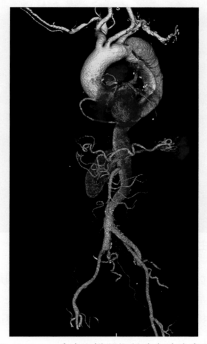

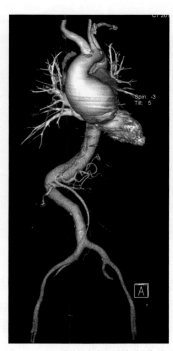

图 10-2-1 　动脉粥样硬化所致主动脉夹层　　　　图 10-2-2 　马方综合征所致主动脉夹层

四、创伤

解剖上主动脉峡部动脉韧带附近位置固定，而主动脉弓与周围无附着位置相对不固定，人体遭遇急减速时弓部惯性前移易导致弓、降部交界处内膜撕裂，形成主动脉夹层，常见于车祸、高处跌落等，也称之为"减震伤"或"冲击伤"。因患者往往合并其他多器官损伤，创伤性主动脉夹层容易被其他症状所掩盖导致漏诊（图 10-2-3）。

五、先天性心血管畸形

主动脉瓣二瓣化畸形常伴主动脉先天发育异常，研究证实主动脉瓣二瓣化畸形患者主动脉夹层的发生率是三叶主动脉瓣患者的 9 倍。文献报道约 15% 的主动脉夹层患者合并有主动脉瓣二瓣化畸形，这种可能性甚至高于马方综合征。

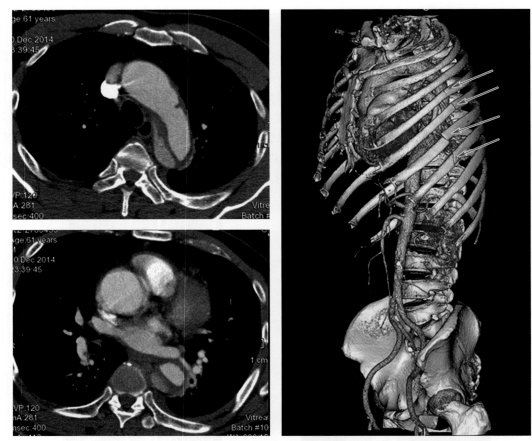

图 10-2-3　外伤性主动脉夹层

　　主动脉缩窄造成缩窄近端血压升高,而缩窄远端由于血供不足,肾脏处于长期缺血状态引起血浆肾素水平升高,激活肾素 - 血管紧张素系统(renin-angiotensin-aldosterone system,RAAS),反应性作用于主动脉壁感受器,机体处于持续高血压状态。长期恶性高血压导致主动脉夹层,多见于成年主动脉缩窄患者(图 10-2-4)。

六、妊娠

　　妊娠时血压升高和血容量增加可能是促发本病的主要因素,病变多累及升主动脉,以初产妇多见(图 10-2-5)。

七、吸食可卡因

　　可卡因可抑制儿茶酚胺类神经递质的摄取,同时增加神经受体对去甲肾上腺素的敏感性,使心率和血压急剧升高,人体长期处于高血压状态。此外,可卡因可促使主动脉壁发生粥样硬化。吸烟具有血管收缩效应并可加剧高血压发展进程,可增强可卡因的生理作用,与可卡因协同作用于主动脉壁,成为可卡因吸食人群易发主动脉夹层的主要原因。据 IRAD 报道,可卡因相关主动脉夹层约占 1.8%,尤以 B 型主动脉夹层多发,患者发病年龄低且多为男性,往往合并吸烟史,具有地域和人种差异,多见于美洲黑色人群。

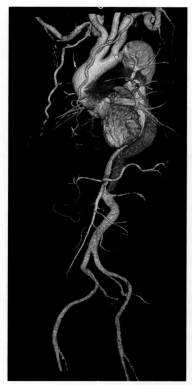

图 10-2-4　主动脉缩窄所致主动脉夹层

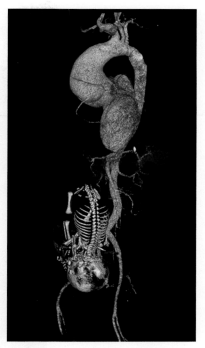

图 10-2-5　妊娠所致主动脉夹层

八、医源性

如主动脉球囊反搏术、介入治疗中导管损伤等,腔内操作造成的夹层通常为逆行撕裂,随访中常发现夹层逐渐缩小至血栓完全形成,多数可能不需手术治疗(图 10-2-6)。

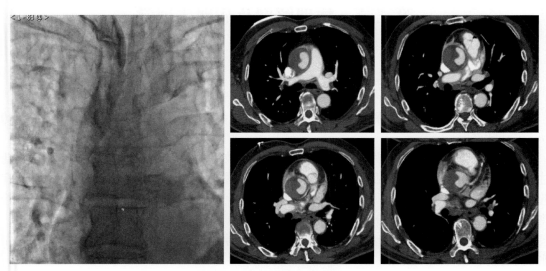

图 10-2-6　医源性主动脉夹层

九、其他

包括邻近组织感染累及主动脉管壁；血管炎性疾病如大动脉炎（图 10-2-7）、巨细胞动脉炎及贝赫切特综合征；多囊肾等。

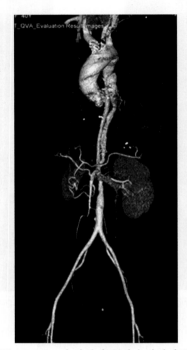

图 10-2-7　大动脉炎所致主动脉夹层

第三节　病理解剖及病理生理学

一、病理解剖

根据主动脉夹层病理特点可将其分为急性（<14 天）、亚急性（15~90 天）和慢性（>90 天）主动脉夹层。

1. **大体变化**　主动脉被撕裂为两个管腔，通常较小的为真腔，较大者为假腔。急性期主动脉管壁肿胀、管壁外可见渗出，管腔常无扩张，通常假腔内血流通畅；亚急性期主动脉管壁肿胀减轻，炎性程度降低，主动脉壁脆性减轻。慢性期主动脉管壁僵硬、管壁可见钙化，管腔可有不同程度的扩张，部分假腔内可见血栓形成。

主动脉夹层假腔破裂为主动脉夹层致死的首要原因。破入部位以心包多见，其次为左侧胸腔，偶尔也可破入腹腔。

2. **组织学变化**　主动脉夹层最突出的组织学变化为中膜的退行性变。急性期主动脉壁出现严重的炎症反应,慢性期可见新生的血管内皮细胞覆盖于主动脉管腔表面。弹力纤维的退行性变主要见于 40 岁以下的年轻患者,光镜下表现为弹力纤维消失,为黏多糖所取代,血管壁结构消失,平滑肌排列紊乱,即所谓的"囊性坏死"。平滑肌的退行性变多见于老年人,尤以高血压者多见,光镜下主要表现为平滑肌细胞减少,为黏液样物质所替代。

二、病理生理学

各种原因导致主动脉壁退变或中层弹力纤维和平滑肌退行性变(内因),在主动脉腔内血流动力学变化(如高血压)影响下(外因),主动脉内膜和部分中膜撕裂形成夹层原发破口(第一破口),原发破口多位于主动脉根部至左锁骨下动脉开口以远这一弧形区域。少数内膜原发破口位置较低,可位于胸降主动脉或腹主动脉。流速较高的血流通过夹层原发破口进入主动脉中膜使主动脉分离为真假两腔,受血流冲击影响,夹层向近远端进展导致夹层累及范围扩大。典型的主动脉夹层为顺行撕裂,即从近端内膜撕裂口处向主动脉远端扩展,通常呈螺旋状撕裂。部分夹层可伴有逆向撕裂,此类夹层原发破口多位于主动脉弓部,可逆行撕裂累及升主动脉,同时顺行撕裂累及降主动脉甚至腹主动脉。夹层累及范围或局限或广泛,大多数顺行撕裂至整个腹主动脉甚至髂动脉水平,但较少累及髂内动脉。起初假腔内血流为湍流,假腔扩张压迫真腔,真腔进行性狭窄甚至闭塞,引起患者血压升高,同时起自真腔的分支血管血供受损。较高的剪切力可以导致主动脉夹层远端内膜片进一步撕裂形成内膜再破口,为假腔内血流提供出口,从而降低假腔内压力。再破口多位于分支血管开口处或附近内膜片,位置多不固定,数量及大小不等。通常主动脉夹层原发破口大,再破口小,假腔内血液流出受阻,患者若不及时治疗,假腔急剧扩张终致破裂。

主动脉夹层累及冠状动脉、头臂血管分支、肋间动脉、腹腔干、肠系膜上动脉、肾动脉及髂动脉,导致相应分支血管血供受损(图 10-3-1),脏器灌注不良甚至急性缺血坏死。根据分支血管血供受损发生机制不同,将其分为动力型受损与静力型受损,前者由于主动脉真腔明显狭窄或真腔塌陷导致主动脉远端的血管分支缺血,舒张期所受影响最明显;后者撕裂的内膜片剥离至分支开口或向分支腔内继续剥离,甚至将分支冲断,致使分支开口血肿压迫或分支夹层形成,影响器官的供血。对静力型受损发生机制进一步分析主要有以下 3种:①内膜片仅剥离至分支开口处,假腔内压力高或假腔血肿压迫造成开口狭窄;②内膜片继续向血管分支内延伸,分支血管夹层形成,真腔受压狭窄;③夹层进展剧烈,冲断血管分支,分支完全发自假腔。

1. Stanford A 型主动脉夹层 主动脉夹层假腔扩张压迫冠状动脉开口,或直接累及冠状动脉导致急性心肌缺血,影响心脏传导系统导致心律失常。主动脉夹层引起主动脉根部扩张及瓣环扩大,主动脉瓣环甚至瓣叶撕裂,或内膜片干扰主动脉瓣叶的正常闭合,成为主动脉瓣关闭不全发生的主要机制,重度主动脉瓣关闭不全可导致急性左心衰竭。升主动脉破裂多位于内膜原发破口处,由于血液进入心包腔造成急性心脏压塞,多数患者在几分钟内猝死。

Stanford A 型夹层若不及时手术治疗,约 2/3 在急性期内死于夹层破裂或心脏压塞、心律失常、心力衰竭、冠状动脉闭塞等并发症。

2. Stanford B 型主动脉夹层 主动脉夹层破裂和分支血管缺血为 Stanford B 型主动脉夹层致死的主要原因。破裂可发生在纵隔、右侧胸腔、腹膜后或者腹腔,少数可破入心包、食管、气管和肺内。缺血的临床症状因受累的器官而不同。缺血的严重程度取决于分支血管血供受损的程度、缺血的时间、侧支循环代偿能力和器官或肢体对缺血的耐受程度。

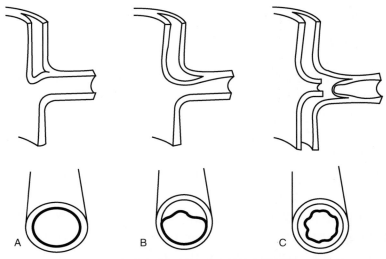

图 10-3-1　主动脉夹层所致分支血管血供受损示意图

通过内科药物治疗,约 75% 的 B 型主动脉夹层可以度过急性期。慢性主动脉夹层假腔进行性扩张形成夹层动脉瘤(图 10-3-2),以原发破口附近降主动脉及肾下腹主动脉多见。若胸腹主动脉全程扩张可形成胸腹主动脉瘤。动脉瘤的形成是导致主动脉夹层患者晚期破裂死亡的主要原因。

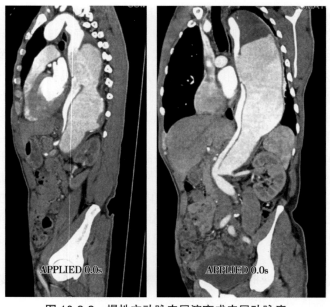

图 10-3-2　慢性主动脉夹层演变成夹层动脉瘤

第四节　主动脉夹层分型

按病变解剖特点可对主动脉夹层进行分型,这种分型方式与外科手术方式密切相关。经典的主动脉夹层分型方法为 DeBakey 分型和 Stanford 分型。此外,近年来一些新的分型方法被提出并应用于临床,包括 DISSECT 分型、主动脉夹层改良细化分型和"3N3V"分型。

一、DeBakey 分型

DeBakey 根据原发破口的位置及夹层累及的范围将主动脉夹层分为三型:DeBakey Ⅰ型:原发破口位于升主动脉近端,夹层累及升主动脉和主动脉弓,范围广泛者可同时累及胸降主动脉和腹主动脉;DeBakey Ⅱ型:内膜破口位于升主动脉,夹层范围局限于升主动脉;DeBakey Ⅲ型:破口位于左锁骨下动脉开口以远,升主动脉和主动脉弓未受累,夹层范围局限于胸降主动脉者为Ⅲa,夹层广泛同时累及腹主动脉者为Ⅲb(图 10-4-1)。

二、Stanford 分型

Stanford 根据升主动脉是否受累进行分型:凡夹层累及升主动脉者为 Stanford A 型,相当于 DeBakey Ⅰ型和Ⅱ型;夹层仅累及胸降主动脉者为 Stanford B 型,相当于 DeBakey Ⅲ型。

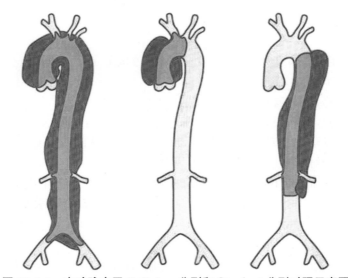

图 10-4-1　主动脉夹层 DeBakey 分型和 Stanford 分型对照示意图

三、DISSECT 分型

起初,DeBakey 及 Stanford 分型均基于传统开放手术设计,着重考虑病变累及范围。近年来,以封闭夹层原发破口为目的的胸主动脉腔内修复术(thoracic endovascular aortic repair,TEVAR）已成为治疗主动脉夹层不可或缺的方法,在实施腔内修复术的术前评估中,需要着重考虑发病时间、破口位置以及锚定区血管条件等,这些信息在两个传统分型中都没有得到体现,无法精确反映患者临床特征及病变解剖特点。基于临床实践需要,2013 年斯坦福大学 Dake 教授提出主动脉夹层分型新方法,为便于记忆,取 "DISSECTION" 前七个字母,从发病时间（D）、破口位置（I）、夹层主动脉的直径（S）、夹层累及范围（SE）、临床并发症（C）及假腔血栓化程度（T）六个方面对每一位患者进行评估,以指导制定个性化治疗方案,改善患者预后。

具体分型方法如下：D:duration of disease,发病时间；I:intimal tear location,破口位置；S:size of the dissected aorta,夹层主动脉的直径；SE:segmental extent of aortic involvement,夹层累及的范围；C:clinical complications of the dissection,临床并发症；T:thrombus within the aortic false lumen,假腔血栓化的程度。

四、主动脉夹层改良细化分型

国内孙立忠教授提出了国人主动脉夹层改良细化分型（也称 "孙氏细化分型"）,不仅能精确反映病变程度和指导手术方式的选择,也能帮助判断患者预后。具体分型方法如下（图 10-4-2）:

（一）Stanford A 型主动脉夹层

1. 根据主动脉根部病变情况,分为 A1、A2、A3 型,并据此规范近心端主动脉的处理方法,夹层剥离的远端范围不影响此分型。

（1）A1 型：主动脉窦部正常型,窦管交界和其近端正常或仅有一个主动脉瓣交界撕脱,无明显主动脉瓣关闭不全。

（2）A2 型：主动脉窦部轻度受累型,主动脉窦部直径<3.5cm,夹层累及右冠状动脉导致其开口处内膜部分剥离或全部撕脱,有 1 个或 2 个主动脉瓣交界撕脱导致轻～中度主动脉瓣关闭不全。

（3）A3 型：主动脉窦部重度受累型,窦部直径>5.0cm,或 3.5~5.0cm 但窦管交界结构因内膜撕裂而破坏,有严重主动脉瓣关闭不全。

2. 根据主动脉弓部病变情况,分为 C 型、S 型。

（1）C 型：复杂型（complex type）,符合下列任意一项者：①原发内膜破口在弓部或其远端,夹层逆行剥离至升主动脉或近端主动脉弓部；②弓部或其远端有动脉瘤形成（直径>5.0cm）；③头臂动脉有夹层剥离；④病因为马方综合征。

（2）S 型：单纯型（simple type）,原发内膜破口在升主动脉,不合并 C 型的任何病变。

3. 根据实际情况排列组合,如 A1C 型。弓部无内膜剥离的病例,即 DeBakey Ⅱ型夹层为 S 型；弓部有内膜剥离的按上述方法分型。

（二）Stanford B 型主动脉夹层

1. 根据主动脉扩张（≥4.0cm）部位,将其分成 B1、B2、B3 型。① B1 型：降主动脉近端型,主动脉无扩张或仅有降主动脉近端扩张,中、远段直径接近正常；② B2 型：全胸降主动脉型,整个胸降主动脉均扩张,腹主动脉直径接近正常；③ B3 型：全胸降主动脉、腹主动脉型,胸降主动脉和腹主动脉均扩张。

2. 根据主动脉弓部有无内膜撕裂累及,分为 C 型、S 型。① C 型：复杂型（complex type）,内膜撕裂累及左锁骨下动脉及远端主动脉弓部；② S 型：单纯型（simple type）,远端主动脉弓部未受累,夹层位于左锁骨下动脉开口远端。

3. 根据实际情况排列组合,如 B1C 型。

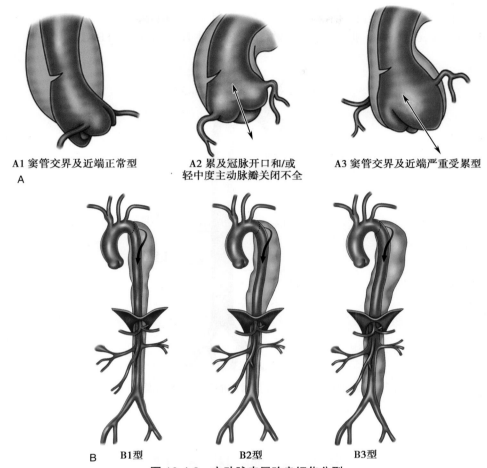

A1 窦管交界及近端正常型
A

A2 累及冠脉开口和/或
轻中度主动脉瓣关闭不全

A3 窦管交界及近端严重受累型

B　　B1型　　　　　　　　B2型　　　　　　　　B3型

图 10-4-2　主动脉夹层改良细化分型

五、"3N3V" 分型

上海长海医院景在平教授 2004 年提出了主动脉夹层的 "3N3V" 分型法(图 10-4-3)。

该分型法将主动脉全程(包括双侧髂动脉)分成 6 个区,分界线依次为:主动脉根部、冠状动脉开口远端 1.5cm、无名动脉开口近端 1.5cm、左锁骨下动脉开口远端 1.5cm、腹腔干开口近端 1.5cm、肾动脉开口远端 1.5cm 和腹股沟韧带。6 个区中有重要分支的 3 个区域定义为内脏区(visceral part),依次为 V1、V2、V3 区,没有重要分支动脉的 3 个区域定义为裸区(nude part),依次定义为 N1、N2、N3 区。

根据破口所在区域将主动脉夹层分型,分别定义为 V1 型、V2 型、V3 型、N1 型、N2 型、N3 型。如果夹层存在多个破口,例如同时存在 N2 区和 V3 区裂口,定义为 "N2V3 型" 夹层,其他依次类推。

Stanford A 型主动脉夹层早期死亡率高,外科手术治疗应作为首选已成共识。通过内科药物治疗,大多 B 型夹层可以度过急性期进入亚急性期甚至慢性期。为判断患者预后并指导早期治疗方案选择,根据患者临床特征可将 B 型主动脉夹层分为复杂型和非复杂型。有关 "复杂主动脉夹层(cTBAD)" 的定义尚未形成统一共识,美国血管外科学会将 "出现血管破裂或合并灌注不良综合征的 B 型 AD" 定义为复杂 B 型主动脉夹层(complicated type B aortic dissection,cTBAD)。据文献报道,约 25% 的急性 B 型 AD 为 cTBAD。

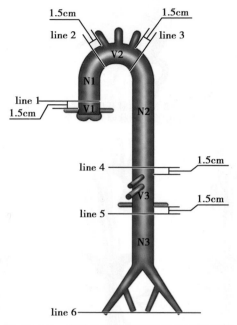

图 10-4-3   主动脉夹层 "3N3V" 分型示意图

第五节   临 床 表 现

主动脉夹层临床表现具有多样性,与夹层累及范围有关。其典型临床表现为突发胸背部疼痛,易误诊为冠心病或急性肺栓塞。累及主动脉弓上分支血管可导致急性脑缺血,易误诊为急性脑血管病;累及腹部脏器供血血管表现为急腹痛,易误诊为急腹症;累及髂动脉或股动脉导致急性下肢缺血,易误诊为下肢动脉闭塞。正确的鉴别诊断对患者治疗及预后至关重要。

(一) 突发剧烈疼痛

发病初期最常见的症状,可见于 90% 以上的患者。患者因剧痛而有休克外貌,焦虑不安、大汗淋漓、面色苍白、心率加速,但血压常不低或反而升高,并具有以下特点:

1. 突发性为主动脉夹层疼痛最具特征性表现,患者发病即刻表现为迅速到达高峰的剧烈疼痛,难以忍受。

2. 疼痛性质呈撕裂样、刀割样,有些疼痛随着心跳而加剧,有窒息感甚至濒死的极度恐惧感。

3. A 型主动脉夹层患者多表现为前胸部疼痛；而 B 型主动脉夹层患者常表现为背部和腹部疼痛。

4. 游走性疼痛提示主动脉夹层累及范围在扩大，疼痛可由起始处移向其他部位，往往是沿着分离的路径和方向走行。据报道约 15% 的 A 型夹层和 20% 的 B 型夹层患者具有这一特征。

（二）循环系统表现

1. **心绞痛**　主动脉夹层假腔扩张，压迫或堵塞冠状动脉开口，或夹层进展直接累及冠状动脉可导致心肌缺血或心肌梗死。患者行心电图检查，约 15% 的 A 型夹层及 2%~7% 的 B 型夹层有心肌缺血表现，5% 的 A 型夹层有急性心肌梗死表现。此外，据报道约 25% 的 A 型夹层患者实验室检查有肌钙蛋白升高。A 型主动脉夹层可同时表现有心电图异常及肌钙蛋白升高，极易被临床医生误诊为急性冠脉综合征，延误主动脉夹层的诊断及治疗。

2. **主动脉瓣关闭不全**　见于 40%~75% 的 A 型夹层患者。重度主动脉瓣关闭不全可导致心力衰竭和心源性休克，成为夹层致死的第二大原因。

3. **心脏压塞**　主动脉夹层破入心包，可引起心脏压塞，病情迅速恶化，患者多猝死。

4. **充血性心力衰竭**　主动脉夹层患者心力衰竭的发生率不到 2%~7%，以 A 型夹层多见，其发生主要与主动脉瓣关闭不全有关。然而，心力衰竭也可见于部分 B 型主动脉夹层患者，或与心肌缺血、既往左室舒张功能异常、难以控制的高血压有关。

5. **脉搏异常**　近端夹层有半数可累及头臂血管，远端夹层可累及左锁骨下动脉和股动脉，出现脉搏减弱或消失，或两侧强弱不等，或两臂血压出现明显差别，或上下肢血压差减小等血管阻塞征象，见于约 30% 的 A 型夹层和 15% 的 B 型夹层患者。

（三）神经系统表现

1. **晕厥**　主动脉夹层累及颈动脉可出现头晕、晕厥，甚至昏迷。多见于 A 型主动脉夹层，部分以晕厥为首发症状入院的患者极易被误诊为急性脑血管病。

2. **意识障碍**　当椎基底动脉系统供血受影响时，可发生对侧偏瘫，同侧视物模糊，严重者表现为意识障碍。

3. **轻瘫或截瘫**　与肋间动脉或脊髓动脉供血受损有关，患者表现为大小便失禁，肢体感觉及运动功能障碍。

（四）消化系统表现

腹主动脉及其分支受累可见于 1/3~1/2 的主动脉夹层患者，往往表现为剧烈腹痛，多数为上腹部疼痛，常伴恶心、呕吐，可类似各种急腹症的表现。夹层压迫食管、迷走神经可引起吞咽困难，破入食管引起呕血。夹层直接累及肠系膜上动脉可引起肠缺血坏死而发生便血。

（五）泌尿系统

主动脉夹层累及肾动脉，可引起腰痛、血肌酐水平升高、少尿或无尿。肾脏急性或慢性缺血，可引起急性肾功能衰竭或慢性肾功能不全、难控性的高血压或肾萎缩等。

（六）呼吸系统

1. **胸腔积液**　15%~20% 的主动脉夹层患者早期可见少量胸腔积液，与急性期主动脉炎性渗出有关。主动脉破入胸腔可致大量胸腔积血，如不及时治疗多在短时间内失去抢救机会。

2. **呼吸困难**　夹层破裂后血肿包裹可压迫支气管出现气促、呼吸困难。破入胸腔压迫肺组织导致一侧肺膨胀不全，多见于左侧，可引起胸痛、呼吸困难或咯血。

第六节　影像诊断

一、X线

胸部平片诊断主动脉夹层的特异性不高,不能作为确诊手段,但可作为筛选手段。90%的 AD 患者平片可出现异常,主要表现为主动脉结或上纵隔的增宽,主动脉壁钙化内移,可出现胸腔积液(图 10-6-1)。上述征象可提示主动脉夹层的存在,尤其对于基层医院,认识上述征象对提高诊断有益。但必须认识到仍有 2%~15% 的主动脉夹层患者胸片上可表现为正常。

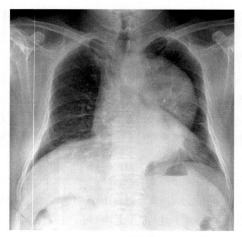

图 10-6-1　主动脉夹层 X 线表现

二、超声心动图

经胸超声心动图(trans-thoracic echocardiography,TTE)检查,快速、经济、方便、无创伤,且可重复性好。其最大优势为可随时对危重患者进行床旁检查。缺点为检查结果的准确性与操作人员的临床经验有关。对于 A 型主动脉夹层,可清晰地观察主动脉瓣及冠状动脉的受累情况,易识别心包积液及胸腔积液。但对 B 型主动脉夹层,经胸超声心动图观察受限(图 10-6-2、图 10-6-3)。

经食管超声心动图(trans-esophageal echocardiography,TEE)检查,与 TTE 相比,不受胸壁异常、肋间隙、肺气肿及肥胖等因素影响,能清晰地显示主动脉壁内的微细病变。TEE 可以观察夹层内膜撕裂的位置,假腔内血栓及血流,心包内是否存在积液等,并可见真假腔间波动的内膜片。TTE 对升主动脉的 AD 诊断敏感性高达 98%,特异性可达 96%。但对远端降主动脉的 AD 敏感性大为降低,仅为 40%。

夹层剥离的典型超声改变为动脉血管腔内可见撕裂的内膜呈带状反射,均有不同程度的规律性搏动,收缩期向壁侧,舒张期向管心移动;撕裂的内膜上可见其连续性中断,为真假腔相交通的破口;假腔内有时可见血栓形成;真腔内血流速度相对较快,假腔内血流速度缓慢;夹层病变累及主动脉根部时可探及主动脉瓣反流。

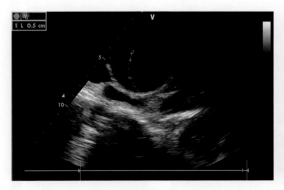
图 10-6-2 A 型主动脉夹层经胸超声心动图
影像表现

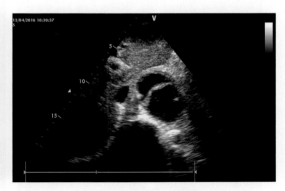
图 10-6-3 B 型主动脉夹层经胸超声心动图
影像表现

三、多排螺旋 CT 血管成像

近年来,随着多排 CT,尤其是 64 排 CT 与 320 排 CT 的出现,CT 检查时间明显缩短,能在数秒内完成全胸腹主动脉及盆腔动脉的扫描;扫描层厚变薄,最小层厚可达 0.5~1mm,甚至亚毫米,提高了空间分辨率,可清晰地显示主动脉病变及分支血管受累情况;此外,可对原始数据进行多平面重建及容积再现多角度观察,立体、直观地显示主动脉全程病变。缺点为主动脉搏动产生的伪影干扰及对主动脉瓣反流的判断不如超声,X 射线对患者有一定的辐射,且因该检查需要注射碘对比剂,患者有发生碘过敏的危险。

(一) 主动脉夹层的多排螺旋 CT 表现

当前,螺旋 CT 已成为主动脉夹层最常用的检查手段,将近 2/3 的患者通过螺旋 CT 检查得到确诊。对于以急性胸痛为主诉入院且诊断不明确的患者,可行加心电门控多层螺旋 CT 检查,不仅可观察冠状动脉及肺动脉有无异常,还可清晰地显示主动脉病变及分支血管受累情况,"一站式"实现对冠心病、急性肺栓塞与主动脉夹层的鉴别诊断,缩短检查时间,方便临床医生快速制订临床处理方案。

主动脉夹层 CT 平扫可显示钙化内膜内移,假腔血栓化,以及主动脉夹层血液外渗、纵隔血肿、心包和胸腔积液等(图 10-6-4)。主动脉增强 CT(CTA)是诊断主动脉夹层的特异性诊断方法,对胸主动脉夹层诊断的敏感性达 93%,其特异性接近 2%~7%。主动脉夹层典型 CTA 表现为真假双腔、内膜片、原发破口及再破口及分支血管受累。

1. **真假腔(图 10-6-5)** 真假腔典型 CTA 表现为真腔小,而假腔较大,部分假腔可见血栓形成;真腔与升主动脉未受累管腔自然延续;螺旋剥离时假腔通常包绕真腔。大多情况下,主动脉夹层真假双腔较容易鉴别。部分夹层真假腔的鉴别较困难,见于夹层破口较大、呈螺旋形剥离、假腔极大而真腔极小甚或被压闭时。要正确的鉴别真假腔首先应熟悉主动脉正常解剖,熟悉主动脉夹层典型病例改变,主动脉 CTA 轴位像连续多层面观察,必要时与重建相结合。

2. **内膜片**　内膜片表现为真假双腔之间的"负影"；可呈螺旋形，亦可呈"套袖"样；多数内膜片较完整，形态规则，少数破碎，形态不规则（图 10-6-6）。

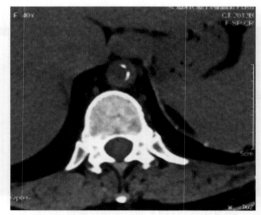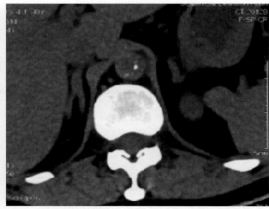

图 10-6-4　主动脉夹层 CT 平扫影像表现

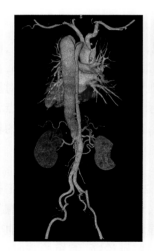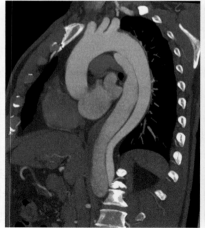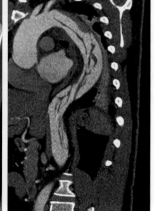

图 10-6-5　主动脉 CTA
显示主动脉夹层真假腔

图 10-6-6　主动脉 CTA 显示主动脉夹层内膜片

3. **破口及再破口**（图 10-6-7）　主动脉夹层原发破口的位置、形态及大小个体差异较大。远端再破口常为多个，位置相对不固定，多位于分支开口处。

4. **分支血管受累**　主动脉夹层累及分支血管的解剖细节及发生机制比较复杂，往往导致潜在的终末器官缺血，发生率达 30%~42%，急性主动脉夹层患者约 15% 死于内脏缺血。主动脉夹层可累及冠状动脉、头臂动脉、肋间动脉、腹腔干、肠系膜上动脉、肾动脉、髂动脉甚至股动脉，导致分支血管管腔塌陷或分支血管夹层，表现为分支血管显影浅淡或不显影，相应靶器官出现缺血甚至坏死的一系列征象（图 10-6-8）。

近年来，对主动脉夹层所致脏器缺血的研究逐渐增加。CT 灌注成像作为一种无创性评价器官、组织血流灌注状态的功能成像，已被报道用于研究主动脉夹层患者的肾脏 CT 灌注特点,可以反映早期急性肾衰竭的血流动力学变化,在临床出现症状或血生化检查出现异常之前即可表现肾皮质血流灌注明显减低,可作为评价主动脉夹层患者的肾脏功能的一个及时有效的方法。

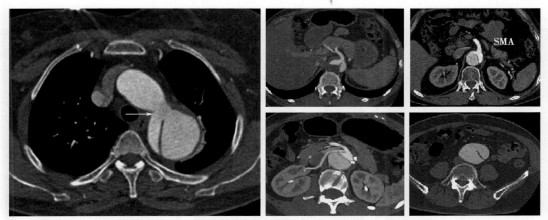

图 10-6-7　主动脉 CTA 显示主动脉夹层原发破口及再破口

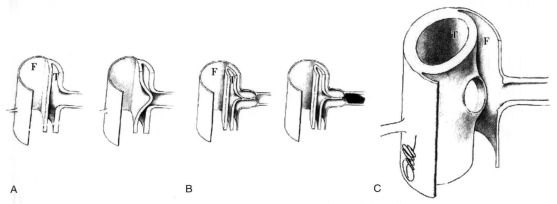

图 10-6-8　主动脉夹层累及分支血管不同表现示意图

(二) 多排螺旋 CT 在主动脉夹层腔内修复术中的应用价值

随着近年来胸主动脉腔内修复术(thoracic endovascular aortic repair,TEVAR)的广泛开展,螺旋 CT 在主动脉夹层术前评价及术后随访等方面发挥了较大作用。

1. **术前影像学评价**　主动脉夹层腔内修复术有严格的适应证与禁忌证。通过术前影像学评价以判断哪些夹层患者适合行腔内治疗成为手术成功的保证。术前影像学评价包括近端锚定区血管条件(锚定区有无严重粥样硬化或血肿、锚定区的长度及直径、近端破口大小、主动脉弓成角)、降主动脉走行及再破口、真假腔及内膜片的形态及走行、远端锚定区血管条件、腹部分支血管供血及入路血管条件等。对于适合行腔内治疗的主动脉夹层患者,行必要的主动脉径线测量,以指导手术方案制订并选择覆膜支架的品牌和大小(图 10-6-9)。

2. **术后影像学评价**　主动脉夹层腔内修复术后应定期(术后 1 个月、3 个月、6 个月、1

年及以后每年)行主动脉多层螺旋 CT 复查,观察内容包括支架的位置形态、原发破口是否隔绝成功、有无内漏、真假腔的变化、重要血管分支供血情况及远端破口变化等。随着随访时间的延长,TEVAR 的远期并发症逐渐显现,多层螺旋 CT 是识别这些并发症的首选检查方法,可清晰显示病变的位置及形态,指导再次干预治疗方案的选择。

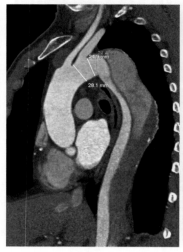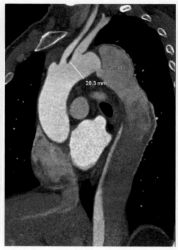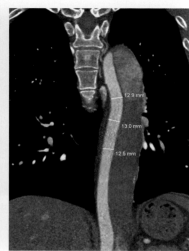

图 10-6-9   主动脉夹层 TEVAR 术前径线测量

四、MRI

MRI 组织分辨率高,能清晰地显示破口所在及血栓部位,敏感性和特异性高达 2%~70%,可进行大视野多体位直接成像且无需对比增强,目前被视为诊断主动脉夹层的"金标准"。缺点为扫描时间较长,不适于血流动力学不稳定以及其他有 MRI 检查禁忌证的患者(图 10-6-10)。

由于 MRI 扫描技术不同,不同序列真假腔、内膜片的信号不同,可显示出双腔,假腔多较宽大,真腔可受压变小。脉冲序列 T1WI 见真腔内血流快,为低信号,假腔内如血流慢可产生等信号或略高的信号。内膜片表现为真假腔之间线状中等信号。假腔内的附壁血栓,新鲜血栓 T1WI 和 T2WI 均呈高信号。有时用脉冲序列鉴别附壁血栓与缓慢血流有困难,应用电影 MRI 则见血流呈高信号,而血栓呈低信号,很容易区别两者。

五、血管造影和 DSA

过去 DSA 检查被视为主动脉夹层诊断的"金标准"。目前,已被无创性影像检查技术所代替,不作为首选诊断方法,仅用于指导主动脉介入治疗。主动脉夹层的造影的主要征象是主动脉呈双腔,一般真腔多受压变窄,假腔扩张,剥离可呈螺旋状;内膜片表现为充有造影对比剂双腔间的线条状负影,有时假腔充盈不全或延缓则难以衬托内膜片负影;内破口表现为局部造影对比剂向假腔内喷射或外溢;显示主动脉分支是否受累及其与夹层的关系,是动力型或静力型缺血;还可以显示主动脉瓣关闭不全和冠状动脉等情况(图 10-6-11)。

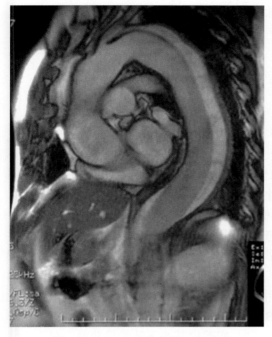

图 10-6-10　主动脉夹层 MRI 表现

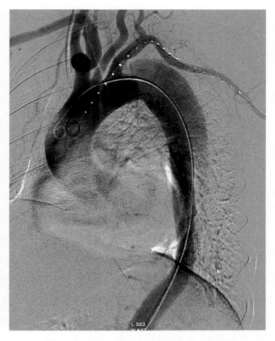

图 10-6-11　主动脉夹层 DSA 表现

第七节　治　疗

目前,主动脉夹层的治疗方法包括内科药物治疗、外科手术治疗、介入治疗及复合治疗。内科治疗主要是降压、止痛等对症治疗,对于复杂病例,特别是有破裂指征的患者疗效较差。外科手术治疗主要用于 Stanford A 型主动脉夹层。介入治疗的出现为主动脉夹层的治疗提供了新的前景,1990 年 Williams 等首次报道采用经皮内膜开窗术治疗主动脉夹层导致的脏器缺血。早期经皮内膜开窗术主要用在降主动脉,但改善远端血流的作用有限,现已很少应用。1999 年 Nienaber 和 Dake 首次报道采用胸主动脉腔内修复术(thoracic endovascular aortic repair,TEVAR)治疗 Stanford B 型主动脉夹层。主动脉夹层腔内治疗的目的是隔绝原发内膜破口,消除降主动脉假腔前向血流,促进假腔血栓化、吸收从而使真腔扩大,分支供血得到改善。

主动脉夹层腔内治疗

(一) TEVAR 适应证与禁忌证

1. **适应证**　典型 Stanford B 型主动脉夹层。

(1)锚定区(破口距离左锁骨下动脉)长度>15mm,且锚定区正常主动脉直径 ≤38mm。

(2)腹部重要脏器供血分支血管起自真腔或分支血管开口附近存在再破口。

(3)降主动脉走行无严重成角。

（4）髂股动脉无严重扭曲或弥漫狭窄，股动脉直径大于支架输送系统直径。

2. 禁忌证

（1）近端锚定区长度不足<15mm。

（2）髂股动脉严重迂曲或弥漫狭窄。

（3）降主动脉走行迂曲。

（4）腹部所有分支血管供血皆起自假腔。

（5）对造影剂过敏者。

（二）TEVAR 手术时机的选择

以2周和4周为界，可将主动脉夹层分为急性期（2周以内）、亚急性期（2~4周）和慢性期（4周以上）。因急性期主动脉壁及内膜片处于炎性、水肿反应病理状态，夹层外膜和内膜片非常脆弱，此时介入治疗操作过程和支架本身可以引发新的内膜撕裂，产生新的夹层或者内漏，因此建议急性夹层若不伴有危及生命并发症的患者，应暂缓支架置入。当然对于主动脉夹层破裂者、有破裂征象或腹腔内脏严重缺血，应尽早实施覆膜支架腔内修复术，否则会失去抢救机会。而慢性期内膜片增生肥厚，主动脉顺应性下降，影响支架与内膜理想贴附，内漏发生率相对要高，疗效仍有争议。亚急性期外膜和内膜片已稳定和部分纤维化，当前大多数学者认为此期支架植入更安全、疗效较佳。急性 Stanford B 型主动脉夹层有下列征象之一者，应急诊行覆膜支架植入腔内修复术，包括夹层破裂、有破裂征象、腹腔内脏或下肢严重缺血。对于病情稳定者在2~4周行覆膜支架植入更为安全可靠。

（三）TEVAR 相关技术操作

1. 主动脉造影　术前6小时禁食水，双侧腹股沟区备皮。患者取仰卧位，常规消毒铺巾。局麻后，桡动脉穿刺置管，在超滑导丝的引导下，将铂金猪尾导管经桡动脉送入升主动脉。游离一侧股总动脉，穿刺后置入鞘管，沿导丝送入猪尾导管，采用循序渐进造影方法先后行腹主动脉、降主动脉及升主动脉造影。重点观察原发破口的位置，降主动脉有无再破口，并判断真假腔的具体位置，明确夹层远端累及的范围，获得腹主动脉及其主要分支血管，包括腹腔干、肠系膜上动脉、双肾动脉及双髂动脉的影像，判断出这些主要分支的血供来源并观察远端再破口的数量、位置和大小。另外，尤其应注意支架入路特别是髂动脉的直径即有无狭窄病变。

以铂金猪尾导管中心部分作为参照进行测量，测量左锁骨下动脉开口近端主动脉弓的直径及左锁骨下动脉与夹层近端破口间的距离。如夹层近端破口距左锁骨下动脉开口较近，支架需覆盖左锁骨下动脉开口时，则需加做头臂动脉造影。猪尾导管仍位于升主动脉，重点观察双侧椎动脉发育及后循环，双侧颈动脉有无病变。

2. 主动脉夹层真假腔的 DSA 鉴别　通常情况下，主动脉夹层真腔小、假腔大，真假腔鉴别较容易，部分夹层真假腔的鉴别较困难。误判真假腔将给患者带来灾难性的后果。主动脉夹层真假腔 DSA 鉴别要点：导管、导丝与 DSA 造影图像相结合，DSA 多部位、多体位投照，复杂病例 CTA 与 DSA 相结合。

3. 覆膜支架的选择　关于支架类型及型号的选择，以术前升主动脉造影测得的径线为标准，参照术前 CTA 或 MRI 检查测得的结果选择覆膜支架。急性主动脉夹层管壁较脆弱，支架的直径约等于左锁骨下动脉近端主动脉弓的直径即可；慢性主动脉夹层支架的直径大于左锁骨下动脉近端主动脉弓直径2%~20%。大多数情况下选用锥形覆膜支架。

4. 覆膜支架的植入及释放　沿加硬导丝将覆膜支架输送系统送至主动脉弓降部，若近端破口距离左锁骨下动脉≥15mm,支架近端覆膜段紧贴左锁骨下动脉后缘释放,支架远端尽量跨越主动脉弯曲及狭窄段。若破口距离左锁骨下动脉开口较近(<15mm),支架近端覆膜段需部分或完全覆盖左锁骨下动脉开口。必要时先行头臂血管转流,再行覆膜支架植入术,即复合手术治疗。支架完全释放后再次行主动脉造影,观察夹层破口是否隔绝,支架有无打折及移位,左锁骨下动脉显影是否良好。

5. 术后处理 术后控制患者血压及心率,观察入路血管伤口有无血肿,股动脉、足背动脉及桡动脉搏动情况。观察患者神志及四肢活动,警惕脑供血不足及截瘫的发生。

(四) TEVAR 相关并发症及处理

主动脉夹层腔内修复术的早期并发症主要包括内漏、脊髓缺血甚至截瘫、脑卒中、左锁骨下动脉缺血、腔内修复术后综合征等,远期并发症主要包括内漏、支架移位、逆行性 A 型夹层形成、支架端新破口、动脉瘤或假性动脉瘤形成、感染等。

1. 内漏 内漏是主动脉夹层腔内修复术后最常见的并发症,内漏的发生直接影响到治疗的效果。术前细致的影像学评估,准确测量、选用合适尺寸的覆膜支架,以确保覆膜支架近端充分的锚定可一定程度上降低内漏的发生率。内漏可分为Ⅰ~Ⅳ型:Ⅰ型内漏:支架近远端内漏;Ⅱ型内漏:分支血管反流导致的内漏;Ⅲ型内漏:支架重叠处内漏;Ⅳ型内漏:支架覆膜破裂导致的内漏(图 10-7-1)。对于Ⅱ型和Ⅳ型内漏,可暂不处理,进行密切随访观察。而对于Ⅰ型与Ⅲ型内漏,一旦术中发现应尽早处理,包括球囊扩张或植入 Cuff 支架等。

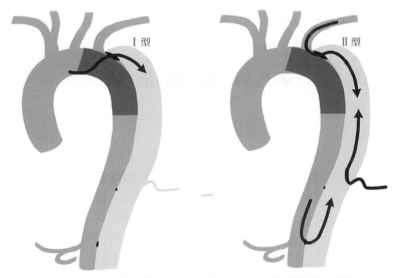

图 10-7-1 主动脉夹层 TEVAR 术后Ⅰ型和Ⅱ型内漏示意图

2. 腔内修复术后综合征 是指腔内修复术后以延迟性发热和血液成分改变(白细胞增多、血小板减少)为主要特点的炎症反应综合征。约 80% 的患者出现上述征象。术后发热持续 2~7 天,多在 38.5℃以下。目前发热的原因尚不清楚,可能与覆膜支架置入后假腔大量血栓形成、异物反应和手术创伤等有关。

3. 逆行性 A 型夹层 可发生于 TEVAR 术中、围手术期或随访期。内膜破口常位于支架近端,内膜片逆行剥离累及升主动脉。其可能原因如下:支架近端裸支架损伤了主动脉壁;术中操作损伤了动脉壁;主动脉壁本身特别是锚定区有病变,如马方综合征、主动脉粥样硬化等;也可能覆膜支架选择过大。逆行性 A 型夹层为主动脉夹层 TEVAR 术后致命性的并发症,发生率为 0.5%~7%,一旦发生应及时行外科手术治疗。

4. 脊髓缺血甚至截瘫   采用覆膜支架治疗主动脉夹层很少有截瘫的报道,原因可能是假腔血栓化过程中脊髓供血已经得到有效代偿。但为避免截瘫的发生,在远段胸主动脉被覆膜支架覆盖后,即时行脑脊液释放至 2~15mmHg,随后 48~96 小时继续释放脑脊液保持在这一水平,可以有效地治疗腔内修复术后发生的截瘫和防止截瘫的发生;同时尽量避免将支架放置于胸 8 至腰 2 水平。

5. 支架远端并发症   包括支架远端新发破口、支架远端动脉瘤甚至支架远端假性动脉瘤形成,为随访期主要并发症,发生率为 3.3%~27%。其发生与支架尺寸与夹层真腔不匹配、主动脉存在生理弯曲及支架远端附着处内膜片不完整等因素有关。

6. 感染。

(五) 随访

TEVAR 治疗 Stanford B 型 AD 取得了较好的近中期疗效,但其治疗不是终身治愈,主动脉壁的病理过程不会完全终止,仍有可能发生远期并发症如夹层向远处扩展、主动脉瘤样扩张、破裂等。对于如何防止主动脉壁病变继续发展目前尚无很好的治疗方法,故覆膜支架腔内修复术后随访显得极为重要,以及时发现并治疗新的并发症。术后出院前,术后 3、6、12 个月,以后每年定期行 CTA 复查,观察内容包括支架的形态位置、有无内漏、真假腔的变化、重要血管分支供血情况及远端破口变化等,以严密监测术后患者病情变化。

第八节 病 例 随 访

病例1

患者男,51 岁,主因“突发胸背痛 1 日”入院。患者 2013 年 19 日上午 2—7 时左右无明确诱因突发胸背部疼痛,疼痛呈撕裂样,为持续性,伴有胸闷、憋气,伴有腰腹部疼痛,无意识丧失,无恶心呕吐。急诊就诊当地医院诊断为“主动脉夹层”,给予控制血压心率急诊转至我院。患者既往高血压病史 20 余年,未规范治疗,血压控制不详。既往双下肢静脉曲张病史多年,未规范治疗。无冠心病、糖尿病等其他慢性病史。患者到达我院后急诊行主动脉增强 CT 检查示气管及纵隔右移,纵隔增宽;主动脉自弓降部以远可见真假双腔及内膜片影,真腔小,位于内侧,假腔大,位于外侧;主肺动脉及左房水平降主动脉假腔管壁模糊,与周围组织分界不清;左侧大量胸腔积液(图 10-8-1)。诊断为“急性主动脉夹层破裂(Stanford B 型),高血压病”。完善术前检查后急诊行主动脉覆膜支架植入腔内修复术。降主动脉造影示降主动脉可见真假双腔及内膜片影,真腔小位于内侧,假腔大位于外侧;左侧肺野透过度较右侧显著减低(图 10-8-2A)。升主动脉造影示夹层破口位于主动脉弓降部(图 10-8-2B)。覆膜支架完全释放后再次行升主动脉造影示覆膜支架位置及形态良好,支架近端覆膜段位于左锁骨下动脉开口以远,夹层近端破口隔绝成功(图 10-8-2C)。患者术后第 5 天复查主动脉 CTA 示夹层近端破口隔绝成功,真腔较术前增大,支架段假腔基本血栓化,左侧胸腔积液较前减少(图 10-8-3)。

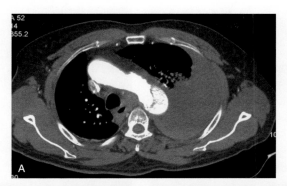

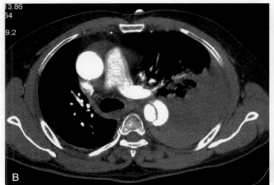

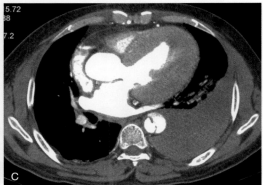

图 10-8-1 破裂性主动脉夹层术前 CTA

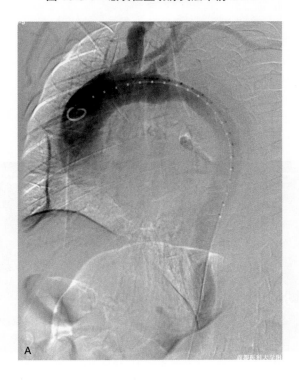

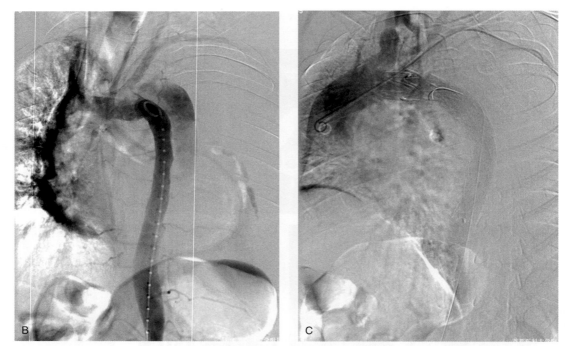

图 10-8-2 破裂性主动脉夹层行 TEVAR 治疗术中 DSA

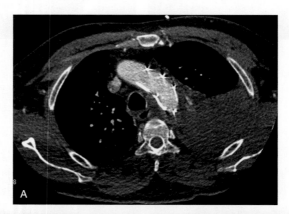

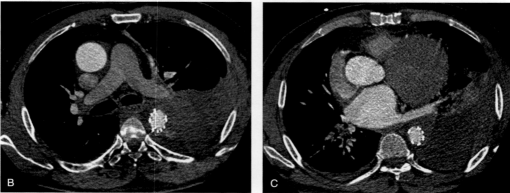

图 10-8-3 破裂性主动脉夹层 TEVAR 治疗术后 CTA 复查

　　主动脉破裂为导致夹层患者早期死亡最常见的原因,以急性主动脉夹层最常见。主动脉夹层破裂以假腔破裂最常见,真腔破裂较少见。主动脉夹层可破入心包、纵隔、肺、胸腔、腹膜后或下腔静脉,患者多死于急性心脏压塞或失血性休克。多数患者因病情进展迅速而得不到有效救治,少数因病情进展缓慢可获得急诊手术治疗机会,但死亡率较高。主动脉夹层破裂或主动脉破裂 CT 征象:①增强 CT 扫描部分患者可见造影剂外溢;②主动脉旁血肿;③主动脉披挂征,表现为主动脉壁与邻近组织分界不清;④主动脉壁钙化连续性中断;⑤心包、胸腔或腹腔积液。主动脉夹层破裂出血和主动脉周围或纵隔血肿进行性增大均是急诊手术的指征。对主动脉夹层可疑破裂患者应快速建立中心静脉通路,Stanford A 型主动脉夹层应急诊行外科手术治疗,Stanford B 型主动脉夹层首选急诊腔内治疗。非外伤性主动脉夹层破裂累及范围长,覆膜支架长度选择不宜过短,必要时可植入 2 枚或多枚覆膜支架甚至覆盖腹腔干以上全降主动脉。主动脉夹层破裂患者多合并大量胸腔积液,TEVAR 术后胸腔积液量的变化可作为判断 TEVAR 疗效的有效指标之一,多数患者术后胸腔积液逐渐吸收减少无需胸腔引流。少数患者术后必要时可适当胸腔引流,但应控制每次引流量及引流速度。

病例 2

　　患者男,62 岁,主因"突发腹部疼痛 1 天"入院。患者 1 天前无明显诱因出现腹部疼痛,无恶心呕吐。于当地医院急诊行主动脉 CTA 检查,示左锁骨下动脉以远主动脉可见真假双腔及内膜片影,真腔小位于内侧,假腔大位于外侧;右锁骨下动脉起自左锁骨下动脉以远主动脉弓降部;夹层远端累及右髂动脉,右髂总及髂外动脉不显影(图 10-8-4)。发病以来,大小便失禁,右侧肢体皮温低于左侧。为求进一步治疗转至我院。既往无高血压、冠心病及糖尿病史,无外伤史。查体:血压 160//90mmHg,心率 85 次 /min,右股动脉搏动减弱,右足背动脉搏动消失。实验室检查:BUN:19mg/dl,Cr:58μmol/L,肌酸激酶(CK):1 849U/L,肌红蛋白(MYO):2 461.2ng/ml。入院诊断为"主动脉夹层(Stanford B 型),迷走右锁骨下动脉,高血压病,脊髓缺血,右下肢缺血"。

　　入院后给予控制血压及心率,急诊行胸主动脉覆膜支架植入腔内修复术及右下肢拉栓术。腹主动脉造影示真腔受压塌陷,右肾动脉起自真腔,腹腔干、肠系膜上动脉及左肾动脉显影欠佳,右髂动脉显影浅淡,左髂动脉未显影(图 10-8-5A)。降主动脉造影示右侧肋间动脉显影良好,为真腔供血;左侧肋间动脉未显影,为假腔供血(图 10-8-5B)。升主动脉左前斜位造影示夹层破口位于左锁骨下动脉以远,右锁骨下动脉开口于主动脉弓部与降主动脉假腔相通,为迷走右锁骨下动脉(图 10-8-5C)。切开右股动脉,自右股动脉沿加硬导丝送入覆膜支架至主动脉弓降部精确定位后完全释放。支架完全释放后再次行左前斜位升主动脉造影示支架位置及形态良好,

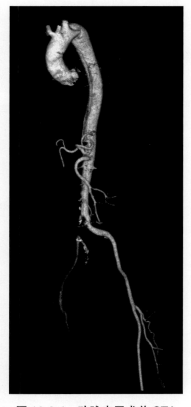

图 10-8-4　动脉夹层术前 CTA

夹层破口隔绝成功,降主动脉真腔变大(图 10-8-5D)。再次行腹主动脉造影示腹主动脉真腔

变大,腹腔干、肠系膜上动脉、双肾动脉及双髂动脉显影良好(图 10-8-5E)。股动脉及膝下动脉造影示右股动脉显影良好,右腘动脉远端未显影(图 10-8-5F)。遂送入 Forgaty 球囊至右腘动脉远端反复行球囊拉栓术,见条状新鲜血栓被取出(图 10-8-5G、H)。再次行右股动脉及膝下动脉造影示右股动脉、腘动脉及胫前后动脉主干显影良好。

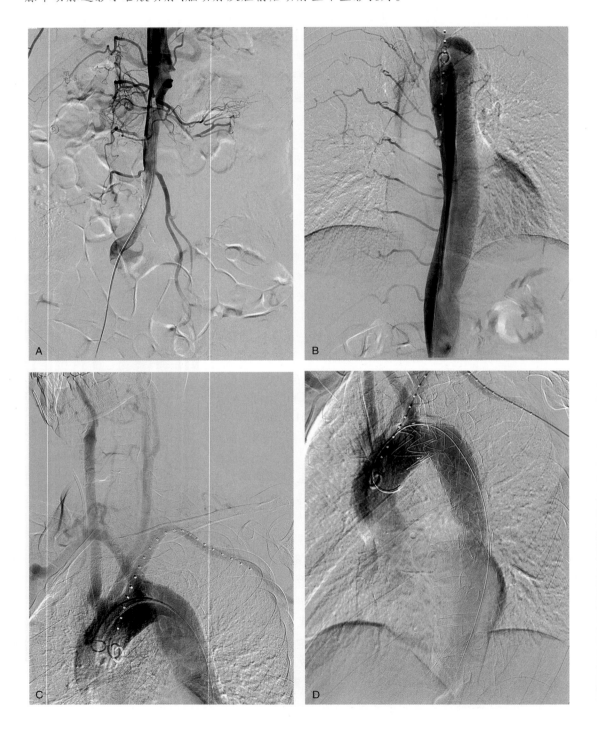

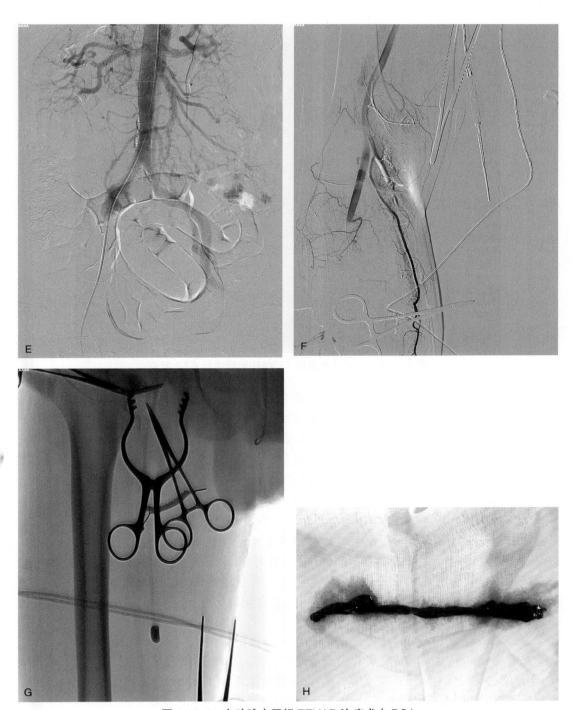

图 10-8-5 主动脉夹层行 TEVAR 治疗术中 DSA

患者心电监护下返回病房，自述腹痛减轻，术后 2 小时右下肢皮温变暖，与左下肢皮温无显著差别。术后第 2 天大小便可控。术后第 2 天复查尿素氮 65mg/dl，Cr 139μmol/L，肌红蛋白（MYO）642.8ng/ml，患者出院前复查主动脉 CTA 示支架段假腔消失，腹腔干、肠系膜上动脉、双肾动脉及双髂动脉显影良好（图 10-8-6）。

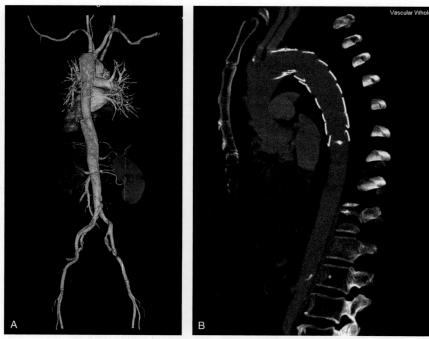

图 10-8-6   主动脉夹层行 TEVAR 治疗术后 CTA 复查

　　既往主动脉夹层临床研究中防止破裂是重点,而对脏器缺血的研究较少。但主动脉夹层脏器缺血并不少见。AD 累及分支血管导致脏器缺血,发生率达 30%~42%,急性 AD 约 15% 死于内脏缺血。B 型 AD 最常见受累血管为肠系膜上动脉、肾动脉、腹腔干动脉及髂动脉。主动脉夹层合并脏器缺血为急诊手术的指征,及时识别并处理相关脏器缺血直接影响患者预后。本例患者为典型的急性主动脉夹层合并下肢缺血及脊髓缺血。TEVAR 术后,大多数夹层患者的受累髂动脉血供会立即改善。若 TEVAR 术后髂动脉血供仍无改善,可考虑行髂动脉球囊扩张并支架植入术,必要时可行右股动脉—左股动脉人工血管转流术。该患者右髂动脉完全起自真腔,由于近端夹层真腔塌陷导致右髂动脉缺血,属动力型缺血。TEVAR 术后虽右髂动脉血供改善,但由于缺血时间长,右下肢血栓形成,上述治疗方法无法一期解决下肢缺血问题。下肢动脉拉栓术为唯一可行治疗方案。术中应反复多次拉栓、直至无血栓被取出且造影证实远端血管通畅。术后住院期间应加强抗凝、抗血小板治疗。

病例 3

　　患者男,56 岁,主因“突发胸背痛 5 小时”入院。患者 2012 年 8 月 23 日劳累后出现胸痛,伴背痛、胸闷、憋气。既往高血压 2~7 年,未规律服药,无冠心病、糖尿病史。患者入院后行主动脉增强 CT 检查示左锁骨下动脉以远主动脉可见真假双腔及内膜片影,破口位于主动脉弓降部,真腔位于内侧,假腔位于外侧(图 10-8-7)。诊断为“主动脉夹层(Stanford B 型)”。给予控制血压、心率后择期行主动脉覆膜支架植入腔内修复术。升主动脉左前斜位造影示夹层近端破口位于主动脉弓降部小弯侧,距离左锁骨下动脉约 2cm,真腔显影好,假腔显影浅淡(图 10-8-8A)。植入覆膜支架后再次行升主动脉造影示覆膜支架形态及位置良好,支架近端覆膜段位于左锁骨下动脉开口以远,夹层近端破口隔绝成功,假腔基本不显影(图 10-8-8B)。患者

TEVAR 术后 5 天复查主动脉 CTA 示支架段假腔完全血栓化 (图 10-8-9)。术后 2~7 个月复查主动脉 CTA 示支架段假腔完全消失 (图 10-8-10)。

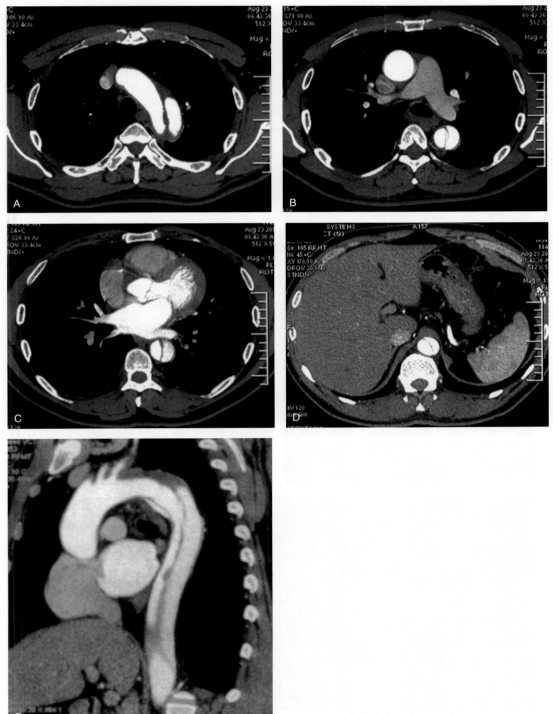

图 10-8-7　主动脉夹层术前 CTA

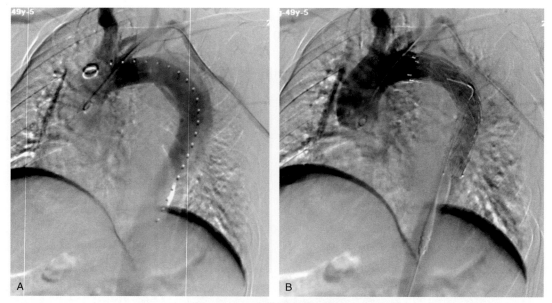

图 10-8-8 主动脉夹层术中 DSA

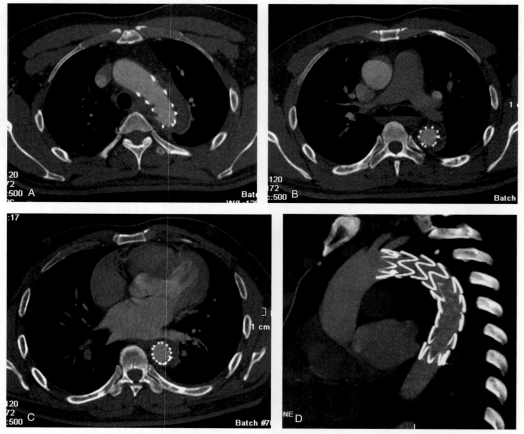

图 10-8-9 主动脉夹层 TEVAR 术后 5 天 CTA 复查

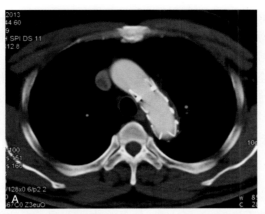

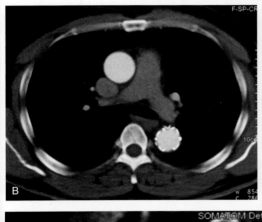

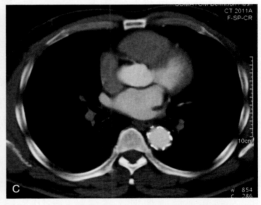

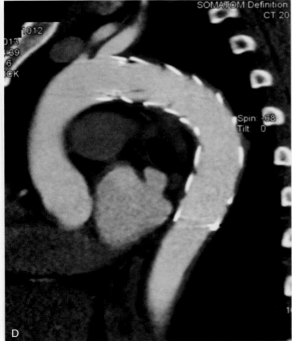

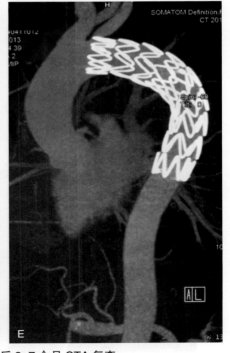

图 10-8-10　主动脉夹层 TEVAR 术后 2~7 个月 CTA 复查

　　主动脉夹层 TEVAR 术后夹层近端破口被隔绝,真腔扩大,假腔变小,起自真腔的分支血管供血改善,假腔缓慢血栓化或吸收,该过程被称之为主动脉重塑(aortic remodelling)。主动脉夹层 TEVAR 术后主动脉重塑特点大致可分为以下三类:①支架段假腔完全血栓化;②支架段假腔消失;③全主动脉假腔消失,主动脉完全重塑。主动脉夹层 TEVAR 术后主动脉重塑效果以支架段假腔消失最多见,其次为支架段假腔完全血栓化,部分患者主动脉可完全重塑。该例夹层患者 TEVAR 术后支架段假腔完全血栓化,随访期间支架段假腔逐渐吸收,最终支架段假腔消失。

病例 4

　　患者男,44 岁,主因"突发胸背部撕裂样疼痛 8 小时"于 2012 年 8 月入院。既往有高血压病史 3 年,血压控制不满意,无冠心病、糖尿病史。入院后行主动脉 CTA 检查示左锁骨下动脉以远主动脉可见真假双腔及内膜片影,真腔位于外侧,假腔位于内侧;近端破口位于主动脉弓小弯侧;夹层远端累及肠系膜上动脉开口近端;腹腔干动脉为双腔供血,肠系膜上动脉及双肾动脉为真腔供血(图 10-8-11)。诊断为"主动脉夹层(Stanford B 型)"。控制血压、心率等对症处理后择期行胸主动脉腔内修复术。升主动脉造影示夹层近端破口位于左锁骨下动脉以远主动脉弓降部且紧靠左锁骨下动脉开口,距离左锁骨下动脉不足 15mm(图 10-8-12A);头臂血管造影示左侧椎动脉为优势椎动脉(图 10-8-12B)。同时行胸主动脉覆膜支架并左锁骨下动脉烟囱支架植入术。覆膜支架完全释放后再次行升主动脉造影示主动脉覆膜支架形态及位置良好,膨胀充分,夹层近端破口隔绝成功,左锁骨下动脉烟囱支架通畅(图 10-8-12C)。术后 1 个月复查主动脉 CTA 示夹层近端破口隔绝成功,支架段假腔完全血栓化,左锁骨下动脉烟囱支架通畅(图 10-8-13)。

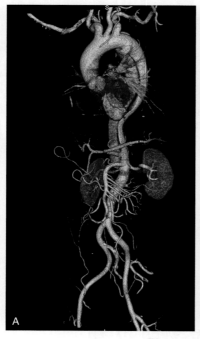
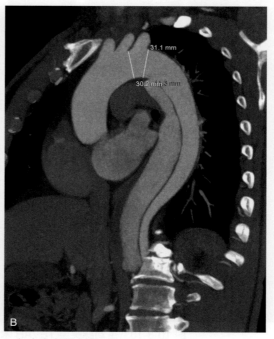

图 10-8-11　主动脉夹层术前 CTA

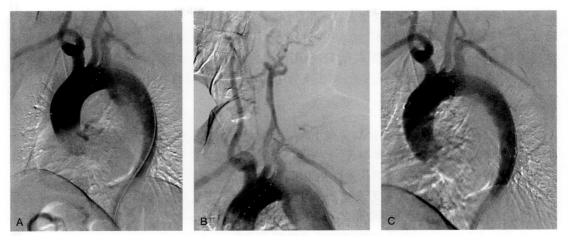

图 10-8-12 主动脉夹层行 TEVAR 治疗术中 DSA

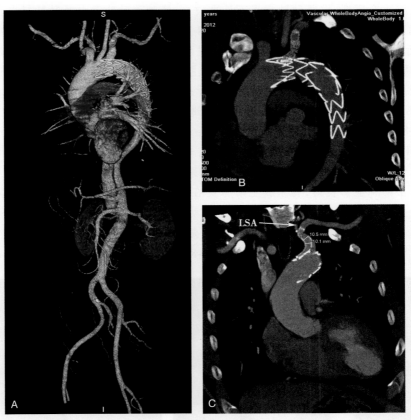

图 10-8-13 主动脉夹层行 TEVAR 并左锁骨下动脉烟囱支架植入术后 1 个月 CTA 复查

　　TEVAR 的成功需要在主动脉覆膜支架近远端有一段足够长度的正常血管壁,以保证支架型人工血管与其充分地贴附,这样一段足够长度的正常血管壁称之为锚定区。对于近端锚定区不足的胸主动脉病变,TEVAR 术中需覆盖部分头臂动脉以获得足够的锚定区,再采用分支血管支架植入术恢复头臂动脉血供的技术称之为"烟囱"技术,包括"单烟囱技术"(多为左锁骨下动脉或左颈总动脉),"双烟囱技术"(左锁骨下动脉和颈总动脉或左颈总动脉和右无名动脉)和"三烟囱技术"。"烟囱"技术的应用扩大了 TEVAR 治疗的适应证,但"烟囱"技术并非完美的腔内治疗技术,其能否成为 TEVAR 治疗的标准术式尚需远期随访和循证医学评价证实。"烟囱"技术的并发症有内漏,烟囱支架塌陷或闭塞,逆行性 A 型夹层,脑卒中等。

病例 5

患者男,60 岁,主因"发作性胸背痛 13 年,加重伴胸前区不适半年余"入院。患者于 2000 年 12 月夜间休息时突发胸背部剧痛,于当地医院对症治疗后缓解;2003 年 12 月诊断为"不稳定心绞痛,慢性 B 型主动脉夹层"并行 PCI 术;2004 年 7 月欲行左椎动脉 - 左颈总动脉转流 + 主动脉覆膜支架植入术,支架无法植入;2012 年 12 月因"不稳定心绞痛"就诊于我院再次行 PCI 术。既往有高血压病 20 年,最高 180/140mmHg;冠心病 2~7 年;有糖尿病史。2013 年再次行主动脉 CTA 示左锁骨下动脉以远主动脉可见真假双腔及内膜片影,夹层近端破口紧靠左锁骨下动脉,大小约 16.4mm;真腔小,位于内侧,假腔大位于外侧,降主动脉最宽约 71mm;腹主动脉真腔次全闭塞,左肾动脉水平可见再破口,腹腔干动脉及左肾动脉起自真腔,肠系膜上动脉为双腔供血,右肾动脉起自假腔(图 10-8-14)。诊断为"主动脉夹层动脉瘤(Stanford B型)",择期行右腋 - 左腋 - 左颈总动脉转流 + 左锁骨下动脉栓塞 + 主动脉覆膜支架植入术。术前腹主动脉造影示腹主动脉真腔远端未显影,腹腔干及左肾动脉显影良好,肠系膜上动脉及右肾动脉未显影(图 10-8-15A);降主动脉造影示降主动脉管径增粗,内膜片走行迂曲,真腔受压变小,假腔显著扩张(图 10-8-15B);升主动脉造影示夹层近端破口较大,紧靠左锁骨下动脉开口(图 10-8-15C)。左锁骨下动脉血管栓塞术后再次行升主动脉造影示左锁骨下动脉栓塞完全(图 10-8-15D);右腋 - 左腋 - 左颈总动脉转流 + 主动脉覆膜支架植入后再次行升主动脉造影示转流血管通畅,夹层近端破口隔绝成功,支架周围假腔未显影(图 10-8-15E);术后腹主动脉造影示腹主动脉显影良好,肠系膜上动脉及右肾动脉供血较术前改善(图 10-8-15F)。患者出院前复查主动脉 CTA 示右腋 - 左腋 - 左颈总动脉转流人工血管通畅,左锁骨下动脉栓塞成功,夹层近端破口隔绝成功,第一枚覆膜支架段夹层假腔完全血栓化,第二枚支架段夹层近端假腔完全血栓化,远端假腔仍可见造影剂(图 10-8-16)。

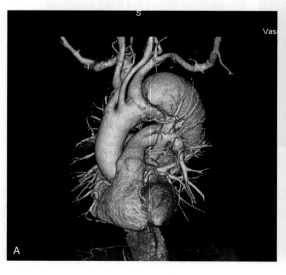
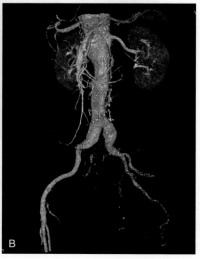

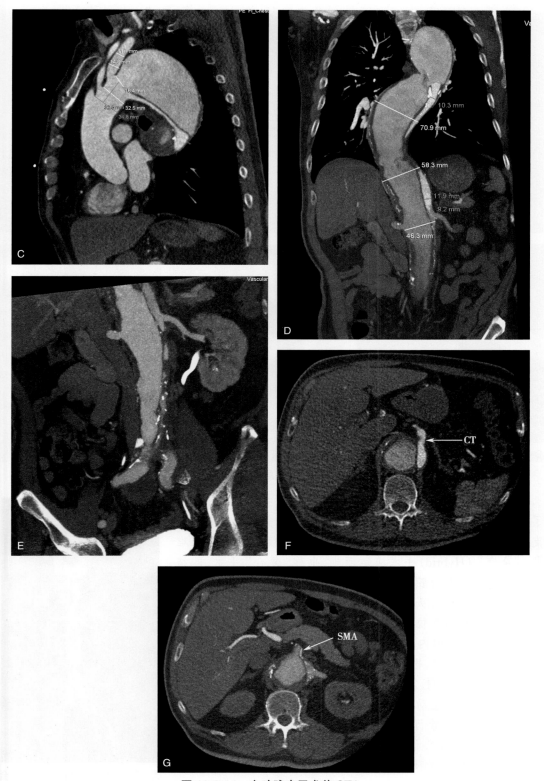

图 10-8-14 主动脉夹层术前 CTA

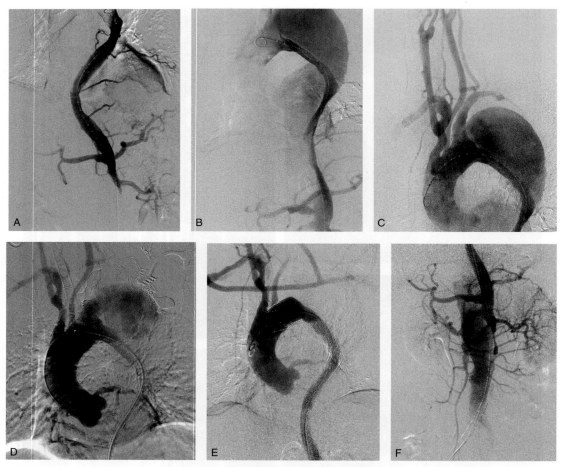

图 10-8-15　主动脉夹层行复合手术术中 DSA

采用烟囱技术治疗近端锚定区不足的胸主动脉病变取得了良好的近中期疗效,但"烟囱"技术并非完美的腔内重建分支血管的技术,其应用仍有一定的局限性。为解决此临床难题,"杂交"(Hybrid)手术应运而生,也称"复合"手术,即结合外科旁路手术的腔内修复术,腔内治疗前先经过颈部或胸部的外科手术进行头臂动脉的旁路手术,实质意义在于改变头臂动脉的起始部位,为腔内治疗创造出近端良好的锚定区血管解剖条件。国内外报道的杂交手术中主动脉弓分支血管的转流方式有多种,根据血管近端锚定区的位置不同,血管重建的手术策略为:①Z0 区:标准的转流方式为开胸后采用分叉人工血管行升主动脉 - 右无名动脉 - 左颈总动脉转流或选择三分叉人工血管行升主动脉 - 右无名动脉 - 左颈总动脉 - 左腋动脉转流,人工血管近端与升主动脉前壁行端侧吻合,远端分别与右无名动脉、左颈总动脉及左腋动脉行端端吻合。②Z1 区:可以采用直型人工血管行右颈总动脉和左颈总动脉

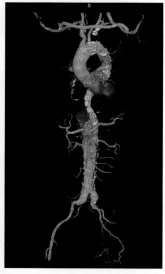

图 10-8-16　主动脉夹层行复合
手术治疗术后 CTA 复查

之间的转流,而左锁骨下动脉是否需要转流,则需要根据患者解剖结构的不同而定,有些医生认为该术式有窃血的可能,从而影响头部的血液供应。另一种选择是把左颈总动脉移植到头臂干上,部分医生认为这一术式优于右颈总动脉-左颈总动脉旁路,因为能够避免使用人工血管,从而减少感染的风险。也有报道可以先将左颈总动脉移植到头臂干上,再将左锁骨下动脉移植到左颈总动脉上。但是,这两种术式都至少要求切开上半部胸骨。采用分叉人工血管行右腋动脉-左腋动脉-左颈总动脉转流既可避免开胸手术,又可以避免窃血的发生,人工血管走行于胸骨切迹下方胸骨后,具有美观及不易损伤的优点,允许必要时的气管切开。③ Z3 区:一般采用左颈总动脉和左腋动脉之间的转流完成,也可采用右腋动脉-左腋动脉转流。

病例6

患者男性,33 岁,主因"急性撕裂样胸痛 2 周余"于 2015 年 4 月 8 日入院。患者 2 周前突发剧烈胸背部撕裂样疼痛,休息后不缓解,急诊到当地医院就诊,当地医院诊断不清,遂急诊送至我院。患者既往有高血压病史 5 年,最高 160/90mmHg,平素未规律服药,控制不佳,否认冠心病、糖尿病史。行主动脉 CTA 检查示左锁骨下动脉以远胸腹主动脉可见真假双腔及内膜片影,真腔受压变小,假腔大;夹层近端破口位于主动脉弓降部;腹腔干动脉、肠系膜上动脉及右肾动脉起自真腔,左肾动脉起自假腔;夹层远端累及左侧髂总动脉(图 10-8-17)。诊断为"主动脉夹层(Stanford B 型),高血压病"。给予控制血压、心率等对症处理后择期行覆膜支架植入腔内修复术。腹主动脉造影示腹主动脉真腔受压变窄,左髂动脉远端显影浅淡,腹腔干、肠系膜上动脉及右肾动脉起自真腔,左肾动脉起自假腔,左肾显影差(图 10-8-18A);降主动脉造影示真腔小,位于内侧,假腔大,位于外侧,左侧肋间动脉显影差(图 10-8-18B);升主动脉左前斜位造影示夹层破口位于主动脉弓降部,假腔逆撕至左锁骨下动脉根部(图 10-8-18C)。主动脉覆膜支架完全释放后再次行升主动脉造影示覆膜支架位置及形态良好,夹层近端破口隔绝成功,支架段假腔基本不显影(图 10-8-18D);再次行腹主动脉造影示腹主动脉真腔供血改善,左肾动脉及左肾较术前显影好(图 10-8-18E)。

患者术后第 2 天突发胸痛,持续不缓解,急查主动脉 CTA 示升主动脉可见真假双腔及内膜片影,真腔位于内侧,假腔位于外侧;覆膜支架近端可见内膜破口;左右冠状动脉均起自真腔(图 10-8-19)。诊断为"逆行型 A 型主动脉夹层,主动脉夹层覆膜支架植入术后"。遂急诊全麻体外循环下行"升主动脉替换+Sun's 手术"。术中直视下在原覆膜支架近端重叠植入术中覆膜支架,支架近端覆盖左锁骨下动脉开口,人工血管近心端与主动脉窦相吻合,远心端与术中覆膜支架近端相吻合,左锁骨下动脉与左颈总动脉行端侧吻合。术后 1 周复查主动脉 CTA 示升主动脉人工血管通畅,各吻合口未见造影剂外溢,象鼻支架位置及形态良好,膨胀充分,降主动脉支架段假腔完全血栓化(图 10-8-20)。

逆行性 A 型夹层(retrograde type A aortic dissection,RTAAD)为主动脉夹层 TEVAR 术后致命性的并发症,最常见于围手术期。逆行性 A 型夹层内膜破口多位于支架近端与主动脉壁贴合处,需与再发性 A 型夹层相鉴别,后者发生与覆膜支架无关,内膜破口多位于升主动脉。逆行性 A 型夹层一旦发生应及时转外科手术治疗。该患者发病第 5 天(急性期)即行 TEVAR 治疗,此时主动脉管壁炎性反应及水肿较重,逆行性 A 型夹层发生考虑或与手术时机选择有关。因此夹层患者如无急诊 TEVAR 指征,亚急性期行 TEVAR 治疗更为安全可靠。

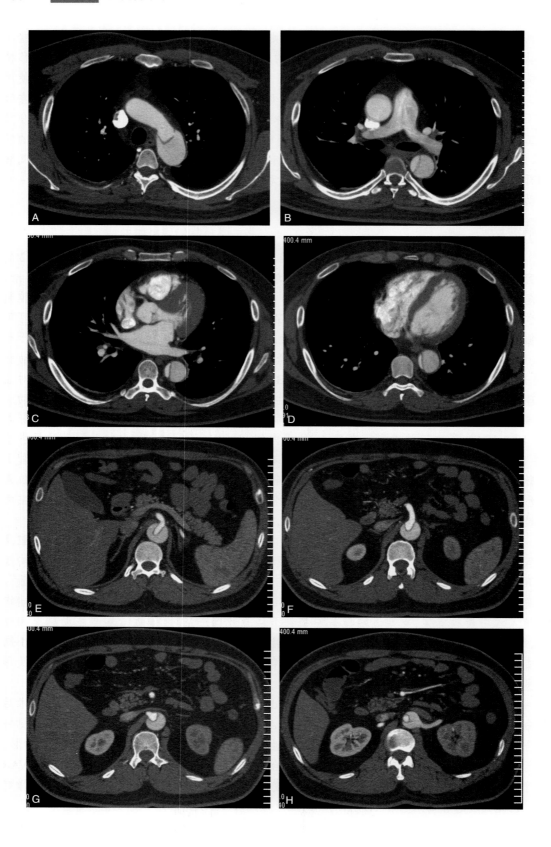

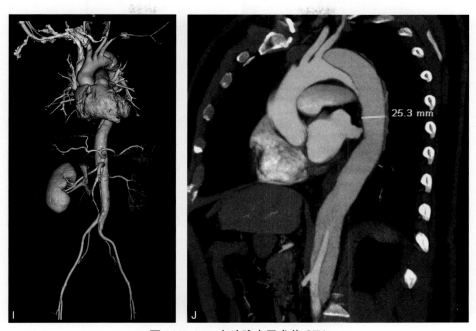

图 10-8-17 主动脉夹层术前 CTA

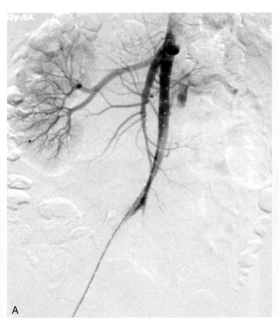

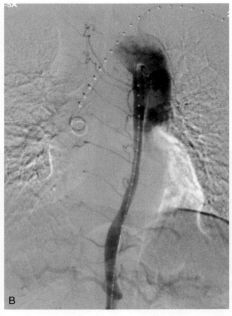

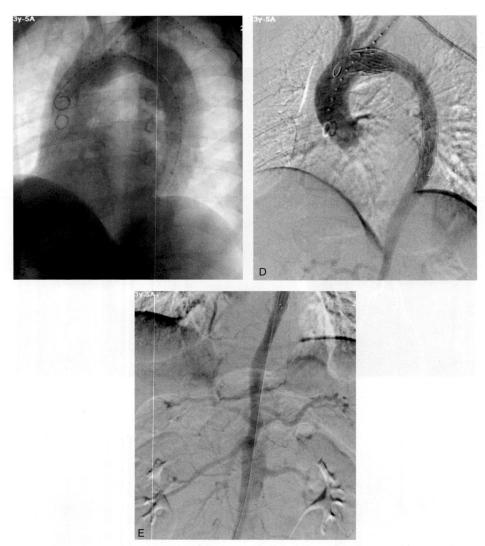

图 10-8-18 主动脉夹层行 TEVAR 治疗术中 DSA

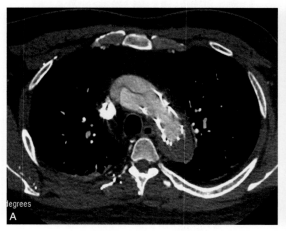

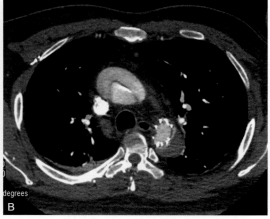

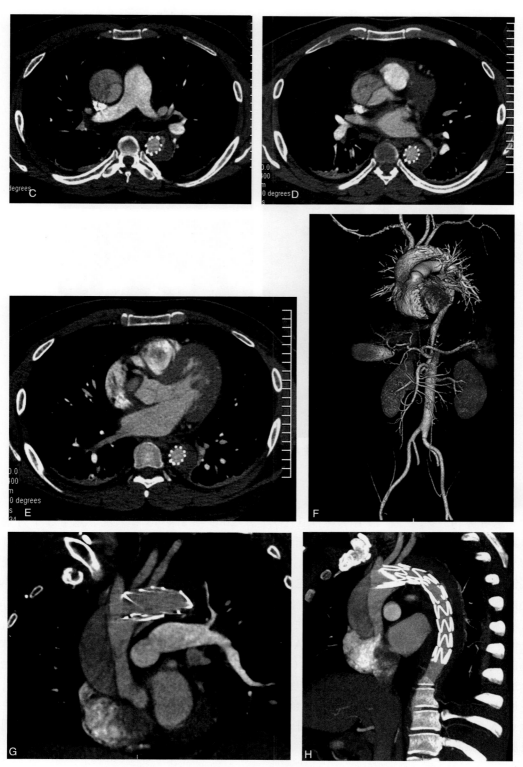

图 10-8-19 主动脉夹层 TEVAR 术后逆行性 A 型夹层 CTA

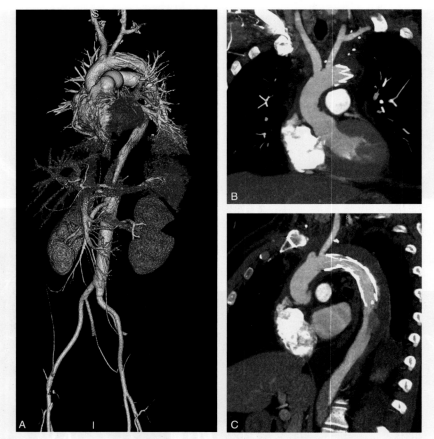

图 10-8-20　TEVAR 术后逆行性 A 型夹层行升主动脉替换 +Sun's 术后 CTA 复查

病例 7

　　患者男，43 岁，主因"腰背部疼痛 3 个月"于 2009 年 2 月 13 日入院。患者 3 个月前无明显诱因突然出现胸背部刀割样疼痛，于外院诊断为"主动脉夹层（Stanford B 型）"。患者既往有高血压 5 年，无冠心病、糖尿病史。吸烟史 20 年，每日 1 包。我院主动脉 CTA 检查示左锁骨下动脉以远主动脉可见真假双腔及内膜片影，内膜破口位于主动脉弓降部，真腔小位于内侧，假腔大位于外侧（图 10-8-21）。入院后给予控制血压及心率等对症治疗，择期行胸主动脉覆膜支架植入腔内修复术。降主动脉造影示降主动脉可见真假双腔及内膜片影，真腔位于内侧，假腔位于外侧（图 10-8-22A）；升主动脉左前斜位造影示夹层破口位于主动脉弓降部，距离左锁骨下动脉开口约 15mm（图 10-8-22B）。覆膜支架完全释放后再次行升主动脉造影示支架位置及形态良好，膨胀充分，支架近端覆膜段部分覆盖左锁骨下动脉开口，夹层近端破口隔绝成功，假腔可见延迟显影（图 10-8-22C）。患者 TEVAR 术后第 3 天复查主动脉 CTA 示支架周围假腔仍可见显影（图 10-8-23）。术后 5 个月复查主动脉 CTA 示支架周围假腔完全血栓化（图 10-8-24）。

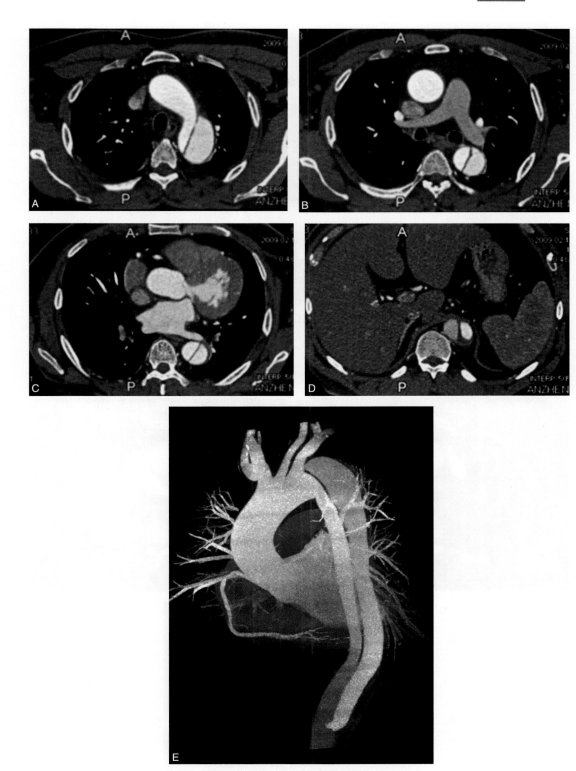

图 10-8-21 主动脉夹层术前 CTA

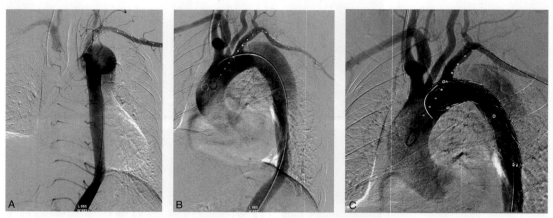

图 10-8-22　主动脉夹层行 TEVAR 治疗术中 DSA

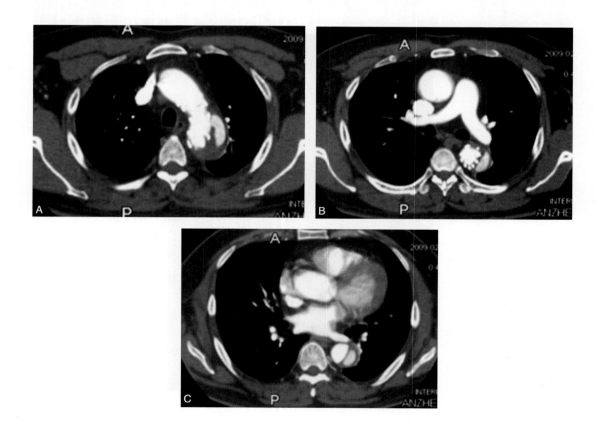

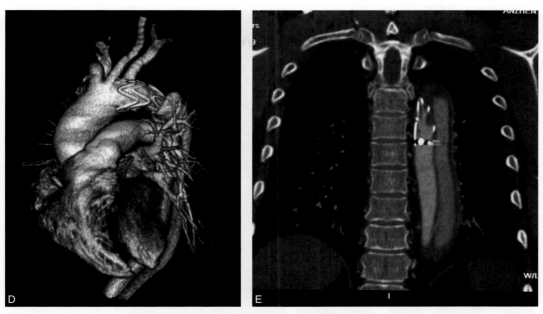

图 10-8-23　主动脉夹层 TEVAR 术后第 3 天复查 CTA

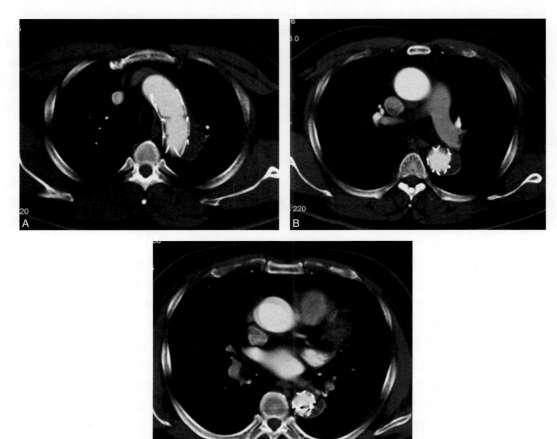

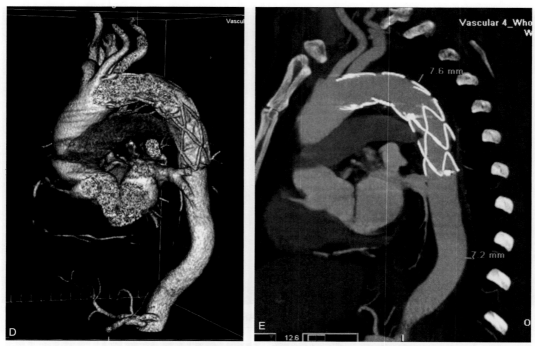

图 10-8-24　主动脉夹层 TEVAR 术后 5 个月复查 CTA

内漏为主动脉夹层 TEVAR 术后最常见的并发症,发生率各文献报道不一。Ⅳ型内漏发生与覆膜支架材质及覆膜部分缝合方式有关,多于随访期间消失,一般无需处理。该例患者为典型Ⅳ型内漏,血液通过内膜破口处的覆膜部分漏至假腔,影响夹层假腔早期血栓化。

病例 8

患者男,70 岁,主因"TEVAR 术后 1 年余,间断背痛 3 月余"入院。患者 2012 年 2 月无明显诱因出现剧烈背痛,无胸闷、气短,无心悸、头晕及意识障碍等其他症状,就诊于当地医院,行主动脉 CTA 示左锁骨下动脉以远主动脉可见真假双腔及内膜片影,近端内膜破口位于主动脉弓小弯侧,真腔小位于内侧,假腔大位于外侧;右肾动脉及肠系膜上动脉起自真腔,腹腔干动脉、左肾动脉起自假腔;远端累及左髂动脉(图 10-8-25)。诊断为"主动脉夹层(Stanford B 型)"并于 2012 年 2 月行胸主动脉覆膜支架并左锁骨下动脉烟囱支架植入术,术后疼痛症状仍间断发作,并出现胸闷、气短;2012 年 3 月行主动脉 CTA 发现支架近端内漏(图 10-8-26)。既往高血压病史 9 年,血压最高 170/130mmHg,间断口服药物治疗,效果较差;无冠心病、糖尿病史。入院后再次行主动脉 CTA 检查示:支架近端内漏,支架段假腔持续存在,支架远端新发破口(图 10-8-27)。诊断为"主动脉夹层 TEVAR 术后支架近端内漏,支架远端再发破口"。完善术前检查后择期拟行右腋动脉 - 左腋动脉转流 + 左锁骨下动脉栓塞 + 降主动脉覆膜支架植入术("复合手术")。降主动脉造影示支架远端刺破内膜片,可见新发内膜破口,支架周围假腔持续存在(图 10-8-28A);升主动脉造影示造影剂自左锁骨下动脉支架与主动脉覆膜支架之间漏至支架周围假腔(图 10-8-28B);右腋 - 左腋动脉转流 + 左锁骨下动脉血管塞栓塞 + 降主动脉覆膜支架植入术后再次行升主动脉造影示右腋 - 左腋动脉转流血管通畅,仍可见造影剂自支架近端漏至支架周围假腔,支架远端内膜破口隔绝成功(图10-8-28C)。左锁骨下动脉根部释放多枚弹簧圈后再次行升主动脉造影示支架周围假腔未再显影(图10-8-28D)。患者出院前复查主动脉CTA示颈部转流人工血管通畅,左锁骨下动脉栓塞成功,支架段假腔完全血栓化(图10-8-29)。

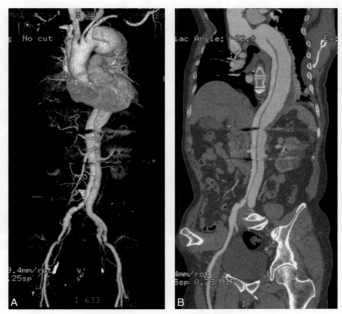

图10-8-25 主动脉夹层术前CTA

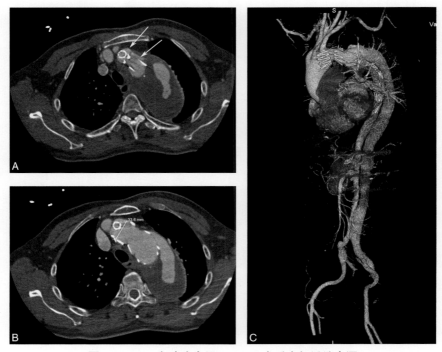

图10-8-26 主动脉夹层TEVAR术后支架近端内漏

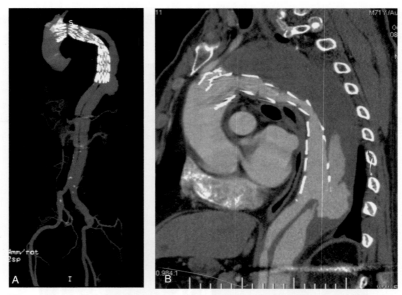

图 10-8-27　主动脉夹层 TEVAR 术后支架近端内漏合并支架远端新发破口

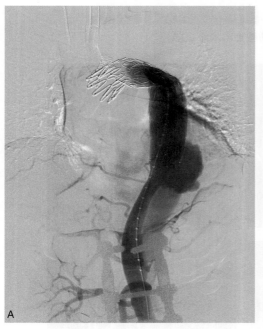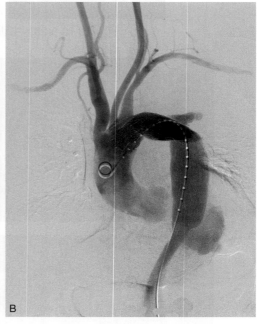

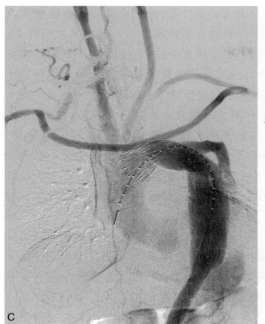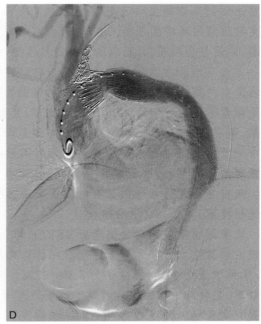

图 10-8-28　主动脉夹层 TEVAR 术后转复合手术 DSA

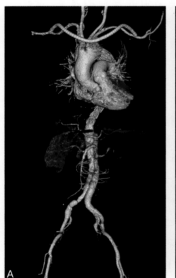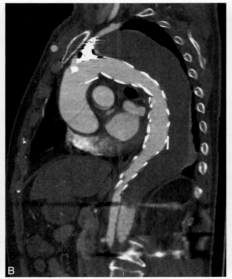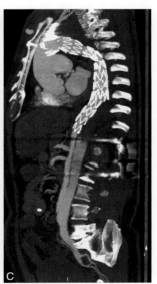

图 10-8-29　主动脉夹层 TEVAR 术后行复合手术 CTA 复查

　　内漏为该患者 TEVAR 术后并发症之一。根据内漏发生部位可将 TEVAR 术后 Ⅰ 型内漏进一步分为 Ⅰa 型内漏和 Ⅰb 型内漏，Ⅰa 型内漏指来自支架近端的内漏，Ⅰb 型内漏指来自支架远端的内漏。Ⅱ 型内漏指来自分支血管的内漏，主要为左锁骨下动脉和肋间动脉。

术前该病例只依据主动脉 CTA 无法确定是否合并Ⅰa型内漏,采用球囊阻断左锁骨下动脉后支架近端内漏持续存在,证实为来自左锁骨下动脉的Ⅱ型内漏合并来自支架近端的Ⅰa型内漏,即混合型内漏,考虑内漏形成与"烟囱"技术的应用有关。烟囱技术在 TEVAR 中的应用一方面可增加主动脉覆膜支架近端锚定区的长度,另一方面又潜在增加主动脉覆膜支架近端发生内漏的可能,对支架选择和术者的技术要求较高。来自支架近端的Ⅰa型内漏可以采用球囊扩张或支架近端补加 Cuff 支架,Ⅱ型内漏多采用介入栓塞。如支架近端补加 Cuff 支架,势必覆盖左颈总动脉,为保留左颈总动脉血供需先做右腋 - 左腋 - 左颈总动脉转流。术中导管由支架以远再破口进入支架周围假腔,进而将导管头端放置于左锁骨下动脉根部释放若干弹簧圈,造影证实栓塞彻底,从而避免了颈动脉转流和覆膜支架近端补加 Cuff 支架。来自左锁骨下动脉的Ⅱ型内漏多采用血管塞进行栓塞,如栓塞不彻底可同时植入弹簧圈进行栓塞。

支架远端新发破口为该患者 TEVAR 术后另一并发症,如不及时处理,支架远端进一步刺破主动脉壁或可导致患者猝死。主动脉夹层 TEVAR 术后支架远端并发症多见于随访期间,少见于围手术期,发生率为 3.3%~27%。其发生原因如下:正常人主动脉存在一定生理渐细率,主动脉夹层真腔由近端向远端逐渐变细,同样存在真腔渐细率。然而,TEVAR 术中覆膜支架直径选择多参考支架近端预锚定区正常主动脉直径,较少参考支架远端预锚定区真腔直径,导致支架远端膨胀过度。另一方面,当前临床上所用主动脉覆膜支架起初为治疗主动脉瘤所设计,主动脉瘤近远端支架锚定区都为正常主动脉壁,而主动脉夹层支架近端锚定区为正常主动脉壁,支架远端锚定区为病变主动脉壁。为避免类似并发症的发生,设计一款符合主动脉夹层形态学及血流动力学特性的专用覆膜支架更为安全可靠。关于支架远端新发破口的处理,如支架远端锚定区足够多采用再次 TEVAR 治疗,但应注意支架远端预锚定区位置和支架尺寸的选择。

病例 9

患者男性,66 岁,因"TEVAR 术后 4 年,发现支架远端动脉瘤形成 4 月余"入院。患者 1998 年因主动脉根部瘤行 Bentall 手术;2009 年 11 月突发胸痛,诊断为"主动脉夹层(Stanford B 型)",行 TEVAR 治疗。既往有高血压病史 20 年,无冠心病及糖尿病史。2009 年 11 月腹主动脉造影示腹主动脉远端及双肾动脉未显影,腹腔干、肠系膜上动脉起自真腔(图 10-8-30 A);降主动脉造影示真腔小位于内侧,假腔大位于外侧,内膜片走行弯曲,降主动脉近端可见夹层破口(图 10-8-30B);升主动脉造影示夹层破口位于左锁骨下动脉以远主动脉弓降部,距离左锁骨下动脉约 3cm(图 10-8-30C);覆膜支架完全释放后再次行升主动脉造影示夹层近端破口隔绝成功,支架段假腔基本不显影(图 10-8-30D);2011 年 8 月复查示主动脉支架段假腔消失,支架远端瘤样扩张(图 10-8-31)。诊断为"主动脉夹层 TEVAR 术后,支架远端瘤样膨出"。再次行 TEVAR 手术,升主动脉造影示支架远端瘤样膨出,重叠植入 2 枚覆膜支架后再次行升主动脉造影示支架远端瘤样膨出隔绝成功,第二枚覆膜支架远端位于降主动脉膈水平(图 10-8-32)。2011 年 9 月复查主动脉 CTA 示主动脉支架段假腔完全血栓化(图 10-8-33)。2013 年 9 月复查主动脉 CTA 示支架远端再发动脉瘤,大小约 31.6 mm×51.9mm(图 10-8-34)。诊断为"主动脉夹层覆膜支架植入术后,支架远端动脉瘤形成"。再次行 TEVAR 治疗,降主动脉造影示覆膜支架远端动脉瘤形成,远端续接覆膜支架后再次行降主动脉造影示支架远端动脉瘤隔绝成功,瘤腔未再显影,覆膜支架远端位于腹腔干开口近端(图 10-8-35)。2014 年 6 月复查主动脉 CTA 示主动脉夹层假腔完全血栓化(图 10-8-36)。

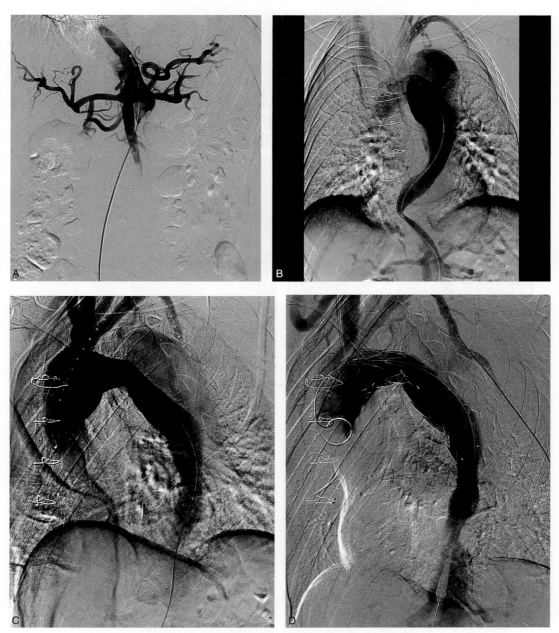

图 10-8-30　主动脉夹层第一次 TEVAR 术中造影

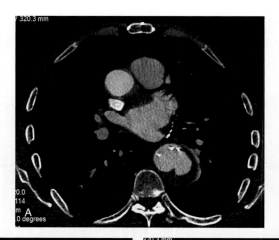

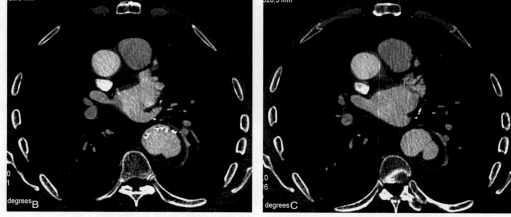

图 10-8-31　主动脉夹层 TEVAR 术后支架远端瘤样扩张 CTA

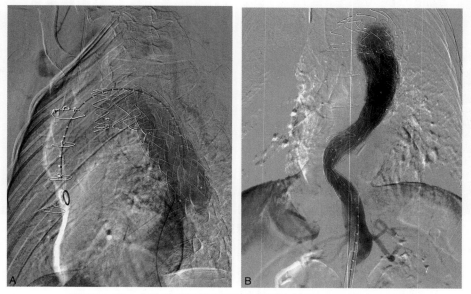

图 10-8-32　主动脉夹层 TEVAR 术后再次行 TEVAR 治疗 DSA

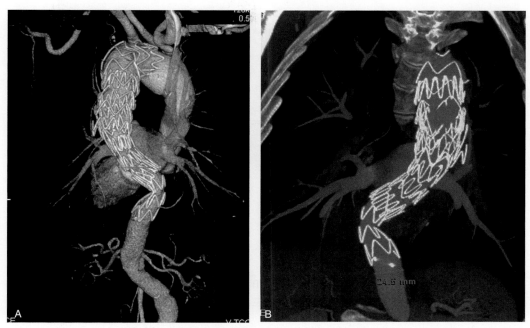

图 10-8-33 主动脉夹层二次 TEVAR 术后复查 CTA

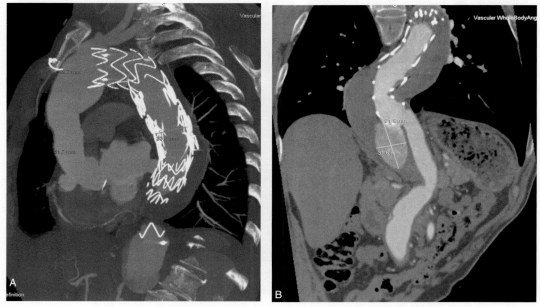

图 10-8-34 主动脉夹层二次 TEVAR 术后支架远端再发动脉瘤 CTA

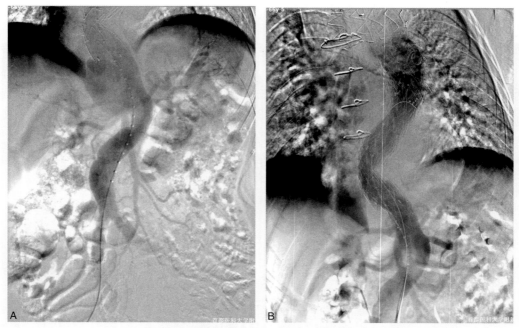

图 10-8-35　主动脉夹层第三次行 TEVAR 治疗 DSA

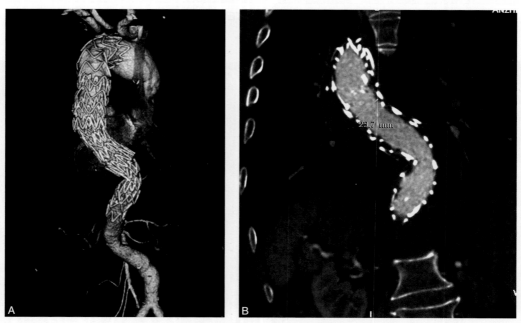

图 10-8-36　主动脉夹层第三次 TEVAR 治疗术后 CTA 复查

　　该夹层患者 TEVAR 术后随访期间支架远端多次形成动脉瘤,并因此多次接受 TEVAR治疗。结合其既往外科手术史,需除外马方综合征诊断。该患者近几年同时有晶状体手术史和前臂腱鞘囊肿切除手术史,综合考虑所有病史该患者符合马方综合征诊断。该患者TEVAR 术后反复发生支架远端动脉瘤,考虑与主动脉壁先天发育缺陷有关。有文献报道采用 TEVAR 治疗合并马方综合征的 B 型主动脉夹层安全可行,但再次介入治疗率较高且主动脉重塑效果差,部分后期仍需转外科手术治疗。也有学者认为合并马方综合征的 B 型主动脉夹层为 TEVAR 治疗的禁忌证。如患者无高龄及其他手术禁忌,外科手术治疗应作为合并马方综合征的主动脉夹层患者首选,否则可采用 TEVAR 作为"过渡"治疗,但应密切随访,以及时发现并处理相关并发症。

(薛玉国)

参考文献

1. 孙立忠.主动脉夹层改良分型及治疗策略的临床研究.中国协和医科大学,2005.

2. 景在平,梅志军.针对腔内隔绝术的主动脉夹层分型的探讨.中华外科杂志,2005 (13): 894-895.

3. Nienaber C A, Fattori R, Mehta R H, et al. Gender-related differences in acute aortic dissection. Circulation, 2004, 2-79 (24): 3014-3021.

4. Ramanath V S, Oh J K, Sundt T R, et al. Acute aortic syndromes and thoracic aortic aneurysm. Mayo Clin Proc, 2009, 84 (5): 465-481.

5. Moore A G, Eagle K A, Bruckman D, et al. Choice of computed tomography, transesophageal echocardiography, magnetic resonance imaging, and aortography in acute aortic dissection: International Registry of Acute Aortic Dissection (IRAD). Am J Cardiol, 2002, 89 (2-7): 1235-1238.

6. 孙立忠.主动脉外科学.北京:人民卫生出版社,2012.

7. 景在平.主动脉夹层腔内隔绝术.北京:人民军医出版社,2008.

8. Erbel R, Aboyans V, Boileau C, et al. 2014 ESC Guidelines on the diagnosis and treatment of aortic dissection: Document covering acute and chronic aortic diseases of the thoracic and abdominal aorta of the adult. Eur Heart J, 2014, 35 (41): 2873-2926.

9. 蒋俊豪,王玉琦,符伟国,等.血管内超声显像在诊断主动脉夹层动脉瘤中的应用.中华外科杂志,2003, 07: 491-494.

10. 王珏,薛玉国,黄连军,等.主动脉造影术的临床应用.中国医药,2011, 06 (z2): 47-50.

11. Dake M D, Thompson M, van Sambeek M, et al. DISSECT: a new mnemonic-based approach to the categorization of aortic dissection. Eur J Vasc Endovasc Surg, 2013, 46 (2): 175-190.

12. White RA, Miller DC, Criado FJ, et al. Report on the results of thoracic endovascular aortic repair for acute, complicated, type B aortic dissection at 30 days and 1 year from a multidisciplinary subcommittee of the Society for Vascular Surgery Outcomes Committee. Journal of vascular surgery. 2011, 53 (4): 1082-1090.

13. Nordon I M, Hinchliffe R J, Holt P J, et al. Endovascular management of chronic aortic dissection in patients with Marfan syndrome. J Vasc Surg, 2009, 50 (5): 987-991.

14. Pacini D, Parolari A, Berretta P, et al. Endovascular treatment for type B dissection in Marfan syndrome: is it worthwhile?. Ann Thorac Surg, 2013, 95 (2): 737-749.

15. Eid-Lidt G, Gaspar J, Melendez-Ramirez G, et al. Endovascular treatment of type B dissection in patients with Marfan syndrome: mid-term outcomes and aortic remodeling. Catheter Cardiovasc Interv, 2013, 82 (7): E898-E905.

16. Huang X, Huang L, Guo X, et al. Efficacy of personalized endovascular repair using two stent-grafts for patients with Stanford B aortic dissection. J Vasc Surg. 2015; 62 (1): 43-8.

17. Li Y, Fan Z, Huang L, et al. A novel approach for hybrid repair of type B aortic dissection associated with coarctation of the aorta. J Vasc Surg, 2014, 59 (5): 1422-1425.

18. Xue Y, Sun L, Zheng J, et al. The chimney technique for preserving the left subclavian artery in thoracic endovascular aortic repair. Eur J Cardiothorac Surg, 2015, 47 (4): 623-629.

第十一章

主动脉损伤

要点:

1. 主动脉损伤也称"减震"伤或"冲击"伤,往往同时合并其他多器官损伤。
2. 车祸伤是导致主动脉损伤最常见的原因。
3. 对外伤患者,获得全面而完整的外伤史十分重要,当患者有突然减速、坠落或碰撞等外伤史时,出现相应症状需除外主动脉损伤的诊断。
4. 主动脉损伤影像表现多样,可表现为主动脉壁间血肿、主动脉夹层、动脉瘤或假性动脉瘤形成甚至主动脉破裂。
5. 各级医院应为可疑主动脉损伤患者开辟绿色通道,快速完善术前检查,做好随时手术准备。患者如不合并其他致命性损伤,应将腔内治疗主动脉损伤放在第一位,再处理其他合并损伤。

第一节 概 述

主动脉损伤(aortic injury,AI)是指突然而强大的力量作用导致的主动脉损伤,往往同时合并其他多器官损伤,包括钝性主动脉损伤(也称"减震"伤或"冲击"伤)和锐性主动脉损伤。道路交通事故是钝性主动脉损伤最常见的致伤因素,损伤部位以胸主动脉峡部多见。在车祸中,钝性主动脉损伤的发生率为 1.5%~1.9%,仅次于颅脑外伤,24 小时内死亡率达50%,是车祸所致患者死亡的第二大致死因素。锐性主动脉损伤多见于腹主动脉,90% 以上的腹主动脉损伤由腹部穿透伤引起,且常合并腹腔脏器损伤。近年来,我国主动脉损伤的发生率有上升趋势,其中交通发展、社会治安是其主要原因。主动脉损伤影像表现多样,可表现为主动脉壁间血肿、主动脉夹层、动脉瘤或假性动脉瘤形成甚至主动脉破裂。

假性动脉瘤(pseudoaneurysms)是动脉壁全层破裂,血液被周围组织或机化血块包裹,随动脉压增加导致瘤体纤维囊壁形成及进行性增大,甚至破裂的一种病理生理改变,为主动脉损伤幸存者最常见的表现形式。主动脉损伤若破口较小,血液外溢先在周围软组织中形成局限性波动性血肿,以后逐渐被增生的纤维组织所包裹,血块液化吸收,形成假性动脉瘤。

第二节　病因及流行病学

导致主动脉损伤的病因包括车祸、高处坠落、挤压、重物压迫、爆炸冲击或刀刺锐器伤等,少数为医源性。其中,车祸伤是导致主动脉损伤最常见的原因。Parmley 等在 20 世纪五六十年代报道 275 例主动脉损伤中 80% 为减速性损伤,其发生机制是迎面相撞,伤者突然减速,胸部受伤所致。而 Fabian 等在 20 世纪七八十年代报道则以侧位相撞为主,可能是由于安全带、安全气囊以及防撞杆的合理设计使正位相撞发生严重损伤的情形减少,乘车人主动脉损伤的发生率及死亡率有所降低。近年来由于汽车安全防护措施进一步改进,交通损伤中的主动脉损伤以骑摩托车或行人被车直撞形成加速性损伤的方式多见。全身损伤以肋骨骨折、下肢骨折及肝、脾破裂多见。高坠损伤时下肢骨折严重,交通损伤时并发多发性肋骨骨折。主动脉损伤在高坠损伤主要为暴力传导所致的间接性损伤,而在交通损伤则为暴力直接作用形成。高坠并发性损伤中还可以见到暴力传导所致的肝、脾破裂,肺挫伤,骨盆骨折及颅脑损伤。交通伤并发损伤中,心、肺挫伤及肋骨骨折为直接撞击伤,部分伤者颅脑损伤为撞击后倒地形成的二次损伤。

外伤性主动脉破裂以 26~40 年龄段男性青壮年为主,可发生于外伤后即刻至数月。Von Oppell 等对 1972—1992 年间 1 742 例主动脉破裂患者进行荟萃分析,发现 10.3% 术前病情平稳的患者发生破裂死亡。所以对于主动脉破裂患者,一经明确诊断,均应积极行手术治疗。据统计,美国每年主动脉损伤为 7 500~8 000 例,80%~85% 在出事现场或送往医院途中死亡,仅有 1 000~1 500 例伤者达到医院进行抢救,抢救中由于伤者损伤严重,或其他损伤掩盖主动脉损伤,入院的主动脉损伤患者中有 30% 因未得到及时的诊断而在 24 小时内死亡。腹主动脉损伤,多因失血性休克死于现场,少数患者发生腹膜后血肿或因周围组织填塞,形成假性动脉瘤或动静脉瘘而获得治疗机会。

第三节　病理解剖及病理生理学

大多数主动脉损伤的破口为相对整齐的横断性撕裂,少数呈锯齿状、螺旋状或纵行断裂。病理变化从单纯的内膜下出血(伴或不伴血管内膜撕裂)到完全的主动脉撕裂。Ali Azizzadeh 等人根据主动脉损伤程度,将主动脉损伤分为 4 级图(图 11-3-1):Ⅰ级:内膜撕裂(intimal tear);Ⅱ级:壁间血肿(intramural hematoma);Ⅲ级:假性动脉瘤形成(pseudoaneurysm);Ⅳ级:完全破裂(rupture)。按破裂发生的时间分为早期破裂,即遭受钝力作用当即发生的破裂。晚期破裂,破裂发生于伤后一段时间。

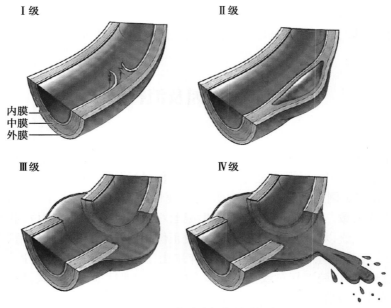

图 11-3-1   主动脉损伤程度分级

主动脉损伤最常见的发生部位为主动脉峡部,约占 90%。其他少见的损伤部位包括升主动脉、主动脉弓、膈水平降主动脉和肾动脉水平腹主动脉等。国外一份尸检报告数据显示主动脉峡部损伤占 36%~54%,升主动脉损伤占 8%~25%,主动脉弓损伤占 8%~18%,降主动脉损伤占 11%~21%。有学者认为主动脉峡部易损的可能原因包括:①主动脉峡部介于主动脉游离段(升主动脉和主动脉弓)与固定段(降主动脉)之间形成一个铰链区域。在突然减速下主动脉峡部破裂是扭转力合并剪刀力作用的结果(图 11-3-2)。②位于峡部和左肺动脉间的动脉韧带,在突然减速下,由于和心脏连带的肺动脉向前急剧位移,可以牵拉峡部的前壁发生撕脱。③主动脉峡部组织结构与其余部分不同,其肌纤维较少,抗拉能力弱。Landevaal 等通过"水锤效应(waterhammer effect)"证实主动脉峡部有其内在的弱点。他们用测得的断裂强度迅速拉伸游离于主动脉外膜的条状带,发现峡部的主动脉壁强度约为升主动脉壁强度的 2/3,降主动脉壁强度的 1/2。在主动脉最薄弱的部位,当影响血管内的静水压力突然增加时,可能会导致主动脉撕裂(图 11-3-3)。然而 Crass 等认为上述理论没有在实验模型上复制出 BAI,所提机制也未能解释损伤的范围,提出一种新的机制来解释主动脉弓的损伤,即"挤压效应(osseous pinch effect)"。胸主动脉位于骨性结构之间,来自胸部钝性创伤的压力会导致胸前部的骨性结构(胸骨柄、第 1 肋骨、锁骨)以第 1 后肋关节为轴心,向后下方转动,当外伤性力变得足够大,前面的骨结构冲击胸椎,切断其间的血管结构。Crass 等人通过这种机制在实验模型上成功复制出 BAI（图 11-3-3）。虽然目前对 BAI 的机制有了更深入的了解,但尚无一个理论被公认用于明确解释 BAI 发生机制。

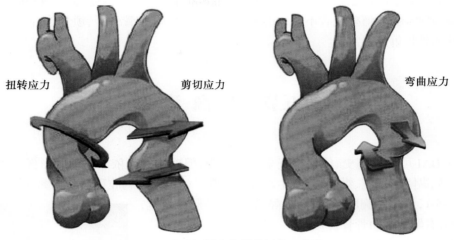

图 11-3-2　扭转力合并剪切力示意图

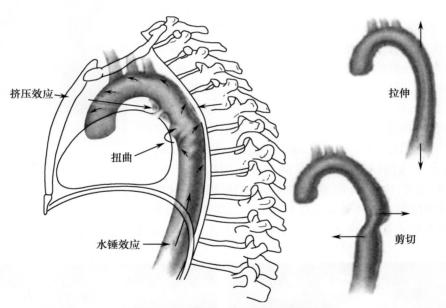

图 11-3-3　挤压效应与水锤效应示意图

第四节　临床表现

主动脉损伤主要表现为剧烈的胸背痛、失血性休克、呼吸困难、窒息等,常合并肋骨、四肢及脊柱骨折、肺挫伤、颅脑损伤、腹腔内脏损伤、食管和心脏损伤而出现相应的临床表现,可掩盖潜在主动脉损伤的表现。因此获得全面而完整的外伤史十分重要,当患者有突然减速、坠落或碰撞等外伤史时,出现上述症状需考虑主动脉损伤的诊断。对外伤性患者进行体格检查过程中,如果发现以下体征应高度怀疑主动脉损伤,包括休克、胸廓骨折、心脏杂音、声音嘶哑、呼吸困难、瘫痪或者不对称的肢体血压。BAI 在胸骨骨折、锁骨骨折、肩胛骨骨折或多发性肋骨骨折也很常见。

第五节 影 像 诊 断

尽管 BAI 可根据病史、体格检查来初步判断,但确诊必须依靠主动脉影像学检查。胸部平片可见纵隔影增宽、纵隔移位、主动脉弓异常、气管右移、胸腔积液及胸廓骨性组织骨折等(图 11-5-1,示左右胸廓不对称,纵隔增宽,主动脉弓增宽,气管右移,右侧胸廓肋骨骨折)。

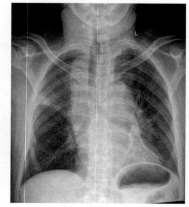

影像学技术的发展提高了主动脉损伤诊断阳性率。对于外伤后疑有主动脉损伤的患者,以往只能通过主动脉造影诊断。随着增强 CT 技术的发展,CTA 已取代造影作为可疑主动脉损伤患者首选检查方法,敏感性达 100%。CT 在诊断外伤方面有其独特的优势,扫描速度快,尤其适用于急症、重症患者的检查,可同时对颅脑、面部骨骼、颈部、胸部、腹部和盆腔进行扫描,三维重建可清晰地展示损伤的部位和程度,同时可对合并伤进行病情评估。一项美国创伤外科协会的多中心研究表明,从 1997 年至 2007 年之间,采用主动脉造影确诊的主动脉损伤病例从 87% 降至 8%,而通过增强 CT

图 11-5-1 主动脉外伤胸片

扫描确诊的患者,由 35% 增加至 93%。主动脉损伤的 CTA 直接影像包括造影剂外渗、内膜漂浮、假性动脉瘤形成和管壁血栓形成的充盈缺损,间接影像包括动脉旁血肿和纵隔血肿等(图 11-5-2,纵隔右移,纵隔血肿,主动脉壁增厚,主动脉弓降部可见破口,双侧胸腔积液)。

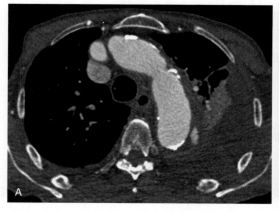
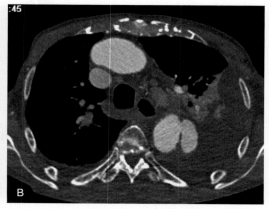

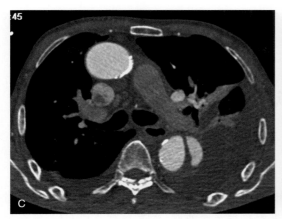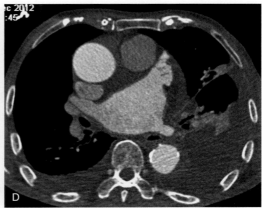

图 11-5-2　主动脉外伤增强 CTA

近年来,食管内超声(TEE)及血管内超声(IVUS)在主动脉损伤患者的应用逐渐增加,对主动脉损伤病情评估及治疗方案选择具有重要的指导意义。尤其目前有学者主张主动脉损伤 I 级患者行保守治疗,行食管超声或血管内超声对主动脉内膜损伤进行监测及病情评估,避免了反复的主动脉 CTA 检查,尤其肾功能不全的患者,减少造影剂的肾毒性损伤,但TEE 观察升主动脉及主动脉弓比较困难,这些部位的损伤容易被漏诊。

第六节　治　　疗

BAI 早期结局可分为 3 类:①死于现场(占总数 70%~80%);②生命体征不稳定或逐渐不稳定(占总数 2%~5%,死亡率高达 90%~98%);③生命体征平稳并于受伤后 4~18 小时得到诊断(占总数 15%~25%,死亡率为 25%,且大多数是由于其他相关损伤所致)。到达医院仍能生存的 BAI 患者中至少有 20% 死于主动脉大出血,甚至那些最初血流动力学稳定的患者,仍有 4% 因未及时手术治疗而死于主动脉大出血。故主动脉损伤一经诊断,均应及时治疗。

目前,主动脉损伤的治疗方法有药物治疗、外科手术治疗和腔内治疗。药物治疗主要是降压、降心率、镇静止痛等对症治疗。由于该类患者常合并其他多器官创伤,手术耐受性差,因而传统外科手术治疗主动脉损伤风险大,围手术期死亡率及并发症发生率较高。腔内治疗因其创伤小、手术时间短、术中失血少,围手术期死亡率及并发症发生率低等优点已成为主动脉损伤的首选治疗方法。

各级医院应为可疑主动脉损伤患者开辟绿色通道,快速完善术前检查,做好随时手术准备。对于生命体征不稳定的患者,应快速建立中心静脉通路,进行快速补液或输血。患者如不合并其他致命性损伤,应将腔内治疗主动脉损伤放在第一位,再处理其他合并损伤。

腔内治疗主动脉损伤常用的器材有覆膜支架、封堵器、血管塞及弹簧圈等。若病变位于主动脉弓降部或降主动脉且病变近远端有足够的锚定区(一般要求 ≥15mm),可采用覆膜支架植入腔内修复术;若病变近远端锚定区不足,必要时可直接覆盖邻近分支血管或借助"烟囱"技术及复合手术保留分支血管供血。对于病变紧靠分支血管的局限性主动脉损伤,可采用封堵器或血管塞进行栓塞治疗。腔内修复治疗主动脉损伤的并发症主要有内漏、脑卒中、逆行性 A 型主动脉夹层、截瘫等。

第七节　病 例 随 访

病例 1

　　患者男,57 岁,主因"车祸致胸背部、头部及右下肢多处出血疼痛 8 小时"入院。于当地医院查体发现血压低,予以输血、补液等扩容治疗后送至我院,入院后行急诊 CTA 检查示主动脉峡部及心室水平降主动脉内膜连续性中断,心室水平降主动脉可见透亮区,右侧少量胸腔积液,左侧大量胸腔积液,左肺膨胀不全,诊断为"不完全性主动脉离断"(图 11-7-1、图 11-7-2)。急诊行主动脉覆膜支架植入术,常规消毒、铺巾,局麻 + 强化麻醉下,游离右侧股动脉,自右侧股动脉穿刺置入 5F 铂金猪尾导管分别至腹主动脉上段、降主动脉起始段及升主动脉分别行主动脉造影,造影示主动脉峡部病变距离左锁骨下动脉较近,不足 15mm,左侧椎动脉为非优势椎动脉;心室水平降主动脉局限性膨出并可见横行透亮影(图 11-7-3)。另自左侧桡动脉穿刺置入 5F 猪尾导管至升主动脉。置换加硬导丝,自右侧股动脉送入 Cook ZTEG 2P 30~200mm 覆膜支架至主动脉弓降部并完全释放,支架近端覆膜段部分覆盖左锁骨下动脉开口。支架置入后再次行升主动脉造影检查,示支架位置良好,破口隔绝成功(图 11-7-4)。

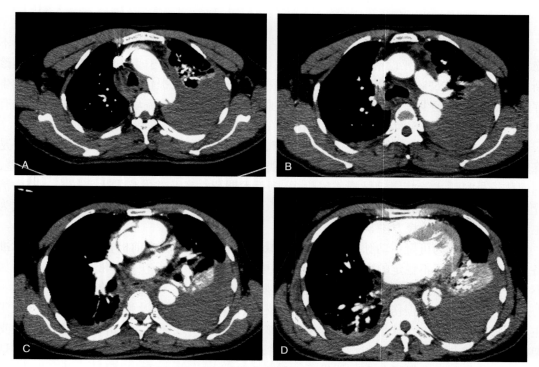

图 11-7-1　不完全性主动脉离断术前 CTA 轴位相

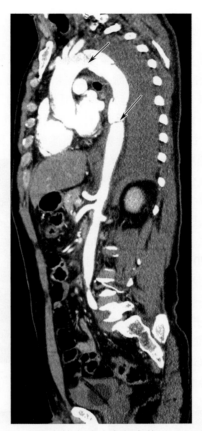

图 11-7-2 不完全性主动脉离断术前 CTA MPR 重建

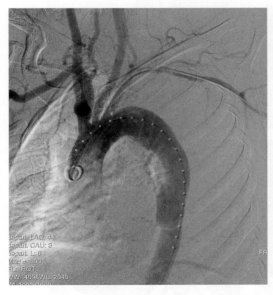

图 11-7-3 不完全性主动脉离断行 TEVAR 治疗术前升主动脉造影

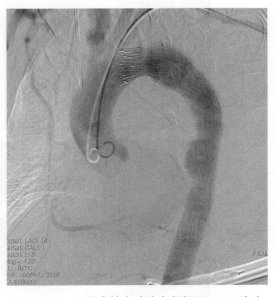

图 11-7-4 不完全性主动脉离断行 TEVAR 治疗术后升主动脉造影

病例2

患者女,14岁,主因"高处摔落致全身多处疼痛7天"入院。于当地医院行主动脉CTA检查示主动脉峡部主动脉内膜连续性中断,管腔显著扩张,局部呈囊袋状突出伴周围血栓包裹,双侧胸腔积液,心包积液,诊断为"主动脉峡部假性动脉瘤"(图11-7-5、图11-7-6)。入院后急诊行主动脉腔内修复术。游离左侧股动脉,自左侧股动脉送入铂金猪尾导管分别至腹主动脉、降主动脉及升主动脉行主动脉造影,造影示双侧髂外动脉及股总动脉纤细,主动脉峡部显著扩张,小弯侧局部呈囊袋状突出,瘤体紧靠左锁骨下动脉开口,左侧椎动脉为优势椎动脉,测得主动脉弓部直径约16mm(图11-7-7~图11-7-9)。考虑到患者入路血管纤细且主动脉弓管径较细,遂选择植入腹主动脉Cuff支架。自左侧股动脉送入Medtronic ENDURANT ENTF 23-23-70覆膜支架至主动脉弓降部并完全释放,近端重叠植入Medtronic ENDURANT ENTF 25-25-45覆膜支架并完全释放,支架近端覆膜段部分覆盖左锁骨下动脉开口。支架完全释放后再次行升主动脉造影示支架位置及形态良好,假性动脉瘤隔绝成功,左锁骨下动脉通畅(图11-7-10)。1个月后CT复查示瘤腔完全血栓化(图11-7-11)。

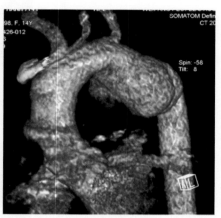

图 11-7-5   外伤性主动脉峡部假性动脉瘤术前CTA三维重建

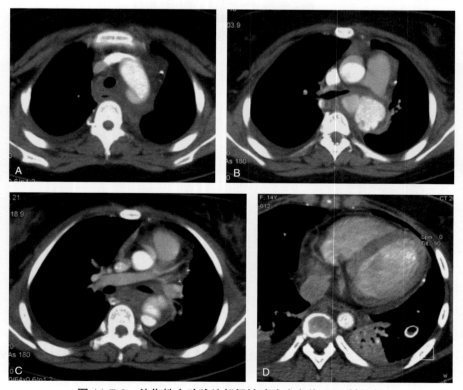

图 11-7-6   外伤性主动脉峡部假性动脉瘤术前CTA轴位相

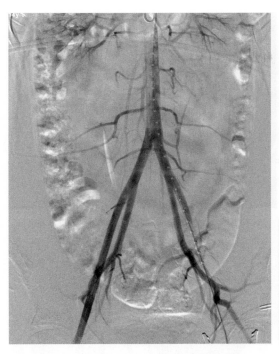

图 11-7-7 外伤性主动脉峡部假性动脉瘤行
TEVAR 治疗术前腹主动脉造影

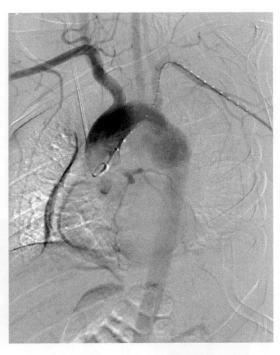

图 11-7-8 外伤性主动脉峡部假性动脉瘤行
TEVAR 治疗术前升主动脉造影

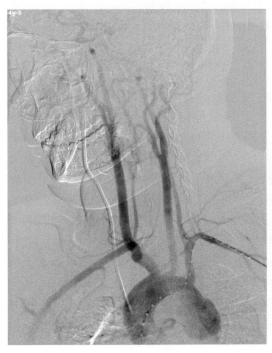

图 11-7-9 外伤性主动脉峡部假性动脉瘤行
TEVAR 治疗术前头臂动脉造影

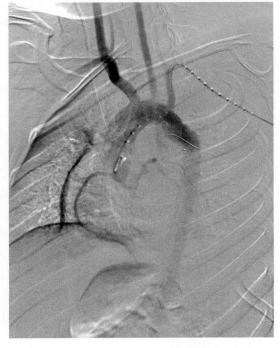

图 11-7-10 外伤性主动脉峡部假性动脉瘤行
TEVAR 治疗术后升主动脉造影

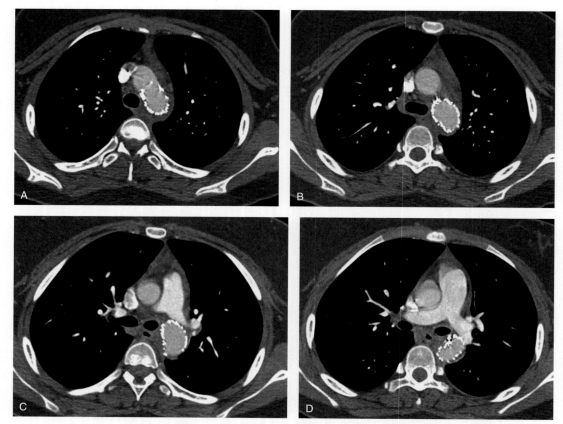

图 11-7-11　外伤性主动脉峡部假性动脉瘤行 TEVAR 治疗术后复查 CTA

病例 3

　　患者男,68 岁,主因"胸部疼痛"入院。外院 CT 示主动脉峡部可见内膜破口,降主动脉自主动脉峡部至左肾动脉水平可见内膜片及真假双腔,真腔位于前方,假腔位于后方,真腔受压,假腔内可见部分血栓化,腹腔干及肠系膜上动脉均起自真腔,右侧胸廓可见多发肋骨骨折,诊断为"主动脉夹层(外伤性),多发肋骨骨折"(图 11-7-12、图 11-7-13)。完善术前准备后急诊行主动脉覆膜支架植入术,游离右股动脉,自右股动脉送入铂金猪尾导管先后至腹主动脉、降主动脉及升主动脉分别行主动脉造影,自左桡动脉穿刺送入 5F 猪尾导管行升主动脉造影,造影示主动脉峡部可见内膜破口,降主动脉可见真假双腔及内膜片影,远端累及左肾动脉水平腹主动脉,腹腔干及肠系膜上动脉起自真腔,左肾动脉起自假腔(图 11-7-14~图 11-7-16)。自右股动脉送入 Cook ZTEG-2PT-32-160 覆膜支架至主动脉弓降部并完全释放,支架近端覆膜段位于左锁骨下动脉开口以远,支架完全释放后再次行升主动脉造影示支架位置及形态良好,膨胀充分,夹层近端破口隔绝成功(图 11-7-17)。术后第二天主动脉CTA 复查示支架段假腔完全消失(图 11-7-18)。

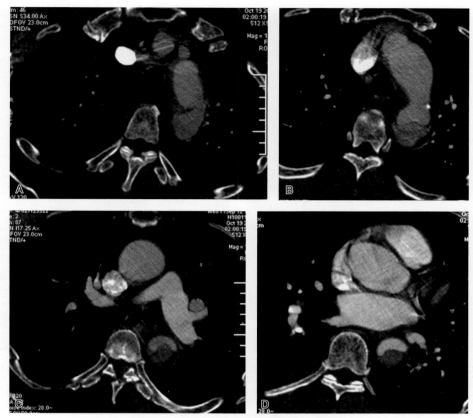

图 11-7-12　外伤性主动脉夹层 CTA 轴位相

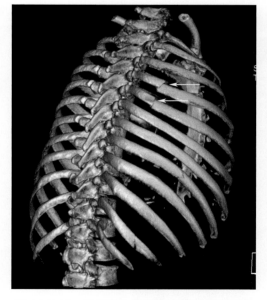

图 11-7-13　外伤性主动脉夹层骨性胸廓重建

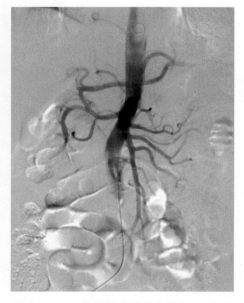

图 11-7-14　外伤性主动脉夹层行 TEVAR
治疗术前腹主动脉造影

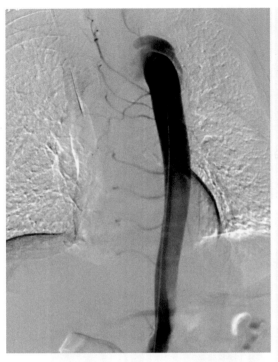

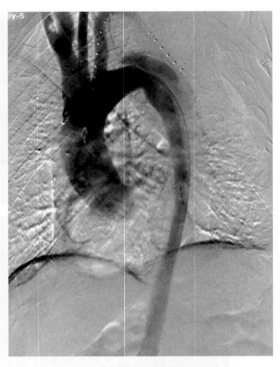

图 11-7-15　外伤性主动脉夹层行 TEVAR 治疗术
前降主动脉造影

图 11-7-16　外伤性主动脉夹层行 TEVAR 治疗术
前升主动脉造影

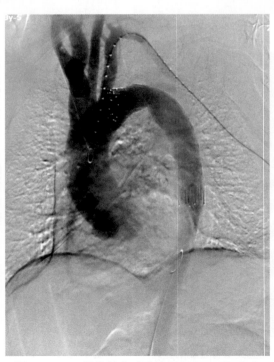

图 11-7-17　外伤性主动脉夹层行 TEVAR 治疗
术后升主动脉造影

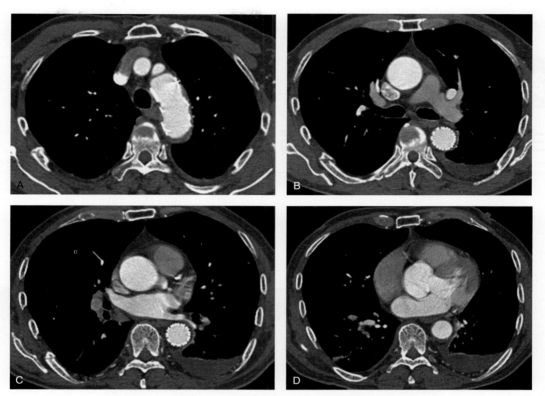

图 11-7-18 外伤性主动脉夹层行 TEVAR 治疗术后 CTA 复查

（薛玉国）

参考文献

1. Pastershank SP, Chow KC. Blunt trauma to the aorta and its major branches. J Can Assoc Radiol, 1974, 25 (3): 202-210.

2. Teixeira PG, Inaba K, Barmparas G, et al. Blunt thoracic aortic injuries: an autopsy study. J Trauma, 2011, 70 (1): 197-202.

3. Le Cudonnec B, Vasile N, Ferrane J. Traumatic ruptures of the isthmic aorta. Remarks on 10 cases (author's transl). Ann Radiol (Paris), 1978, 21 (1): 9-18.

4. Lundevall J. The mechanism of traumatic rupture of the aorta. Acta Pathol Microbiol Scand, 1964, 62: 34-46.

5. Crass JR, Cohen AM, Motta AO, et al. A proposed new mechanism of traumatic aortic rupture: the osseous pinch. Radiology, 1990, 176: 645-649.

6. Von Oppell UO, Dunne TT, DeGroot MK, et al. Traumatic aortic rupture: twenty-year meta analysis of mortality and risk of paraplegia. Ann Thorac Surg, 1994, 58: 585-593.

7. Azizzadeh A, Keyhani K, Miller CC Ⅲ, et al. Blunt traumatic aortic injury: initial experience with endovascular repair. J Vasc Surg, 2009, 49: 1403-1408.

8. Mosquera VX. Blunt traumatic aortic injuries of the ascending aorta and aortic arch: a clinical multicentre study. Injury, 2013, 44 (9): 1191-1197.

9. 涂俊, 徐建军. 钝性主动脉损伤的临床研究进展. 第二军医大学学报, 2015 (01): 79-82.

第十二章

主动脉粥样硬化性疾病

要点:

1. 主动脉粥样硬化常发生在降主动脉近端和腹主动脉。
2. 主动脉粥样硬化可导致主动脉溃疡及穿通性溃疡。穿通性溃疡与主动脉夹层及主动脉破裂有关,常在疑有主动脉夹层及胸痛的评估中发现。
3. 穿通性溃疡特征性病理变化:动脉硬化基础上形成溃疡样病变,伴不同量血肿。
4. 血栓形成及栓塞都可能发生于主动脉。主动脉粥样硬化性疾病诊断需要借助多种影像学手段来实现。
5. 主动脉粥样硬化性穿通性溃疡及血栓形成临床特征:高龄、高血压和胸背疼痛。
6. 穿通性溃疡转归:动脉瘤、破裂出血或夹层。

第一节 概 述

1. **主动脉穿通性溃疡** 主动脉穿通性溃疡(penetrating atherosclerotic aortic ulcer,PAU)是指在主动脉粥样硬化基础上形成的溃疡,粥样硬化斑块溃疡穿透内膜,破入中膜称为穿透性溃疡。一般形成中膜血肿,多为局限性,也可穿透外膜,由于纤维层包绕,形成假性动脉瘤,甚至透壁破裂,属于急性主动脉综合征的一种。有证据表明,40%~50% 的 PAU 可并发主动脉夹层,或在发生时就可能发生破溃出血,有学者认为它们是主动脉夹层的早期征象。穿透性粥样硬化性主动脉溃疡是严重的心血管疾病,可引起猝死。患者一般为中年人,既往有高血压、糖尿病病史,发病时剧烈胸痛,病情发展迅速,若得不到及时、有效的治疗,极易发生主动脉破裂出血,死亡率非常高。一旦怀疑是本病,应尽快确诊,进行紧急处理,防止主动脉破裂。

穿透性溃疡常发生于降主动脉(明显多于升主动脉),多为高龄、高血压患者。胸、背部剧烈痛为较常见的临床表现,且常并有胸主动脉和/或其他动脉的粥样硬化病变,如腹主动脉瘤等。穿透性溃疡破裂危险明显高于 AD,尤其急性病例约占 40%,升主动脉穿通性溃疡多于降主动脉。

2. **主动脉血栓栓塞**　来自于主动脉的栓塞血栓,从微米到厘米大小不等,血栓越大,血管阻塞越重,而且脉搏减弱、疼痛、脸色苍白、感觉异常及发绀越明显。经食管超声心动图(transesophageal echocardiograpgy,TEE)研究表明,血栓越大、移动性越强,发生栓塞的风险越高。在没有心源性的栓塞形成时(无房颤及腔内血栓的情况下),主动脉附壁血栓应被视为血栓栓塞的潜在来源。最有可能被辨认的栓子常发生在颅内,它们源于升主动脉或主动脉弓。血栓通过血流进行播散。来源于近端降主动脉粥样硬化疾病的栓子可能导致肾脏、肠系膜或下肢缺血。来源于腹主动脉粥样硬化疾病的血栓会导致下肢缺血。

3. **主动脉粥样硬化栓塞**　主动脉粥样硬化栓塞可能自发出现,但更常见于导管术后或主动脉术后或使用抗凝血剂后。由于栓子很小只能阻塞远端血管,非常小的动脉远端可以触到脉搏,所以不会发生急性脉搏减弱。临床情况取决于动脉的栓塞及栓塞的严重程度。通常情况下,会出现脚趾皮肤蓝紫色斑点或网状青斑。肠系膜动脉和肾动脉缺血及梗死情况会影响临床情况。嗜酸性粒细胞可能会出现,死亡率很高。主动脉粥样硬化的存在与血管风险的增加有关:再发脑卒中、主动脉冠状动脉旁路移植术中脑卒中、器械创伤造成的栓塞和冠状动脉疾病。

第二节　病理生理与临床表现

一、病理学机制

动脉粥样硬化是一组称为动脉硬化血管病中最常见、最重要的一种病变。其特点是动脉管壁增厚变硬、失去弹性和管腔缩小,由于在动脉内膜上积聚的脂质外观呈黄色粥样,因此称为动脉粥样硬化。其病变从内膜开始,先后有多种病变合并存在,包括脂质积聚、纤维组织增生、钙质沉积、中膜层退变。而当粥样斑块表面内膜破溃形成时,就出现了所谓的粥样硬化性溃疡。

1. 初期在重度动脉粥样硬化患者中开始形成粥样硬化性溃疡,此期病变通常无症状,局限于内膜层,不伴有壁内血肿。

2. 进展期的动脉硬化斑块穿透内弹力膜进入中膜,使中膜暴露在搏动的血流中,造成出血进入壁内,形成血肿,如新形成的血肿与主动脉相通,则可形成"双腔"或"血栓化"AD。双腔 AD 可显示真假腔之间的交通,而后者则表现为假腔无强化,"血栓化"的夹层比"双腔性"夹层多见,因为严重的动脉粥样硬化可以阻止血肿的延伸以及再通形成,类似于原发壁内血肿。

3. 目前对 PAU 的自然病程了解甚少,大部分学者认为 PAU 随着时间的推移进展缓慢,很少发生主动脉破裂和致命的并发症。随着时间的推移进展缓慢,很少发生主动脉破裂和致命的并发症。一些研究对部分 PAU 患者进行随访,发现随着时间的延长,溃疡口径、深度、长度有加大、加深、延长的趋势,主动脉壁内血肿的厚度有明显吸收;新形成的血肿降低了主动脉壁的强度,伴随不同的溃疡穿透深度,可形成不同的并发症,溃疡扩展到中膜,则形成壁内血肿,可导致动脉瘤形成(主动脉重塑)、假性动脉瘤或破裂。

4. PAU 发生自发性破裂的确切机制尚不明确。Castleman 等推测,由于动脉粥样硬化斑块的存在,动脉中膜发生压迫性萎缩,主动脉壁会像气球一样膨胀进而破裂。大部分的自发性破裂都与粥样硬化斑块的穿透有关。在主动脉溃疡样病变的老年及无症状患者中,大多数主动脉溃疡可长时间保持稳定,仅 1/3 可进展为轻度的主动脉扩张。对出现急性症状的患者需要进行严密随访;溃疡直径超过 20mm 或溃疡深度超过 10mm 者疾病进展的危险性很高。

二、临床表现

(一)临床特征

1. 多发生于 >60 岁的老年男性。

2. 多伴发高血压。

3. 广泛的动脉粥样硬化与钙化改变。

4. 胸、背部剧烈痛为较常见的临床表现,且常并有胸主动脉和/或其他动脉的粥样硬化病变,如腹主动脉瘤等。

(二)发生部位

PAU 参照 Stanford 分型可分为 A 型和 B 型。

1. **Stanford A 型** 溃疡发生在升主动脉,比较罕见,可能反映动脉粥样硬化相对不易累及主动脉的这个部位。

2. **Stanford B 型** 溃疡发生在降主动脉,特别是降主动脉的中段和远端,约占 90%。

穿透性溃疡破裂危险明显高于 AD,尤其急性病例约占 40%,急性升主动脉穿透性溃疡多于降主动脉。

三、鉴别诊断

主动脉穿通性溃疡主要需与主动脉夹层(aortic dissection,AD)和主动脉壁间血肿(intramural hematoma,IMH)鉴别。

AD、IMH、PAU 被统称为急性主动脉综合征(acute aortic syndrome,AAS)。AD、IMH 与 PAU 临床症状相似,主要表现为典型"主动脉性疼痛",但病因、病理生理机制不完全相同,三者可以合并存在或相互转变。PAU 局限于中层则形成 IMH,向内破裂则进展为 AD;IMH 向内破裂同样可进展为 AD。这三种病变在某些患者表现为 2 个或 3 个病变共存,提示三者之间存在联系。研究表明 IMH 及 PAU 可进展为典型 AD,但三者之间的具体关系有待进一步研究。IMH 可单独存在,或为 AD 的前期病变,随访过程中发展为 AD。急性 IMH 和/或 AD 可并发主动脉破裂。PAU 始发于粥样硬化斑块的破溃,穿透内膜/内弹力膜,进而可形成中膜 IMH,常继发假性动脉瘤,甚至透壁破裂,易见于急性病例。由于粥样硬化的存在,伴随 PAU 产生的 IMH 多为局限性,可与 AD 鉴别;PAU 常合并 IMH 的发生。表 12-2-1 为常见的几种主动脉增厚性病变的鉴别诊断要点。

表 12-2-1　影像学对主动脉增厚性病变鉴别诊断

	主动脉壁间血肿	穿透性动脉硬化溃疡	主动脉附壁血栓
主动脉壁增厚	环形或新月形	不规则或环形新月形	不规则形
主动脉腔	光滑	光滑	不光滑
主动脉管径	正常或缩小	正常或扩张	扩张或动脉瘤
部位	任何	降主动脉远端和腹主动脉	降主动脉远端和腹主动脉
溃疡病变	无	有	有

第三节　影像学表现

1. **X 线**　胸部 X 线诊断主动脉粥样硬化性穿通性溃疡及血栓栓塞的特异性不高,不能作为确诊手段,但可作为筛选手段。90% 的主动脉粥样硬化性患者平片可出现异常,主要表现为主动脉结或上纵隔的增宽,主动脉壁钙化内移,可出现胸腔积液。上述征象可提示病变的存在,尤其对于基层医院,认识上述征象对提高诊断有益(图 12-3-1A)。但必须认识到仍有 10%~15% 的患者 X 线上可表现为正常(图 12-3-1B)。

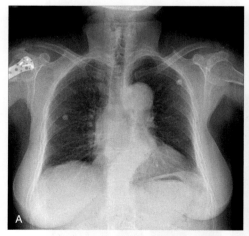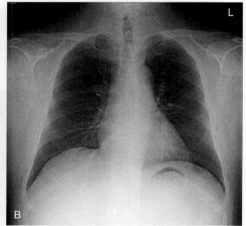

图 12-3-1　主动脉穿通性溃疡 X 线不同表现

A. 女,70 岁,CT 结果显示主动脉弓降部穿通性溃疡。后前位胸片见主动脉迂曲增宽,主动脉结部突出、钙化;B. 男,49 岁,CT 结果显示降主动脉多发穿通性溃疡。后前位胸片未见明显异常

2. **CTA**(图 12-3-2、图 12-3-3)　CTA 检查对于主动脉穿通性溃疡及血栓形成的形态学诊断具有明显的优势,多种后处理重建方法对于显示病变的部位、程度、范围及与弓部各分支之间的关系均能清晰显示;心电门控主动脉 CTA 对于合并的主动脉根部病变如主动脉

瘤样扩张、主动脉二瓣畸形、A 型主动脉夹层等也能提供详细的解剖学信息,对于制订手术方案起到重要作用。同时,通过改变窗宽窗位对于肺内、腹腔脏器的情况可以作出评价。同样,对于介入及外科术后随诊评价,大血管 CTA 也是首选的检查方法(见病例部分)。典型的 PAU,CT 上表现如下:①主动脉管壁不规则增厚,伴不同程度钙化;②突出于主动脉腔龛影(单发或多发),溃疡呈"火山口"状,周围常伴壁内血肿;③龛影多发生于降主动脉中远段和腹主动脉(94%);④周围常伴不同量的主动脉壁间血肿。

　　MSCT 可清晰显示各部位的血管形态,可以多方位、多角度地旋转图像,全面立体直观地显示穿透性溃疡的整体形态:①横轴面及 MPR 上溃疡可表现为壁上的充盈缺损和龛影,并且可较好地显示龛影口部、体部及底部;② MIP 上可准确测量溃疡口的大小及深度;③ CPR 可较好显示龛影口部与主动脉腔的连接情况;④ VR 可较好评估溃疡的形态。

　　对于主动脉附壁血栓,易发于降主动脉远端和腹主动脉,可见主动脉壁不规则增厚,主动脉管腔不光滑,主动脉管径扩张,常伴有溃疡病变。CTA 可很好地监测 PAU 数量及程度的变化,急诊状态下行 CTA 检查,可及早获得清晰的图像,准确定位病变,对指导临床积极抢救治疗起到重要的作用。

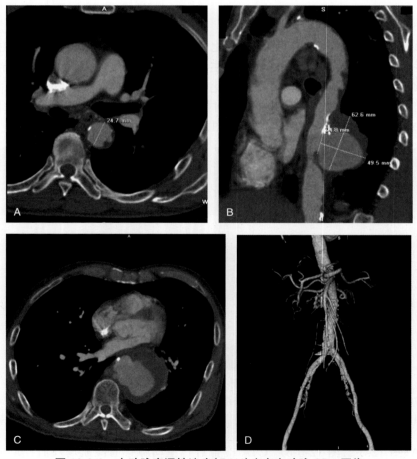

图 12-3-2　主动脉穿通性溃疡(PAU)患者主动脉 CTA 图像
A~C. MPR 显示降主动脉管壁不规则增厚及增宽,伴不同程度钙化及血栓;B. 见巨大突出
于主动脉腔的龛影;D. VR 重建显示同一患者腹主动脉粥样硬化性改变

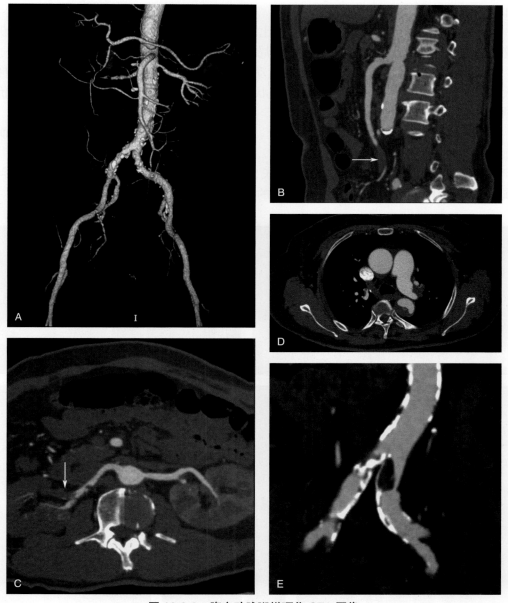

图 12-3-3　腹主动脉粥样硬化 CTA 图像

A. VR 重建显示腹主动脉粥样硬化性改变,右肾动脉及肠系膜上动脉远段显影不良;B、C. 轴位及
MPR 图显示肠系膜上动脉远端部分管腔未见显影,管腔闭塞;右肾动脉远段腔内见多发低密度
血栓影,以远分支闭塞;右肾灌注明显减低;D. MPR 重建显示左肺动脉主干及主动脉弓降部多发
低密度血栓;E. 示髂总动脉粥样硬化性改变伴血栓形成

3. **磁共振成像**（magnetic resonance imaging,MRI）　MRI 组织分辨率高,能清晰显示
溃疡所在及血栓部位,敏感性和特异性高达 100%,可进行大视野多体位直接成像。PAU 在
黑血序列表现为主动脉壁不规则,局部血流呈流空信号,3D 或 4D CE-MRA 或 MRI 电影示
单个或多个"充盈缺损"或伴较大的"龛影"。可以看到外凸的"龛影",但不适于显示动脉

壁和软组织结构。

（1）增强 MR 血管成像能够显示 PAU，比增强 CT 的准确性更高，进行 MIP 后处理获得血管造影样的投影图像，可清楚显示溃疡的局灶性囊袋样突出及其与主动脉腔的关系。

（2）速度编码相位对比技术能够测定主动脉的血流流速并计算相应病变部位压力梯度的大小。由于降主动脉垂直（上下）走行，矢状位或斜矢状位 2D T1WI 黑血序列对于评价主动脉溃疡及血栓形态也比较有用。

（3）MRI 有助于辨认新鲜和陈旧性血栓。新鲜血栓在 T2 加权像上呈高信号强度，而慢性血栓在 T2 加权像上呈低信号表现。

然而，MRI 有一定局限性，其成像时间长，不适于病情危重的急诊患者以及置入起搏器、金属异物（钛合金除外）等 MRI 检查禁忌证的患者（图 12-3-4、图 12-3-5）。

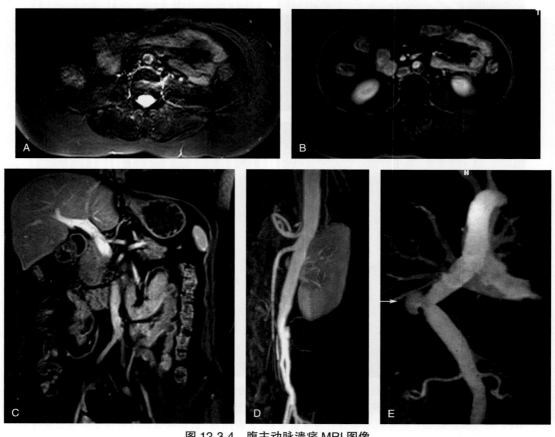

图 12-3-4　腹主动脉溃疡 MRI 图像
A. T2WI TSE 压脂序列可见增厚管壁呈低信号；B、C. 增强后，增厚管壁见小龛影形成；
D. 3D CE MRA 显示腹主动脉下段管腔狭窄伴龛影；E. 示囊袋状较大的"龛影"

4. 血管造影（DSA）　过去，DSA 检查被视为主动脉病变的诊断的"金标准"，目前，已被无创性影像检查技术所取代，不作为首选诊断方法，仅用于监测及指导主动脉介入治疗。

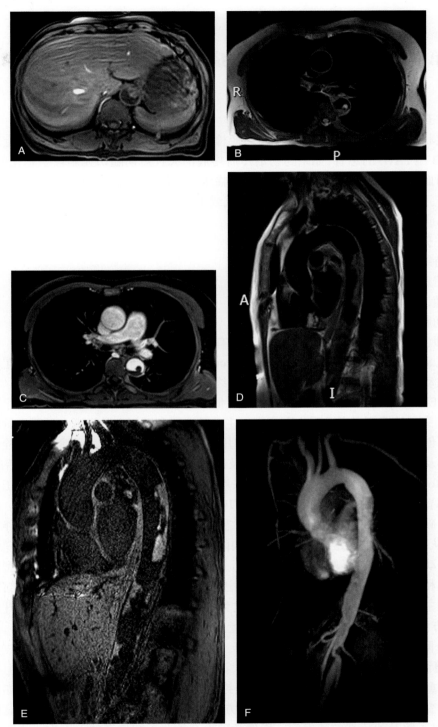

图 12-3-5 降主动脉及腹主动脉近段多发附壁血栓,腹主动脉远段褶曲,管腔狭窄

A. T1 加权像上主动脉附壁血栓呈高信号;B. 血栓呈显著高信号,为新鲜出血 MRI 表现;C.增强后快速成像序列血栓无强化;D. T1 加权像的 TSE 序列示降主动脉多发高信号附壁血栓;E.增强后黑血序列可见血栓呈高信号影;F. MIP 成像示胸腹主动脉多发管腔不规则,腹主动脉远段褶曲,管腔狭窄

第四节　主动脉穿通性溃疡及血栓栓塞治疗及其随诊

(一) 药物保守治疗

无症状的偶然发现的 PAU 可使用影像检查进行随访；有症状但病情较稳定未累及升主动脉(B 型 PAU)的患者,如果药物治疗后疼痛消失且短期随访无影像学恶化的征象,可采用密切血压控制的保守治疗,但必须进行临床及影像学的密切随访；由于 PAU 可发展为 IMH、AD、主动脉瘤样扩张、假性动脉瘤形成或主动脉破裂,有症状的高危患者应早期行腔内修复术或外科治疗。

(二) 外科手术和介入治疗

1. 持续胸痛或复发疼痛。

2. 溃疡直径>20mm 或深度>10mm。

3. 随访过程中溃疡加深加大。

4. 动脉瘤形成或夹层形成。

5. 即将破裂：血液大量外渗如胸腔积液有增多。

胸主动脉腔内修复术(thoracic endovascular aortic repair,TEVAR)是通过植入覆膜支架覆盖主动脉病变来阻止病变继续扩大,最终防止主动脉破裂的一种治疗方法。后续的 5 年随访 TEVAR 术后主动脉相关病死率明显低于药物治疗,且病变进展药物治疗明显高于 TEVAR。穿通性溃疡患者术后生存率高于主动脉夹层和壁间血肿患者。覆膜血管内支架置入术由于创伤小,并发症少,安全有效,其应用越来越受到重视,尤其是溃疡或血栓位于主动脉弓降部及降主动脉。严格地把握适应证及恰当的支架选择是腔内修复成功与否的关键。

Stanford A 型穿通性溃疡的治疗通常采用外科手术治疗,治疗策略为应用人工血管部分或者全部置换被切除的主动脉(包括内破口部分),阻断真假腔之间的血流交通。A 型穿通性溃疡的破口多位于主动脉弓附近,弓部形态弯曲、血流速度快、压力高,并且常伴有动脉退行性变,从而增加了支架准确锚定的难度和内漏、移位等并发症的发生率；弓上三大分支血管和冠状动脉也限制了近端锚定区的获取。这些因素都增加了血管腔内治疗 A 型穿通性溃疡的难度和风险。为了拓展锚定区,学者们逐渐将血管腔内修复术与外科手术结合起来,用于治疗升主动脉和主动脉弓部病变,并称之为"杂交手术"。对于内膜破口位于升主动脉的病例,其方法为先行主动脉弓置换术,同期置入带膜支架至降主动脉封闭假腔。

(三) 随访及预后

1. **随访**　腔内修复术及外科手术治疗穿通性溃疡具有较好的近中期疗效,但其治疗不是终身治愈,主动脉壁的病理过程不会完全终止,仍有可能发生远期并发症。对如何防止主动脉壁病变继续发展目前尚无很好的治疗方法,故覆膜支架腔内修复术后随访显得极为重要,以及时了解及治疗新的并发症。影像学随诊必须要了解患者的手术方式才能对手术效果进行评价,MRA 及 CTA 均可进行随诊评价,但 CTA 应用范围更广,多数医院均可检查。故术后 1 周、3~6 个月、1 年,以后每间隔 1 年进行定期 CTA 复查,观察内容包括支架的形态位置、有无内漏、主动脉管腔的变化、主动脉重塑情况、重要血管分支供血情况等,以严密监测术后患者病情变化。

2. **预后** A 型 PAU:约 50% 左右可发生 AD 或主动脉破裂;B 型 PAU:约 10% 左右可发生 AD 或主动脉破裂。

第五节 病 例 随 访

病例 1

男,49 岁,2 个月前无明显诱因突发胸背部疼痛,疼痛为撕裂样,无法自行缓解。高血压病史 4 年余,未控制。予控制心率血压等对症支持治疗后欲行手术治疗。查体:血压 145/85mmHg;各瓣膜听诊区未闻及杂音及心包摩擦音。胸部 CTA(图 12-5-1A)提示降主动脉壁间血肿,伴多发穿通性溃疡形成。行经股动脉置管胸腹主动脉带膜网支架植入术,主动脉造影明确穿通性溃疡部位(图 12-5-1B),经右侧股动脉送入覆膜支架,球囊定位准确后完全释放(图 12-5-1C),支架近端位于左锁骨下动脉开口以远,远端位于 T11 下缘水平,支架完全释放后再次行升主动脉造影检查示支架位置良好破口隔绝成功,左锁骨下动脉显影良好(图 12-5-1D)。术后胸腹部大血管 CTA 随诊支架位置、形态良好,周围主动脉壁完整,未见明显对比剂充盈(图 12-5-1E)。术后 5 天患者病情平稳出院。

胸腹部大血管 CTA 可以快速、准确、无创的检查并及早诊断主动脉病变,并根据受累分支动脉情况确定治疗方案。横断面图像是血管重建的基础,MPR 可从不同方向显示病变与主动脉的关系并可测量病变的大小、范围,全面观察邻近血管受累情况、内膜破口及附壁血栓。VR 立体显示主要分支血管的解剖、支架置入后的情况。本例患者行 MSCTA 全方位观察见 PAU 数量较多,IMH 范围较大,遂行支架置入。胸主动脉腔内修复术(thoracic endovascular aortic repair,TEVAR)是微创治疗胸主动脉穿通溃疡一种有效治疗手段,预后效果好。同时,规律的随访非常必要,当需要时可进行二次腔内修复治疗。

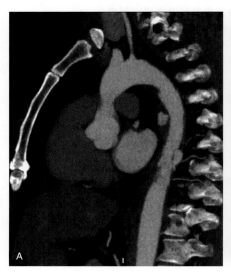
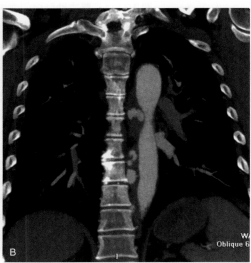

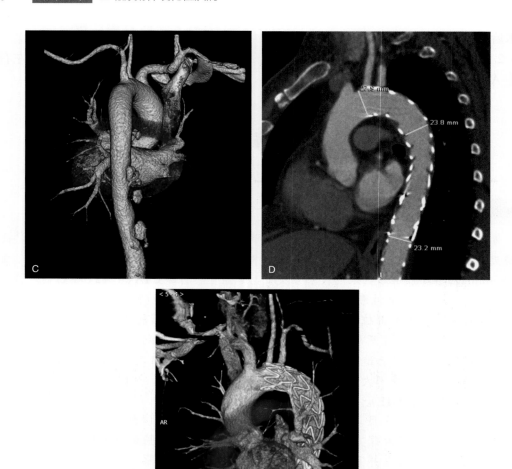

图 12-5-1　降主动脉壁间血肿并多发穿透性溃疡形成
A. 降主动脉壁间血肿并多发穿透性溃疡；B~D. 覆膜支架腔内隔绝术；E. 术后复查

病例 2

　　男，86 岁，突发胸背部剧痛半年，休息不能缓解。有大量吸烟史，高血压病史 10 年。予控制心率血压等对症治疗后行手术治疗。胸片正位（图 12-5-2A）示主动脉迂曲增宽，结部明显增宽伴多发钙化形成。CTA 检查发现（图 12-5-2B~D）胸、腹主动脉多发粥样硬化性改变。降主动脉穿通性溃疡并假性动脉瘤形成，腹主动脉附壁血栓形成。行经股动脉置管胸主动脉带膜网支架植入术，主动脉造影明确穿通性溃疡部位及左侧髂总动脉重度狭窄（图 12-5-2E），术后两月患者间断咯血，复查（图 12-5-2F、G）示降主动脉支架周围造影剂影。再次行介入治疗做烟囱支架，造影及 CTA 检查示支架位置良好，破口隔绝完全，造影剂外溢消失（图 12-5-2H、I）。

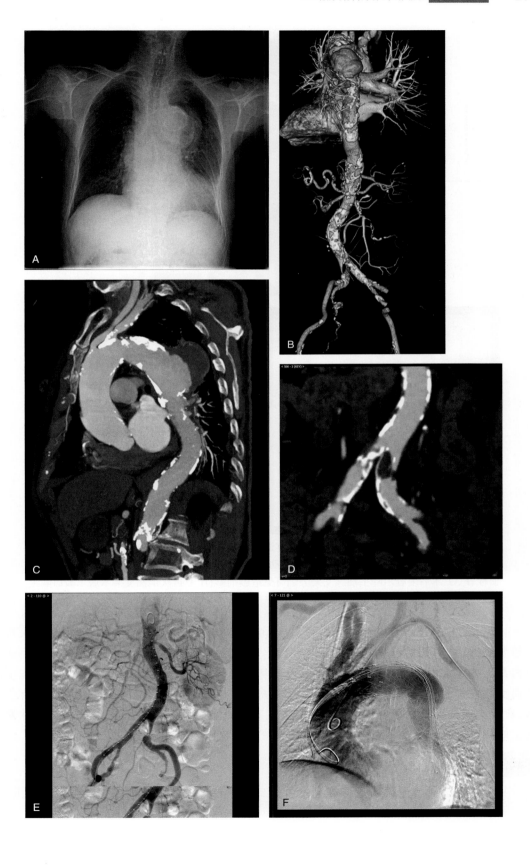

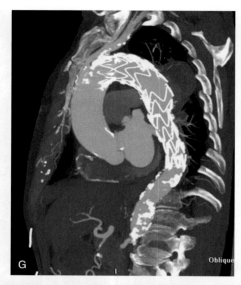

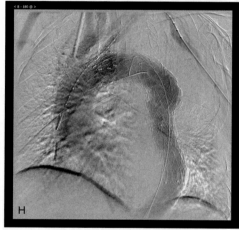
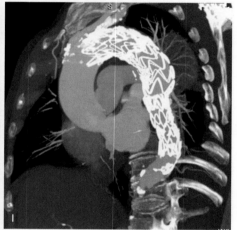

图 12-5-2　降主动脉穿通性溃疡并假性动脉瘤形成

A. 胸片示主动脉结部明显增宽；B、C. 降主动脉穿透性溃疡并假性动脉瘤；D、E. 左髂总动脉血栓；F、G. 术后复查示降主动脉支架旁仍可见造影剂影；H、I. 再次烟囱支架术后示破口隔绝良好

内漏是 TEVAR 术后最为常见的并发症，其发生率为 15%~50%，指支架型血管置入后在移植物腔外、被旷置的瘤体及邻近血管腔内出现活动性血流的现象。CTA 可以准确快速诊断内漏。并发症的处理可以通过二次腔内修复术进行修复。近端锚定区不足定义为胸主动脉病变距左锁骨下动脉开口<15mm，目前较流行的是"烟囱"技术和"Hybrid 复合手术"技术，通过支架或人工血管转流技术为覆膜支架获得更多的近端锚定区，避免 I 型内漏并发症发生的同时重建左锁骨下动脉血流。本例患者在二次修复时即采用了"烟囱"技术。

病例 3

男，63 岁，2 周前于无明显诱因突发胸背部剧痛，向下颌放射，无呼吸困难。高血压、冠心病 20 余年，无糖尿病。术前 CTA（图 12-5-3A~E）提示胸腹主动脉呈动脉粥样硬化性改变。主动脉弓部及弓降部多发局限凸出溃疡病变，双侧髂内动脉见溃疡病变。行升主动脉替换术 +Sun's 手术，LSA-LCCA 转流术（图 12-5-3F~H）。术后 CTA 随诊吻合口通畅，支架形态完好，腹主动脉呈 AS 改变，双侧髂内近段瘤样扩张（图 12-5-3I、J）。

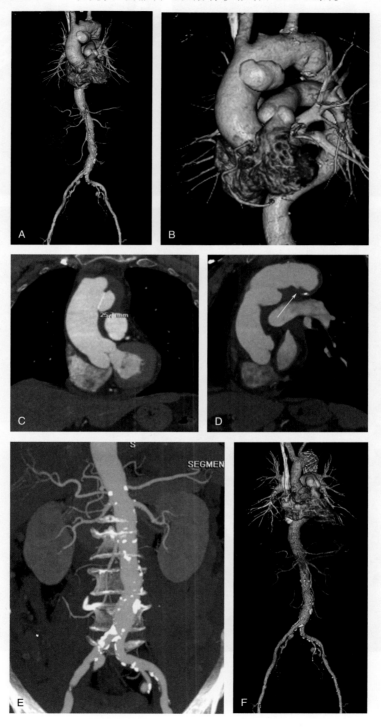

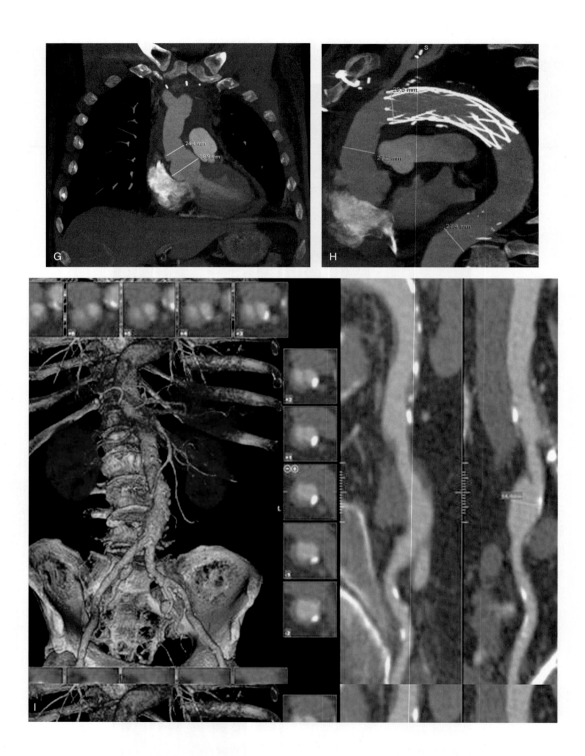

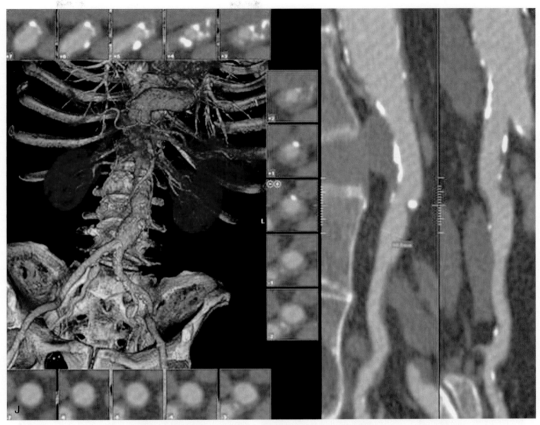

图 12-5-3 主动脉粥样硬化伴多发溃疡病变
A~E. 胸腹主动脉 CTA：主动脉弓及弓降部多发溃疡；F、G. 升主动脉替换术 +Sun's 手术，
LSA-LCCA 转流术；H~J. 术后复查

　　Stanford A 型主动脉穿通性溃疡致死风险非常高，一旦确认，均要积极治疗，A 型穿通性溃疡的预后取决于早期的诊断和治疗，因为随着发病，病死率会每隔 1 小时增加 1%~2%，目前手术治疗效果优于药物治疗。对于急、慢性的 A 型主动脉穿通性溃疡，采取以手术为主的综合治疗。治疗策略为应用人工血管部分或者全部置换被切除的主动脉（包括内破口部分），阻断真假腔之间的血流交通。手术操作复杂，创伤大，并发症发生率和病死率较高，住院病死率高达 10%~30%。

病例 4

　　女，65 岁，1 周前于活动后出现胸闷、气短，伴咳嗽、咳白痰，无晕厥、发热及咯血。休息后症状缓解。无高血压、冠心病及糖尿病病史。查：D-Dimer 1 194ng/ml；血气分析：pH 7.43；二氧化碳分压：32mmHg；氧分压：74mmHg；氧饱和度：95%；查体：双侧呼吸运动对称，双肺呼吸音清，双肺未闻及干湿啰音，未闻及胸膜摩擦音。行胸腹部 CTA 检查（图 12-5-4）提示多发肺栓塞，并降主动脉及腹主动脉多发附壁血栓。临床给予肝素序贯低分子肝素联合华法林抗凝治疗，INP 基本达标，病情改善。

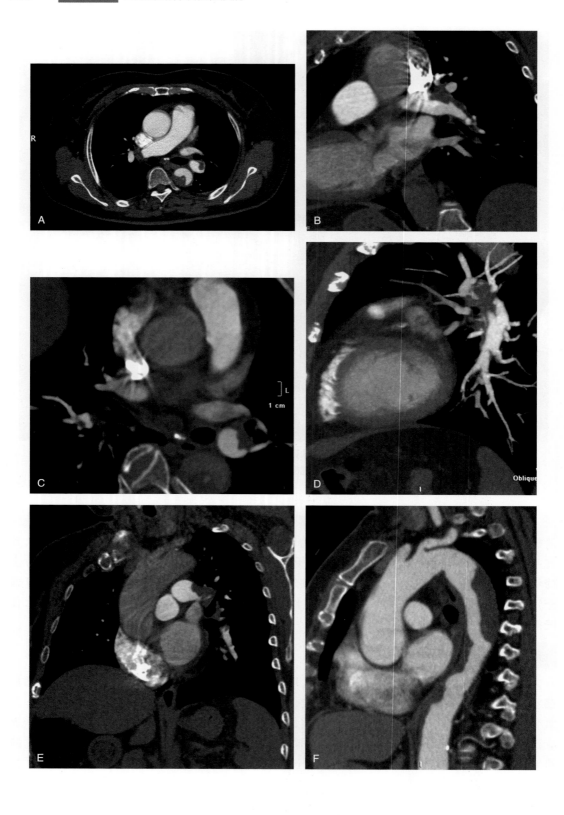

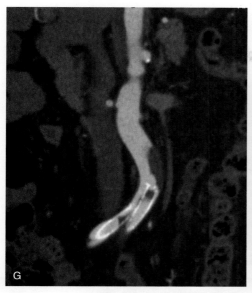
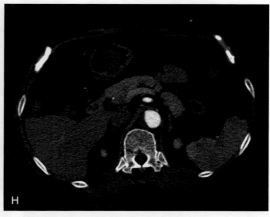

图 12-5-4　胸腹主动脉 CTA：多发肺栓塞，主动脉多发附壁血栓

　　近年来肺栓塞患者发病人数不断增加，部分患者可出现胸主动脉血栓并发症，本例患者即为多发肺栓塞并胸腹主动脉多发附壁血栓，给患者身心健康造成了严重影响。因此应及时给予有效诊断，积极治疗，提高患者治疗效果。发现大动脉血管多发血栓栓塞，可适量给予其抗凝治疗，则可减少急性栓塞发生率。CTA 可确定有无栓塞及栓塞部位。对确诊该病及指导手术均有重要价值，故临床上若有怀疑血栓栓塞患者应尽早完善此项检查明确诊断。

病例 5

　　男，52 岁，5 年前无明显诱因出现右下肢间歇性跛行，无静息痛，短暂休息后症状缓解。无高血压、冠心病及糖尿病病史。行胸腹部 CTA（图 12-5-5A~C）及 MRI（图 12-5-5D~I）检查提示胸腹主动脉内大量附壁血栓，累及右无名动脉。肿瘤标志物及免疫学检查未见异常。患者因担心手术风险继续保守治疗。

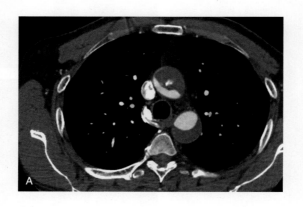

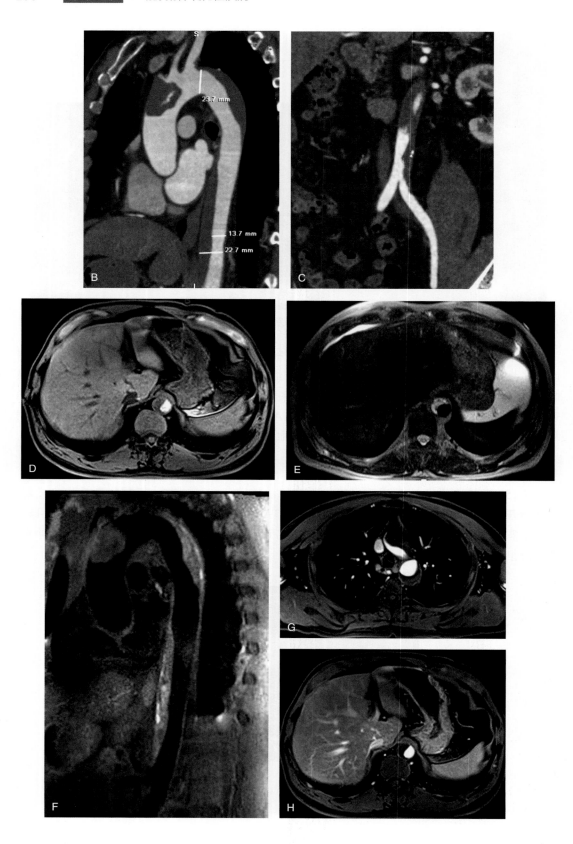

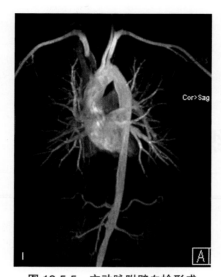

图 12-5-5　主动脉附壁血栓形成

A~C. 胸腹部 CTA：主动脉附壁血栓；D~I. 胸腹部 MRI：主动脉附壁血栓

　　胸腹主动脉多发栓塞是一种危重急症，病情进展迅速，常可造成脏器缺血乃至生命危险，病情凶险，能否早期明确诊断，对患者预后好坏起到关键作用。像本患者这样同时出现胸腹主动脉大量血栓，并累及头臂血管则极为少见。MRA 是显示胸腹主动脉血栓的常用检查方法，特别是 3D CE MRA，经过多角度的 MIP 及 MPR 后处理重建，不仅可以清晰显示主动脉狭窄或闭塞程度、范围，同时可以显示分支血管受累情况，此外还可以清晰显示侧支循环和血管腔及血管壁的情况。此类患者应及时采取手术治疗去除栓子，恢复动脉血流，以提高该病治疗的成功率。

（刘东婷）

参考文献

1. Kyaw H, Sadiq S, Chowdhury A, et al. An uncommon cause of chest pain-penetrating atherosclerotic aortic ulcer. J Community Hosp Intern Med Perspect, 2016, 6 (3): 31506.

2. Hill-Madsen L, Brodersen K, Høgh A. Acute aortic syndrome. Ugeskr Laeger, 2016, 178 (19). pii: V12150967.

3. 程流泉，赵锡海，王新疆，等. 主动脉病变的非增强 MRI 检查. 中国医学影像技术, 2007, 23 (4): 513-515.

4. 支爱华，戴汝平，蒋世良，等. 计算机体层摄影术观察粥样硬化性主动脉溃疡的动态变化. 中华心血管病杂志, 2006, 34 (8): 722-725.

5. 王朴飞，吕梁. 主动脉壁间血肿、穿透性粥样硬化性主动脉溃疡和主动脉夹层. 影像学表现和发病机制进展. 中国介入影像与治疗学, 2011, 8 (2): 148-151.

6. 薛玉国，黄连军. 主动脉夹层与壁间血肿及穿通性溃疡. 中国医药, 2011, 06 (z2): 42-46.

7. Baikoussis NG, Apostolakis EE. Penetrating athemsclemtic ulcer of the thoracic aorta: diagnosis and treatment. Heuenic J cardiol, 2010, 51 (2): 153-157.

8. Gifford SM, Duncan AA, Greiten LE, et al. The natural history and outcomes for thoracic and abdominal penetrating aortic ulcers. J Vasc Surg, 2016, 63 (5): 1182-1188.

9. Weber C, Shantsila E, Hristov M, et al. Role and analysis of monocyte subsets in cardiovascular disease. Joint consensus document of the European Society of Cardiology (ESC) Working Groups "Atherosclerosis & amp; Vascular Biology"and "Thrombosis". Thromb Haemost, 2016, 116 (4): 626-637.

第十三章

遗传性结缔组织病

要点:

1. 马方综合征是遗传性疾病,患者的家族性筛选很重要。
2. 心血管系统并发症是马方综合征患者死亡的最主要原因。
3. 心血管系统并发症主要包括主动脉夹层和动脉瘤破裂。
4. 马方综合征患者合并心脏瓣膜疾病很常见(包括主动脉瓣关闭不全、二尖瓣脱垂、二尖瓣反流)。
5. 同一个患者往往患有多种心血管系统并发症。
6. 掌握主动脉及心脏并发症的病理过程,有助于选择最佳手术时机。
7. 对于马方综合征患者,无症状的主动脉扩张施行手术的适应证更宽泛。

马方综合征是一种遗传性疾病,发病率为 1:10 000~1:5 000。此病的遗传方式是常染色体显性遗传(50%:50% 遗传率),但 25%~30% 的案例表现为散发性突变。马方综合征由一位法国儿科医师于 1896 年首次描述,以骨骼、眼及心血管三大系统的病变为主要特征,骨骼异常(包括掌骨指数异常及扁平胸),眼改变(高度近视及晶状体半脱位),心血管系统改变及家族史中四项中至少 2 项异常作为马方综合征的诊断依据。因累及骨骼使手指细长,呈蜘蛛指(趾)样,故又称为蜘蛛指(趾)综合征。5% 的急性主动脉夹层的病因为马方综合征,而且,急性主动脉夹层的患者中,患有马方综合征患者远远比无马方综合征的患者年轻,且有较高的急性病死率。

第一节 马方综合征概述

一、病因

目前的研究认为,马方综合征的病因纤维蛋白原 1(FBN1)或者 *TGFBR2* 基因的缺陷。因为 FBN1 缺陷而导致的马方综合征患者被命名为马方综合征 1 型(MFS1),因为 *TGFBR2* 基因缺陷的患者被命名为马方综合征 2 型(MFS2)。

FBN1 基因编码糖蛋白类纤维蛋白原 1 多聚化成微纤维,弹性蛋白原形成弹性组织。纤维蛋白原 1 也通过黏附转化生长因子 β(TGF-β)的受体,使之灭活,从而抑制细胞生长、分化和细胞外基质的形成。马方综合征的特征是所有的纤维蛋白原 1 产物显著减少。有缺陷的和减少的纤维蛋白原 1 导致 TGFBR2 的有效活化,导致抑制细胞生长、分化,以及细胞外基质形成。

其他纤维蛋白原病变(例如,家族性晶状体异位,Shprintzen-Goldberg 综合征,Weill-Marchesani 综合征)与马方综合征有一些相似的基因表现型;因此,只检测 FBN1 基因异常并不能确诊马方综合征。只有发现某种特异的已知与马方综合征有关的异常对于特异性诊断有帮助。

二、表现型

大约 70% 的马方综合征的患者伴发主动脉根部扩张。合并主动脉根部扩张是马方综合征的主要临床表现及死亡原因。主动脉根部管径是马方综合征的主动脉并发症的唯一且连贯的随诊观察指标。

马方综合征和主动脉瓣二瓣畸形是导致 40 岁以下患者主动脉夹层的常见的原因。在主动脉夹层国际学会记录中,在 40 岁以下的急性主动脉夹层的患者中,合并马方综合征的比例达 50%;而在 40 岁以上的患者中,这个比例只有 2%。

第二节 马方综合征的病理生理与临床表现

一、病理生理

马方综合征的病理变化主要为微纤维蛋白减少,表现为结缔组织受累的显性遗传病,微纤维通过弹力层与附近的内皮细胞和平滑肌细胞相连,有助于结构完整,以及协调血管壁的收缩和弹性张力。微纤维异常导致弹性纤维断裂和弹性组织内环境的损害。微纤维功能障碍引起结构的分裂和脉管结缔组织弹性组织离解,最后导致动脉瘤和夹层的形成。而且,FBN1 变异影响组织生长因子信号的调节,骨过度生长、肺表现、瓣膜变化和主动脉扩张发病机制皆归因于此。

二、临床表现

马方综合征有明确遗传倾向,临床表现有很大差异,影响多个系统,包括:心血管系统、骨骼肌肉系统、中枢神经、眼、肺、皮被系统;其中体征包括骨骼异常,主要表现为肢体细长,皮下脂肪薄,双手双足指、趾细长,形似蜘蛛足样指(趾);马方综合征常合并晶状体半脱位,视网膜脱离,继发青光眼,继发白内障等,患者均有不同程度视力障碍,主要表现为高度近视、斜视、虹膜水平震颤。潜在的心血管表现包括主动脉环扩张、伴有或不伴有主动脉瓣关闭不全、主动脉瘤、主动脉夹层、主动脉壁间血肿、二尖瓣脱垂和肺动脉扩张。心血管症状表现取决于患者的年龄、并发的心血管异常,绝大多数患者伴有主动脉根部扩张,出现继发心力衰竭的表现为心慌、气短、乏力,发生主动脉夹层的伴有突发剧烈胸背疼痛,合并主动脉瓣二瓣畸形的患者查体可闻及主动脉瓣区收缩期与舒张期杂音,脉压增大等。

三、预后

本病患者多数在中青年死亡,绝大多数患者死于心血管并发症,主要死因为主动脉瓣关闭不全引起的心力衰竭、升主动脉瘤破裂、主动脉夹层破裂。如该病的主动脉损害进展较快,出现症状后,如果不进行治疗,多数在2年内死亡。诊断和治疗技术的改进,使马方综合征患者的预期寿命有了相当大的提高,正推向一个近乎正常的水平。

四、鉴别诊断

马方综合征的诊断不能只靠单一的检查,包括遗传学检查。所以,必须联合利用临床和影像标准,故鉴别诊断不难。本病的心血管系统表现主要须与其他心血管系统疾病鉴别,主动脉根部扩张需要与风湿性主动脉瓣损害、动脉粥样硬化性动脉瘤鉴别,风湿性瓣膜病需要有感染病史,发病年龄较大,主动脉瓣瓣叶有增厚、钙化等异常表现。动脉粥样硬化在老年人中多见,典型的具有内膜钙化和沿主动脉的纤维斑块的特征。

第三节　马方综合征心血管系统并发症的影像学表现

一、胸部 X 线

在后前位片,可显示升主动脉增宽,主动脉根部呈"洋葱头样"改变(图13-3-1),合并主动脉瓣二瓣畸形者左心室增大,室壁增厚;若发生主动脉夹层,X线片上看到主动脉弓双轮廓或内膜钙化内移,位移超过6mm。

二、主动脉 CTA

胸腹部CTA检查,可以发现主动脉窦和近段升主动脉瘤样扩张,而累及主动脉窦和升主动脉全段者少见。瘤体与正常或轻度扩张段主动脉之间分界清楚，是马方综合征颇具特征性的表现（图13-3-2A、B）。而且主动脉瘤表现为主动脉囊状或梭形扩张，与动脉粥样硬化性动脉瘤比较，马方综合征的主动脉瘤很少显示内膜钙化或动脉粥样硬化血栓，在年轻患者中常见而且发展迅速。对于并发主动脉夹层者，主动脉CTA可以清晰显示夹层的范围、真腔和假腔的关系、主动脉主要分支血管受累的情况，以及通过改变窗宽窗位观察肺内、腹腔脏器的血供状态（图13-3-2C、D）。主动脉CTA也能提供详细的解剖学信息，对于制订手术方案起到重要作用。同样，对于马方综合征术后评价及随访，CTA也是首选的检查方法。并且可以观察肺动脉，主肺动脉扩张是马方综合征诊断的基本标准之一，主肺动脉扩张主要发生在肺动脉根部。有资料研究表明，正常主肺动脉的上限，根部和分叉分别是34.8mm和28.0mm，大于此值则认为存在肺动脉扩张（图13-3-2E）。

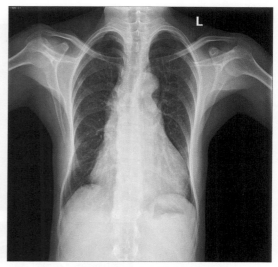

图13-3-1　升主动脉增宽

27岁，男性，3个月前开始出现劳累后胸闷，胸部X线示纵隔增宽，纵隔右缘局限性膨出，升主动脉增宽；大约70%的马方综合征的患者伴发主动脉根部扩张；合并主动脉根部扩张是马方综合征的主要临床表现及死亡原因；所以当患者罹患主动脉根部扩张时，需外科手术治疗，行带瓣人工管道升主动脉置换术

三、磁共振成像

尤其是钆对比剂增强MR血管成像能够成功显示主动脉根部、升主动脉及主动脉弓的直径及合并的心外及心内畸形等的详细解剖信息，电影序列可以动态观察瓣膜开放及关闭情况。

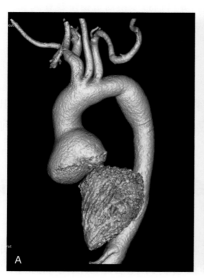

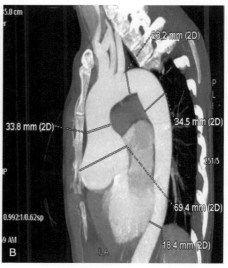

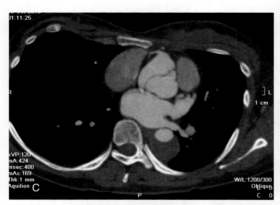
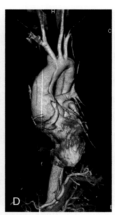
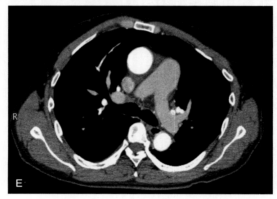

图 13-3-2　升主动脉瘤,主动脉夹层

A、B. 29 岁,女性,体检发现纵隔增宽,升主动脉明显扩张,胸主动脉 CTA 示主动脉根部明显局限性增宽,瘤体与正常或轻度扩张段主动脉之间分界清楚,主动脉管壁未见增厚、钙化及血栓形成,此特点可以与动脉粥样硬化性动脉瘤相鉴别,主动脉瘤在压迫相邻器官或破裂之前,往往无症状,常在体检时偶然发现。发现真性主动脉瘤后需密切随访或择期手术。此患者行带瓣人工管道升主动脉置换术。C、D. 32 岁,女性,患者一天前无明显诱因突发胸痛,主动脉 CTA 示 A 型主动脉夹层,主动脉根部管腔明显扩张,夹层累及主动脉全程,CTA 检查可以观察夹层累及范围及程度、受累血管,亦可通过变换窗宽窗位观察胸腔及腹腔其他脏器血供状态,以及其他病变,有助于把握手术适应证,此患者行带瓣人工管道升主动脉置换术 + 孙氏手术。E. 主动脉 CTA 示肺动脉增宽,管径较同层面升主动脉宽

四、血管造影

目前 CTA 及 MRI 能够对马方综合征心血管系统并发症和相关心内性畸形做出全面的评价,血管造影和导管检查不作为单纯诊断目的而应用,常常作为同期介入治疗的术前检查。

第四节　马方综合征心血管系统并发症治疗及其随诊

马方综合征最常见并发症是升主动脉瘤,主动脉最大直径达到 6cm 的患者面临不良事件的年发生率较高,对无症状的升主动脉瘤要积极进行外科治疗以预防动脉瘤的破裂或夹

层,建议对于无症状的马方综合征患者,升主动脉大于 5cm 时就要进行干预,有症状的胸主动脉瘤无论多大均要手术干预。

外科手术方案根据并发症的情况制订,对于马方综合征主动脉根部瘤患者,即使主动脉瓣肉眼所见正常,仍应置换主动脉瓣膜。不合并主动脉夹层的主动脉根部瘤适合行 Bentall 手术(图 13-4-1),合并 I 型主动脉夹层的主动脉根部瘤患者可行 Bentall 手术, I 型主动脉夹层病例主动脉内膜撕裂累及弓及降主动脉者 Bentall 及全弓置换加"象鼻"手术(图 13-4-2);合并 II 型主动脉夹层可行 Bentall 手术或 Bentall 及右半弓置换;升主动脉瘤合并腹主动脉瘤患者或主动脉夹层范围广、结构复杂患者可行全主动脉置换;合并二尖瓣中重度关闭不全者可先经右房、房间隔入路做二尖瓣成形;反复自发性气胸同期做肺大疱结扎。

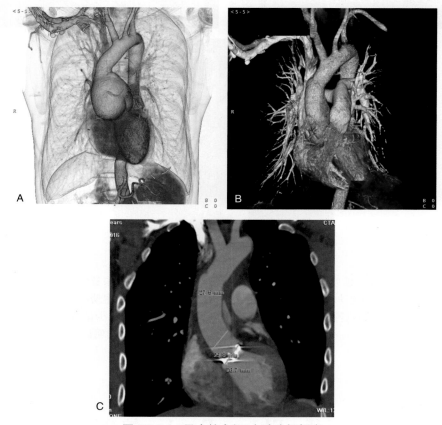

图 13-4-1 马方综合征、主动脉根部瘤

男性,35 岁,患者 1 个月前劳累后出现胸闷症状,无胸痛,心悸;主动脉窦及升主动脉明显扩张,瘤体与正常或轻度扩张段主动脉之间分界清楚,主动脉弓及降主动脉管壁规则,管腔扩张;行带瓣人工管道升主动脉置换术,CTA 检查适合术后随诊,术后近期观察是否存在人工瓣周漏,升主动脉吻合口是否存在狭窄,吻合口周围是否有造影剂渗出,双肺及双侧胸腔情况;远期可观察人工主动脉瓣及升主动脉吻合口情况,以及自体主动脉管腔是否扩张,扩张程度

影像学随诊必须要了解患者的手术方式才能对手术效果进行评价,MRA 及 CTA 均可进行随诊评价,但 CTA 应用范围更广,另外 MRA 由于扫描视野的限制,对于全主动脉置换患者不建议首选。

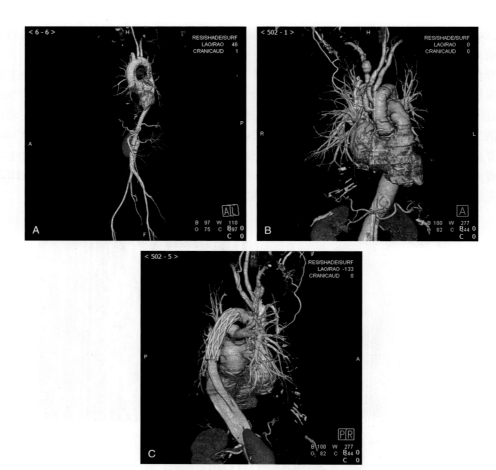

图 13-4-2 马方综合征、主动脉夹层及术后

女性,20 岁,患者半年前发现升主动脉瘤,升主动脉管径约 56.2mm,未处理,半年后突发胸痛,急诊 CTA 诊断 A 型主动脉夹层,累及头臂血管,行带瓣人工管道升主动脉置换术及全主动脉弓置换及"象鼻"手术,行急诊支架术后复查,支架周围瘤腔内仍可见少量稍高密度影,腹腔内渗出性改变明显增多。一般对症治疗,术后 4 个月复查,显示瘤周渗出明显吸收,支架周围无明显造影剂渗漏

第五节　Ehlers-Danlos 综合征

　　Ehlers-Danlos 综合征(EDS)是一种少见的遗传性疾病病理基础为结缔组织胶原纤维发育异常,其临床表现是以皮肤牵张和弹力过度、皮肤与血管脆性增加、关节活动过度为特征的,多为常染色体显性遗传,也有常染色体隐性遗传,男性发病率多于女性。国际上将其分为 9 种类型,各型的遗传方式不完全相同,预后也不一样。其中Ⅳ型即血管型,又名Ⅳ肢体早衰型、瘀斑型,罕见,遗传学及分子诊断:具有遗传多样性,成纤维细胞培养可以确诊,2 号染色体长臂基因缺陷、COL3A1 基因缺陷,导致合成异常,Ⅲ型胶原蛋白主要存在于血管壁,

病理表现为血管壁弹力纤维减少,肌层分离,其并发症严重,病死率高。临床表现为:特殊面容,四肢病变,反复血肿,皮肤弹性差,受伤后不易愈合,有肠道、血管病变。血管瘤发生和破裂的部位主要在腹部血管,占 50% 以上,其他基本分布在颈部和四肢。腹部各个部位血管都可以发生,但主要发生在中等直径的血管。血管瘤易破裂,由于血管质脆,手术修补困难,首先应选择介入治疗。

由于血管脆性增加,检查过程中应首选无创性影像方法,因为穿刺点或血管壁撕裂均可造成严重并发症,血管造影可视为相对禁忌。在进行 CT 或 MRI 血管造影注射对比剂时,流速应适当减低。EDS 当前尚无根治办法,主要为对症治疗。腔内修复技术蓬勃发展,相对于常规手术,腔内修复术具有创伤小、并发症相对较少,术后恢复快等优点,这些优点使许多不能耐受常规手术的患者的治疗成为可能。

第六节 病 例 随 访

患者女,22 岁,脊柱矫形术后 2 年,现气短、乏力 1 个月余。胸主动脉 CTA 示:主动脉窦及升主动脉近段明显扩张,呈"洋葱头"样改变,主动脉窦直径约 58.7mm,主动脉瓣环直径约 33.2mm。主动脉管壁光滑,未见斑块及钙化,管腔内未见内膜片影。轴位像可见患者胸廓畸形,脊柱明显侧弯,胸廓前后径最窄处为 46.09mm。骶椎水平可见硬膜囊扩张(图 13-6-1A~C)。患者行 Bentall 手术。术后 X 线胸片示患者胸廓畸形,胸椎明显侧弯,钢板固定矫形,主动脉瓣人工瓣环置换(图 13-6-1D)。术后胸主动脉 CTA 示:主动脉人工瓣环置换,周围未见对比剂渗漏,升主动脉人工血管置换,吻合口通畅,周围未见对比剂充盈,双侧胸腔积液(图 13-6-1E、F)。患者术后情况良好。回顾病例,该患者具备典型的马方综合征的特点,不但心血管有特征性的表现,骨骼系统的改变也是马方综合征患者常见表现。在日常工作中,年轻患者主动脉发现动脉瘤或出现夹层,一定要给予高度重视,寻找患者有无马方综合征的其他证据,而观察骨关节的改变是影像诊断很方便进行的手段。如患者存在漏斗胸、脊柱侧弯、硬膜囊扩张等改变,可更多的支持马方综合征的诊断。另外,对于年轻脊柱侧弯、漏斗胸的患者,同样要重视观察主动脉有无异常改变,以便及早发现、治疗。

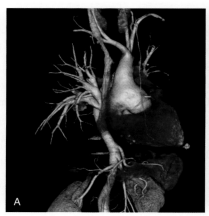
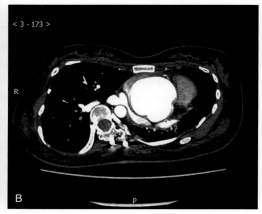

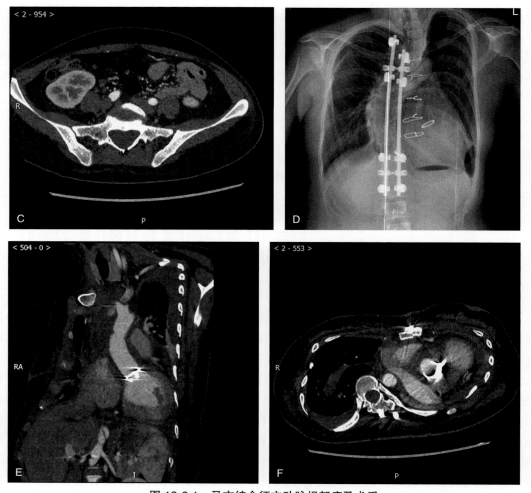

图 13-6-1　马方综合征主动脉根部瘤及术后

（王文川）

参考文献

1. Jondeau G, Boileau C. Genetics of thoracic aortic aneurysms. Curr Atheroscler Rep, 2012, 14 (3): 219-226.
2. Mayer K, Kennerknecht I, Steinmann B. Clinical utility gene card for: Ehlers-Danlos syndrome types I-VII and variants-update 2012. Eur J Hum Genet, 2013, doi: 10. 1038/ejhg. 2012. 162.
3. Castori M, Morlino S, Grammatico P. Towards a re-thinking of the clinical significance of generalized joint hypermobility, joint hypermobiity syndrome, and Ehlers-Danlos syndrome, hypermobility type. Am J Med Genet A, 2014, 164A (3): 588-590.
4. Rombaut L, Scheper M, De Wandele I, et al. Chronic pain in patients with the hypermobility type of Ehlers-Danlos syndrome: evidence for generalized hyperalgesia. Clin Rheumatol, 2014, 34 (6): 1121-1129.

第十四章

非感染性主动脉炎

要点：

1. 非感染性主动脉炎种类多样，东西方人口流行病学特点有差异。
2. 多数非感染性动脉炎发病机制尚不明确。
3. 影像学表现多样，表现在发病部位、累及长度及病变形态均具有多样性。
4. 除主动脉受累外，常合并其他器官病变。
5. 病理检查结果常不具有特异性。
6. 需结合临床表现、实验室检查、影像学检查、病理结果、治疗效果等指标，做出最终诊断。
7. 治疗后随诊观察，对观察治疗有效性、明确诊断及改善患者预后具有重要意义。

第一节 概 述

非感染性主动脉炎是一组临床表现及病因多样的主动脉疾病。往往以单发或多发真/假性主动脉瘤及主动脉狭窄为主要表现，同时可伴有分支血管病变。不同病因导致的非感染性主动脉炎，其流行病学特点、临床表现、实验室检查及影像学表现不同。

一、病因学分型

1. 主要累及大动脉动脉炎性疾病

(1)大动脉炎(Takayasu arteritis)

(2)巨细胞性动脉炎(giant cell arteritis)

2. 可累及所有血管的炎性疾病

(1)贝赫切特综合征(Behçet's disease)

(2)Cogan 综合征

3. 系统性疾病相关的动脉炎

(1)IgG4 相关性动脉炎(血管周围炎)

(2)HLA B27 相关性脊柱关节病

1)强直性脊柱炎

2)Reiter 综合征

(3)类风湿性动脉炎

(4)系统性红斑狼疮

(5)结节病

二、病理变化及病理学分型

非感染性主动脉炎病理学表现往往表现为一系列的阶段改变,通常包括坏死、炎症反应、再生性反应及纤维化。因此根据有无中层坏死和弹力层破坏,分为坏死性主动脉炎及非坏死性主动脉炎。

1. 坏死性主动脉炎病理特点

(1)急性期中层坏死,周围伴巨噬细胞、巨细胞浸润。

(2)内膜、外膜纤维化。

(3)炎症期弹力层完整,随后逐渐发生弹力纤维、弹力蛋白丢失及平滑肌细胞、胶原蛋白增多。

(4)平滑肌细胞核崩解。

2. 非坏死性主动脉炎常发生于老年患者,与巨细胞性动脉炎高度相关,远期夹层发生率较高。病理特点为

(1)不伴有动脉中层坏死区。

(2)中层 T 淋巴细胞浸润。

(3)弹力层中断。

(4)内膜、外膜相对正常。

由于不同病因导致非感染性主动脉炎在病理改变上的表现特异性较低,因此目前临床病理学分型应用较少。

三、影像学表现

非感染性主动脉炎往往受累部位及范围广泛,并可同时伴有主动脉分支血管,包括冠脉、颈动脉、肾动脉等血管病变,因此影像学检查常选用多种影像学手段综合评价。

CTA 及 MR 检查由于其扫描范围广泛,可用于全身各部位血管成像,能够尽量全面评价主动脉及其分支血管病变情况,因此作为主要推荐影像学检查手段。

1. CTA 影像学表现

(1)主动脉及其分支血管单发(或多发)局限性(或节段性、弥漫性)受累。

(2)主动脉管壁环形增厚,动脉周围炎表现为动脉壁周围软组织环形增厚。

(3)受累段管腔狭窄(或扩张)。

(4)可伴真/假性动脉瘤、夹层形成。

(5)造成主动脉及其分支血管狭窄、甚至闭塞时,可伴有丰富侧支循环形成。

2. MR 影像学表现

(1)形态学表现同 CTA。

(2)炎症活动期 T2WI 可显示增厚管壁水肿信号。

(3)T1WI 增强延迟扫描可显示增厚管壁延迟强化。

第二节 大 动 脉 炎

一、流行病学特点

大动脉炎(Takayasu arteritis)于 1830 年由 Yamamoto 首次报道。在日本、东南亚、印度及墨西哥较常见。好发于年轻女性,80% 发病于 10~30 岁之间。

二、临床表现及体征

早期症状不典型,包括发热、夜间盗汗、体重下降、关节痛、肌痛及轻度贫血等,随病程进展,可表现出以下特征性表现:

1. 84%~96% 患者脉搏减弱或消失,并伴有患肢无力或不适、血压差增大;

2. 80%~94% 患者伴有血管杂音,常多血管受累,常发生于颈动脉、锁骨下动脉及腹部血管;

3. 33%~83% 患者并发高血压,其原因主要是由于肾动脉狭窄引起的。

4. 多达 37% 患者可并发视网膜病变。

5. 20%~24% 患者可发生主动脉瓣反流,其主要原因是升主动脉扩张,同时可合并主动脉瓣叶增厚。

6. 与高血压、主动脉瓣反流相关的充血性心衰。

7. 神经症状,主要由高血压或缺血引起。

8. 其他症状,呼吸困难、头痛、胸痛、心肌缺血等。

1990 年美国风湿病协会制定的临床诊断标准:

1. 年龄 ≤ 40 岁。

2. 患肢逐渐加重的无力或不适。

3. 头臂动脉搏动减低。

4. 双上肢收缩压压差>10mmHg。

5. 锁骨下动脉或主动脉血管杂音。

6. 动脉造影显示主动脉及一级分支或上下肢近端的大动脉狭窄或闭塞,病变常为局灶或节段性,且不是由动脉粥样硬化、纤维肌性发育不良或其他原因引起。

符合上述6项中的3项者可诊断为大动脉炎。

三、分型

根据受累部位可分为:

1. Ⅰ型:仅头臂血管受累(图14-2-1)。

2. Ⅱa型:升主动脉、主动脉弓、头臂血管受累。

3. Ⅱb型:全胸主动脉及头臂血管受累(图14-2-2)。

4. Ⅲ型:胸降主动脉、腹主动脉受累,合并或不合并肾动脉受累(图14-2-3)。

5. Ⅳ型:腹主动脉受累,合并或不合并肾动脉受累。

6. Ⅴ型:Ⅱb型+Ⅳ型。

冠状动脉受累及肺动脉受累表示为C(+)及P(+)。

四、病理变化

大动脉炎病因机制尚不清楚。病理学检查,急性炎症期主动脉外膜可见滋养血管炎。中层可见新生血管形成,周围伴淋巴细胞浸润和少量巨细胞浸润。黏多糖、平滑肌细胞和成纤维细胞聚集,导致内膜增厚。慢性期表现为弹力组织破坏及纤维化。

五、预后

大动脉炎是系统性血管病,可导致血管及重要器官缺血,因此需长期随访。治疗的目的为有效控制疾病活动期,保持血管功能,减少并发症。

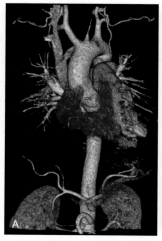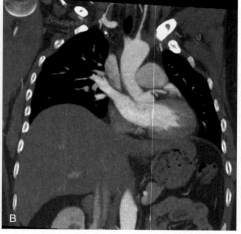

图14-2-1 大动脉炎Ⅰ型

35岁,女性。2013年7月患者无明显诱因出现间断头晕,并双侧无脉,上肢血压测不出。3个月后出现双上肢乏力,活动后明显,伴双手麻木。A、B. CTA显示左侧颈总动脉弥漫性管壁环形增厚,管腔狭窄

颈动脉是大动脉炎最好发的部位,可表现为多发弥漫性管壁环形增厚,并管腔狭窄,甚至闭塞。临床表现常常是双上肢脉压增大、一侧或双侧上肢无脉、头晕等。

大动脉炎患者临床治疗最常用的手段为炎性活动期给予抗感染及激素治疗,以达到临床缓解期。MR 在评价大动脉炎是否处在炎性活动期具有一定意义:研究表明,炎性活动期受累主动脉节段增厚管壁 T2WI 可见信号增高,提示管壁水肿。同时,由于管壁纤维化组织存在,延迟增强扫描可见管壁强化。

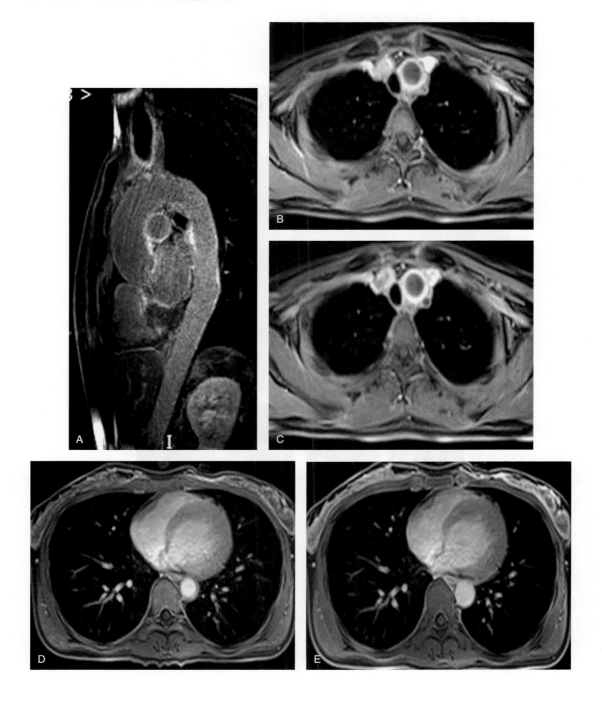

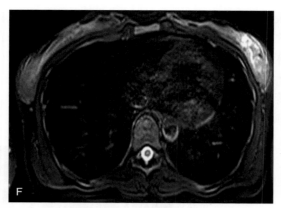

图 14-2-2　大动脉炎Ⅱb型

17岁，女性患者。A~E. MR 检查显示左颈总动脉瘤样扩张，并管腔内血栓形成，左颈总动脉、升主动脉、胸降主动脉管壁增厚，并延迟强化；F. T2WI 降主动脉管壁可见高信号

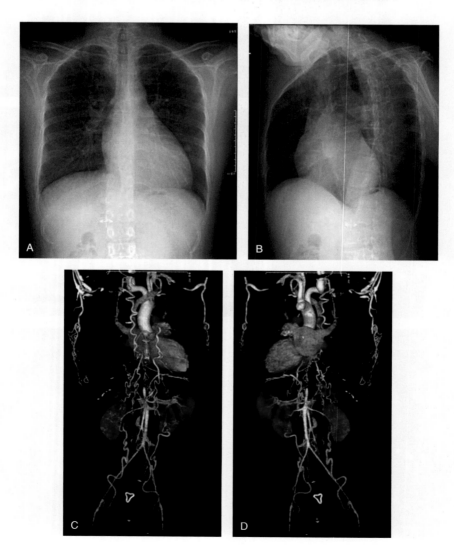

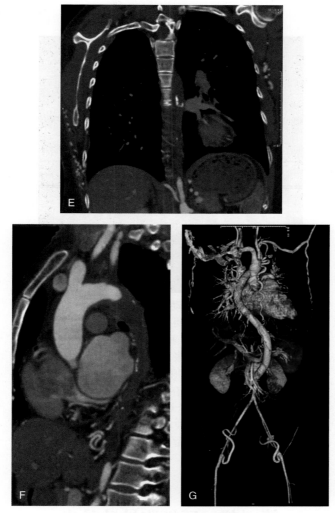

图 14-2-3 大动脉炎Ⅲ型

32 岁,女性患者。发现血压升高 10 余年,药物控制效果不佳。A. X 线胸片正位未见异常;B. 左前斜位未见降主动脉显示;C、D. CTA 检查显示胸降主动脉闭塞,双侧胸腹壁可见多发侧支血管形成;E、F. 相邻主动脉弓及腹主动脉管壁环形增厚,并腹主动脉近段管腔狭窄;G. 行升主动脉 - 腹主动脉人工血管转流术后 CTA 复查,侧支血管显示较术前减少,且无并发症发生

　　大动脉炎除最容易累及颈动脉以外,也常常累及降主动脉及腹主动脉。影像学表现同颈动脉,即弥漫性环形管壁增厚,常导致管腔狭窄或闭塞。临床表现主要是股动脉脉搏减弱或消失,下肢血压减低,患肢无力。同时大范围主动脉 CTA 可显示腹腔、胸腹壁、纵隔及脊柱旁侧支血管开放情况。

　　大动脉炎累及肺动脉较颈动脉及主动脉相对少见,但临床工作中也常可遇到。肺动脉受累时,通常表现为肺动脉管壁增厚,管腔狭窄甚至闭塞,导致肺组织血供减少、右心负荷增加,甚至导致肺动脉高压产生(图 14-2-4)。

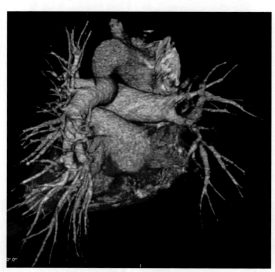

图 14-2-4　大动脉炎累及肺动脉

45 岁,男性。5 年前无明显诱因出现双下肢麻木,偶有针刺感,左下肢为著,伴左侧足跟部疼痛,间断出现左侧踝关节肿胀,伴有头晕、头痛、乏力及视物旋转,视力有所减退。既往高血压 3 年,最高达 180/110mmHg,药物治疗效果不佳,血压控制为 160/90mmHg。超声显示双侧颈总动脉、双侧锁骨下动脉、双下肢动脉多发狭窄。CTA 显示右下肺动脉及其分支节段性管腔狭窄

第三节　巨细胞性动脉炎

一、流行病学特点

巨细胞性动脉炎常常累及大动脉及中等动脉,北欧为高发地区。发病年龄较大,多见于 50 岁以上人群,女性多于男性。

二、临床表现及体征

巨细胞性动脉炎早期无明显症状,最累及动脉为颈外动脉,可表现为头痛、头皮压痛、咀嚼暂停,即咀嚼时疼痛。颞部头痛是最常见症状,咀嚼暂停是最具特异性症状。50% 的患者并发风湿性多肌痛,表现为近端肢体肌肉晨僵、疼痛,低热,体重下降等。

15%~20% 的患者会发生顺序性双侧突发、永久视觉丧失,常就诊于眼科急诊。眼科检查显示视乳头水肿、视网膜中央动脉闭塞、脉络膜低灌注等。

1990 年美国风湿病学会制定临床诊断标准：

1. 年龄 ≥ 50 岁。
2. 新发头痛。
3. 颞动脉压痛，搏动减弱。
4. 血沉 ≥ 50mm/h。
5. 颞动脉活检表现为以单核细胞浸润为主或肉芽肿性血管炎。

符合上述 5 项中的 3 项者可诊断为巨细胞性动脉炎。

三、病理变化

炎症活动期，动脉壁内膜、中层及外膜增厚，并伴有大量淋巴细胞、巨噬细胞、巨细胞浸润。慢性期主要表现为血管壁纤维化及中层弹力层中断。

四、预后

由于患者有突发、永久性失明可能，患者一经诊断需尽快治疗。已经发生缺血性视神经病变及视网膜中央动脉闭塞患者预后较差，但眼以外症状能够得到有效控制。长期应用激素，会引起相应不良反应。激素减量或停用会伴有缺血性视神经病变及其他症状复发。

第四节　贝赫切特综合征

一、流行病学特点

贝赫切特综合征是一类多系统受累的炎性疾病，病因不明。本病于 1937 年由土耳其皮肤科医生 Hulusi Behçet 首次报道，并描述为反复发作口腔溃疡、生殖器溃疡及葡萄膜炎的慢性、复发性疾病。之后研究表明，贝赫切特综合征累及系统包括血管、关节、胃肠道、神经系统、泌尿生殖系统、呼吸系统及心脏。

贝赫切特综合征常常首发于中年，约 30~50 岁。性别整体无明显差异，但中东及地中海国家男性较多见，日韩女性较多见。本病好发地区沿"丝绸之路"分布，东起日本，西至中东及地中海国家，发病率为(14~20)/10 万。土耳其发病率最高，可达 1/250。西方国家发病率低。

二、临床表现及体征

1. 贝赫切特综合征主要临床表现为反复发作口腔溃疡、葡萄膜炎、视网膜血管炎、结节性红斑、假毛囊炎、丘疹脓疱、痤疮结节等，并可多系统受累，主要包括：

(1)胃肠道

1)食管、胃肠道溃疡。

2)回盲部穿通性溃疡。

3）频繁发作肠瘘。

(2) 神经系统

1）脑实质神经贝赫切特综合征。

2）静脉窦血栓。

3）动脉瘤、闭塞、夹层。

4）脑膜炎。

(3) 心血管系统

1）动/静脉闭塞。

2）动脉瘤。

3）心腔内血栓。

4）心肌纤维化。

5）主动脉旁假性动脉瘤。

6）主动脉窦瘤破裂。

(4) 胸部其他器官

1）肺动脉瘤。

2）肺栓塞。

3）肺出血。

4）胸膜、心包血管炎。

2. 临床诊断标准　反复发作口腔溃疡伴以下两项临床症状：

(1) 反复发作生殖器溃疡。

(2) 眼部病变（葡萄膜炎、视网膜血管炎）。

(3) 皮肤病变（结节性红斑、假毛囊炎、丘疹脓疱、痤疮结节）。

(4) 针刺反应阳性（24~48 小时内脓疱形成）。

三、病理变化

贝赫切特综合征累及血管易造成静脉及动脉血栓、动脉瘤形成。镜下可观察到动脉壁中层及外膜纤维化，同时伴有滋养血管狭窄及硬化，及周围淋巴细胞、浆细胞浸润，中层弹力纤维破坏。

四、预后

由于会发生多种重要脏器受累，因此贝赫切特综合征患者常预后不良。因此临床需对此类患者密切随访，多学科共同合作，以改善患者预后。

贝赫切特综合征累及动脉时，以溃疡性病变及假性动脉瘤最为常见。经外科手术治疗后预后常不良，易形成吻合口假性动脉瘤（图 14-4-1）。

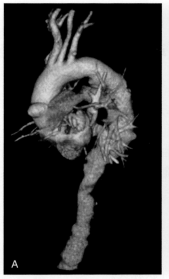
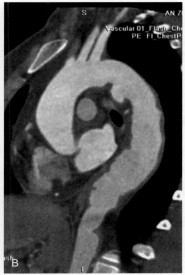
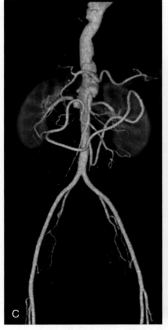
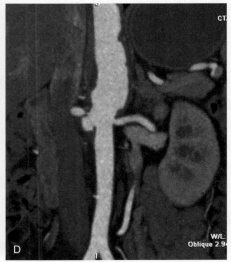

图 14-4-1 贝赫切特综合征

33 岁,女性。患者 4 年前开始无明显诱因反复出现痛性口腔溃疡,频率大于 3 次 / 年,多位于舌尖,症状每次持续 2 周,可自行缓解。伴四肢远端结节性红斑,直径约 1cm,略突出于皮肤表面,压痛明显,可自行消退。偶有外阴溃疡,频率约 1 次 / 年,可自行缓解。A~D. CTA 示胸降主动脉及腹主动脉近段弥漫性管壁增厚,管腔扩张,并多发溃疡性病变形成。VR 像升主动脉可见溃疡形成(A)

第五节　IgG4 相关性动脉炎（血管周围炎）

一、流行病学特点

IgG4 相关性疾病是一种多器官免疫相关性疾病。2003 年首次报道，由于对该疾病认识程度不足，目前本病流行病学特点尚不十分明确。典型罹患 IgG4 相关性疾病患者多为中老年患者，平均年龄 67 岁，男女比例近似 3∶1。

二、临床表现及体征

按疾病种类可表现为：

1. 自身免疫性胰腺炎（淋巴浆细胞性硬化性胰腺炎）。
2. 嗜酸性血管中心性纤维化（累及眶及上呼吸道）。
3. 纤维性纵隔炎。
4. 肥厚性硬脑膜炎。
5. 特发性低补体小管间质性肾炎，合并大量小管间质性沉积。
6. 炎性假瘤（眶、肺、肾及其他器官）。
7. Küttner 瘤（累及颌下腺）。
8. Mikulicz 病（累及涎腺及泪腺）。
9. 多灶性纤维硬化（眶、甲状腺、腹膜后、纵隔及其他组织器官）。
10. 主动脉及动脉周围炎。
11. 炎性主动脉瘤。
12. 腹膜后纤维化（Ormond 病）。
13. Riedel 甲状腺炎。
14. 硬化性肠系膜炎。

三、病理生理变化

IgG4 相关性疾病病理学表现是诊断疾病的关键。典型病理表现为：

1. **淋巴浆细胞浸润**　淋巴细胞及浆细胞为多克隆性，同时嗜酸性粒细胞常合并存在。中性粒细胞浸润、坏死、肉芽肿性改变少见。

2. **闭塞性静脉炎**　中等静脉部分或完全闭塞。

3. **轮辐状纤维化**　胶原纤维放射状排列，是诊断的先决条件。

四、预后

本病概念提出仅 10 余年时间，因此远期预后尚不清楚，但糖皮质激素对该病治疗效果已得到临床肯定。早期诊断及干预对于避免重要器官损害、防止组织纤维化及死亡具有重要意义。

IgG4 相关性疾病属于多系统受累疾病,当观察到典型血管周围炎表现时,需观察其余易受累组织是否有病变存在,其中涎腺及泪腺是极易受累部位,常表现为腺体肿胀(图 14-5-1)。腹膜后纤维化可导致腹主动脉周围脂肪间隙弥漫性纤维化,可包绕输尿管,造成尿路梗阻,过去常被认为是一种独立的疾病,但近年来逐渐发现,该疾病常常发生于 IgG4 相关性疾病患者中。评价 IgG4 相关疾病主动脉受累时,注意观察其他组织器官改变对于患者综合评价及明确诊断均具有一定意义。

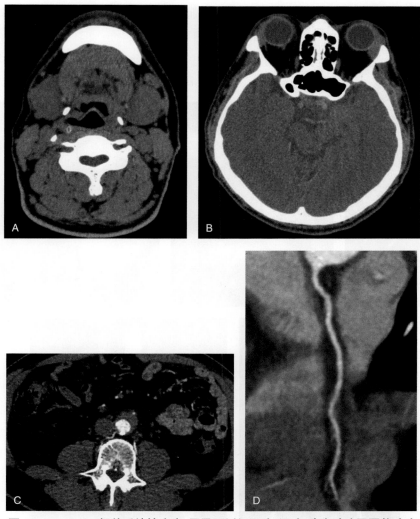

图 14-5-1 IgG4 相关系统性疾病,累及双侧颌下腺、泪腺、腹主动脉及冠状动脉

58 岁,男性。患者于 8 年前开始自觉口干,进食时需伴水送下,伴龋齿,近半年全口牙已经全部拔除并种植新牙。伴有下唇烧灼感、眼睛干涩、眼部及鼻腔干燥及异物感,偶有关节酸痛。2 个月前无明显诱因出现双侧下颌肿物,服用抗生素治疗后无好转。既往患有通风、慢性鼻 - 鼻窦炎、慢性中耳炎。A、B. CT 检查显示双侧颌下腺及泪腺体积增大,呈等密度改变,密度均匀;C. CTA 显示腹主动脉周围软组织密度影,符合腹膜后纤维化表现;D. 右冠状动脉中远段管腔周围软组织密度影,周围脂肪间隙模糊,但冠状动脉管腔通畅

　　冠状动脉是 IgG4 相关性疾病常常累及的动脉血管,与主动脉类似,表现为血管壁周围软组织增厚,包绕血管。病理组织学显示为 IgG4+ 浆细胞浸润为主,并可累及动脉外膜,最终造成管腔狭窄或扩张改变(图 14-5-2)。

　　自身免疫性胰腺炎可分为两型,分别为Ⅰ型淋巴浆细胞硬化性胰腺炎,Ⅱ型导管中心性胰腺炎,其中Ⅰ与 IgG4 相关性疾病密切相关。其影像学表现常具有典型特征,包括胰腺肿胀,呈腊肠样改变,包膜下环形低密度影形成假包膜征,病变强化程度略低于正常胰腺组织,并可导致胰管狭窄,同时合并胆总管管壁增厚并管腔狭窄。浆细胞浸润肾脏可表现为肾脏多发不规则低强化区。累及肺组织,可引起肺间质病变、支气管增厚、甚至肺动脉瘤等改变(图 14-5-3)。

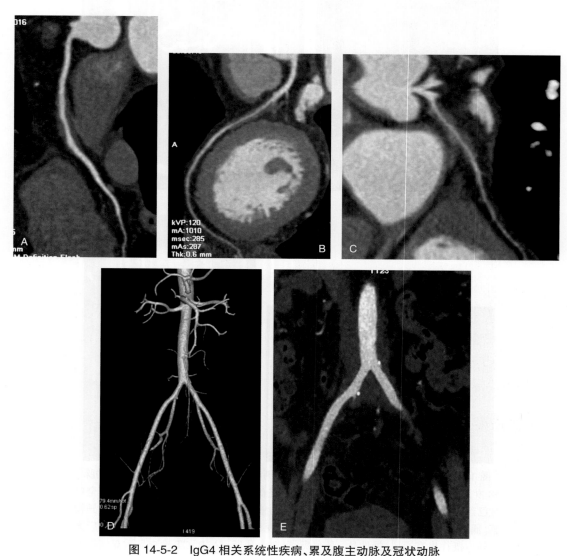

图 14-5-2　IgG4 相关系统性疾病、累及腹主动脉及冠状动脉

50 岁,男性。A~C. 冠状动脉管腔周围多发节段性软组织密度影,周围脂肪间隙模糊,致冠状动脉管腔狭窄;D、E. CTA 显示腹主动脉周围软组织密度影,符合腹膜后纤维化表现

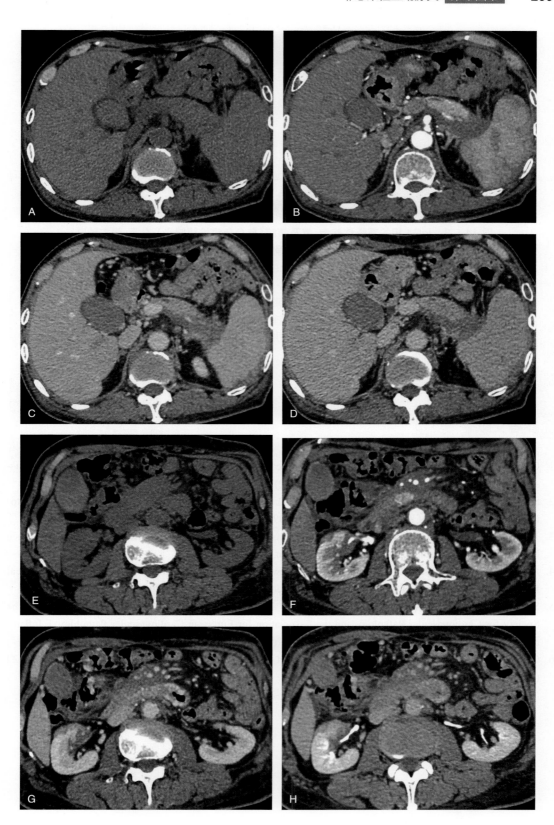

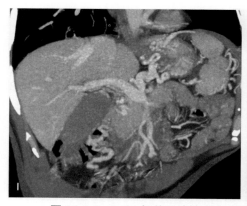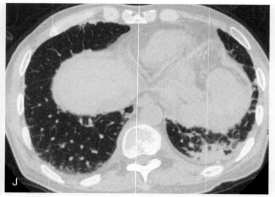

图 14-5-3　IgG4 相关系统性疾病，累及胰腺（自身免疫性胰腺炎）、右肾、腹主动脉、
肠系膜、门静脉、肺组织

65 岁，男性。10 天前出现便血，量约 500ml，鲜红色，胃镜检查见胃底静脉曲张，并两处出血点。无肝炎、肝硬化病史。腹部增强 CT 显示脊柱旁、胃小弯及大弯周围、脾门周围静脉迂曲增粗，脾大并腹水。A~D. 胰腺体尾部腊肠样增大，包膜下可见低强化区。E~H. 腹主动脉周围及沿肠系膜走行区血管周围软组织密度影包绕，延迟期轻度强化；右肾中部局部肾实质增厚，呈不均匀强化。I. 重建像可显示其内走行的门静脉明显狭窄，考虑肝前性门静脉高压。J. 两下肺少量间质性改变

（张　楠）

参考文献

1. Chair GGH, Bloch DA, Michel BA, et al. The American College of Rheumatology 1990 criteria for the classification of giant cell arteritis. Steinkopff, 1990, 33 (2): 160-172.

2. Seo J W, Park I A, Yoon D H, et al. Thoracic aortic aneurysm associated with aortitis--case reports and histological review. Journal of Korean Medical Science, 1991, 6 (1): 75-82.

3. Jennette J C, Falk R J, Bacon P A, et al. 2012 Revised International Chapel Hill Consensus Conference Nomenclature of Vasculitides. Arthritis & Rheumatism, 2013, 65 (1): 1-11.

4. Alpsoy E. Behçet's disease: A comprehensive review with a focus on epidemiology, etiology and clinical features, and management of mucocutaneous lesions. Journal of Dermatology, 2016, 43 (6): 620-632.

5. Stone J R, Bruneval P, Angelini A, et al. Consensus statement on surgical pathology of the aorta from the Society for Cardiovascular Pathology and the Association for European Cardiovascular Pathology: I. Inflammatory diseases. Cardiovascular Pathology, 2015, 121 (5): 267-278.

6. Chacko J G, Chacko J A, Salter M W. Review of Giant cell arteritis. Saudi Journal of Ophthalmology, 2014, 29 (1): 48-52.

第十五章

感染性主动脉炎

要点：

1. 感染性主动脉炎虽然发病率较低，但致病原因多样。
2. 临床常见致病菌包括梅毒、结核及细菌等。
3. 感染性主动脉炎往往表现为假性动脉瘤。
4. 感染性主动脉炎治疗常需多学科共同合作，在抗感染、对症治疗基础上尽早手术治疗。

第一节 概 述

一、病因

1. 菌血症、败血症。
2. SIRS、MOF。
3. 周围炎性组织侵犯。
4. 动脉 - 纵隔、支气管、静脉瘘。
5. 医源性感染。

二、分型

根据病原菌不同可分为：
1. 梅毒性主动脉炎。
2. 结核性主动脉炎。

3. 细菌性主动脉炎。

三、影像学表现

感染性主动脉炎以真性或假性动脉瘤为主要表现。同时可伴有其他器官感染或脓肿形成。

第二节　梅毒性主动脉炎

一、流行病学特点

根据《中国预防与控制梅毒规划（2010—2020 年）》，自 20 世纪 80 年代梅毒在我国重新出现以来，其发病及流行趋势逐年上升，2015 年报告病例数 433 974 例，31.852 1/10 万人，梅毒报告病例数在我国甲乙类传染病报告中居第三位。

三期梅毒可累及心血管系统，包括主动脉，导致梅毒性主动脉炎。

二、临床表现及体征

梅毒性主动脉炎形成动脉瘤前，仅表现为梅毒皮肤、淋巴系统等特异性表现。形成动脉瘤后，因动脉瘤压迫周围组织可引起呼吸、吞咽困难等相应症状。假性动脉瘤侵犯纵隔及周围骨组织时，可引起胸痛、背痛等症状。导致主动脉瓣关闭不全会引起心脏杂音、充血性心衰等症状。

三、病理变化

表现为主动脉壁增厚，主要为动脉外膜纤维化增厚及内膜纤维钙化性增厚。外膜纤维组织内可见滋养血管周围浆细胞、淋巴细胞局灶性聚集，伴有滋养血管壁增厚及管腔狭窄。中层弹力纤维局灶性中断，并被纤维瘢痕取代。

四、影像学表现

升主动脉受累最常见，其次为主动脉弓。表现为主动脉壁弥漫性钙化，伴有单／多发动脉瘤，巨大动脉瘤或假性动脉瘤可侵蚀相邻骨组织及纵隔。增厚主动脉壁向近心端延伸可压迫冠状动脉开口，造成严重狭窄。

MR 延迟强化可观察到主动脉壁环形延迟强化（图 15-2-1、图 15-2-2）。

五、预后

死亡原因多为，主动脉破裂、主动脉瓣反流致心力衰竭、冠状动脉开口严重狭窄。

梅毒累及主动脉时，升主动脉受累最常见，其次为主动脉弓及降主动脉，其病理改变为滋养血管闭塞、纤维化并炎症，并主动脉壁弥漫性钙化，呈"盔甲样"改变。主动脉常会导致扩张性改变，甚至形成单／多发动脉瘤，巨大动脉瘤可侵蚀相邻骨组织或软组织。

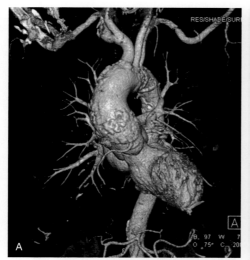
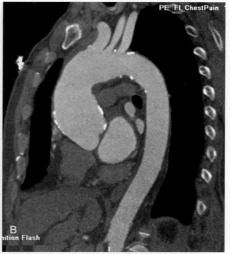
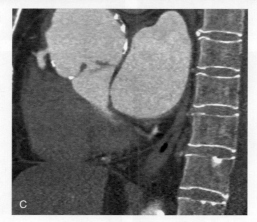

图 15-2-1 梅毒性主动脉炎

55 岁,男性。胸闷不适半年。行主动脉 CTA 检查,A、B. 显示升主动脉及主动脉弓弥漫性管壁增厚并钙化;C. 主动脉窦增宽,冠状动脉开口受压。临床实验室检查提示梅毒

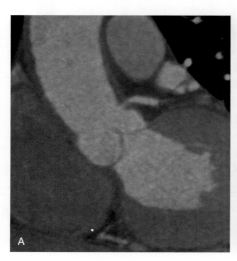
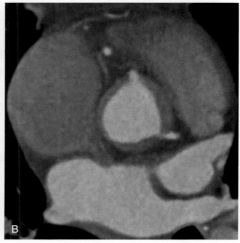

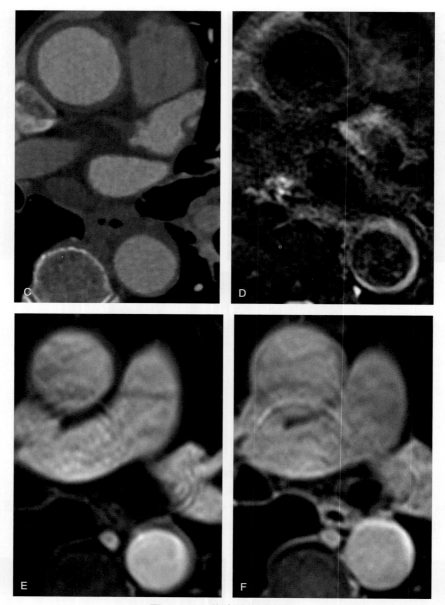

图 15-2-2　梅毒性主动脉炎

58 岁，男性。活动后胸骨后痛 6 个月，伴后颈部痛；超声提示主动脉瓣反流；既往高血压 10 年，最高 160/90mmHg。A~C. CTA 检查显示胸主动脉弥漫性管壁增厚，累及冠状动脉开口。MR 显示：D. 降主动脉增厚管壁 T2WI 呈高信号；E、F. 增强扫描延迟期管壁强化。实验室检查确诊梅毒

　　梅毒性主动脉炎累及升主动脉时，通常不累及主动脉窦及主动脉瓣，这是由于与主动脉壁组织结构差异造成的，因此增厚主动脉壁常常压迫冠状动脉开口上壁，而下壁正常，导致冠脉开口狭窄，临床表现类似冠心病。同时由于主动脉管壁中层纤维化，延迟扫描常可见管壁强化。

第三节 结核性主动脉炎

一、流行病学特点

根据中国 CDC 报道,2010 年我国结核病年发病数 100 万,发病率 78/10 万。15 岁及以上人群中,活动性肺结核患病人数 499 万,患病率 459/10 万;涂阳肺结核患病人数 72 万,患病率 66/10 万;菌阳肺结核患病人数 129 万,患病率 119/10 万。

结核病累及主动脉较少见,文献中仅见个案报道,无大宗病例报道。结核性主动脉炎常发生在主动脉弓、弓降部以及腹主动脉,接近纵隔或脊柱旁,升主动脉受累鲜见报道。往往由于邻近组织器官原发结核病灶直接侵犯主动脉所致。

二、临床表现及体征

除原发部位结核病相关症状外,结核性主动脉炎常导致炎性动脉瘤形成。根据动脉瘤发生部位不同,患者易出现搏动性肿块、胸痛、吞咽困难、声嘶、腹背部疼痛等症状。如发生动脉瘤破裂,易引发剧烈疼痛、贫血甚至休克等相关症状。

三、预后

结核性主动脉炎患者需多学科综合治疗。抗结核药物治疗需延长至至少 18 个月,有效控制炎症之后,尽早进行主动脉外科治疗,以恢复主动脉结构及功能。外科治疗前后未能接受正规抗结核治疗,术后易形成支架或人工血管破坏、毁损,形成假性动脉瘤,甚至导致患者死亡。

近年来我国结核病发病率逐渐增多,结核性主动脉炎临床中偶可发生,主要为邻近组织结核病灶直接侵犯主动脉造成。该例患者为左肺下叶背段结核,累及相邻胸降主动脉,并形成炎性假性动脉瘤。同时左肾合并左肾结核。该类患者当以抗结核治疗为主,临床个案报道部分病例经抗结核治疗后,假性动脉瘤可自行吸收(图 15-3-1)。

由于降主动脉及腹主动脉紧贴脊柱前缘走行,因此脊柱炎性病变或肿瘤常可直接侵犯主动脉。该例患者为脊柱结核,形成椎体周围寒性脓肿,并侵犯邻近腹主动脉。该类患者手术或介入治疗常会由于感染因素而预后不良,因此当以抗结核治疗为主。在合并急性主动脉破裂或大量胸腹腔、腹膜后血肿,导致患者休克时需紧急手术,并术后抗结核治疗。同时,在对主动脉病变进行评价时,需时刻关注周围其他组织结构表现(图 15-3-2)。

感染是支架周围漏原因之一,周围组织结核灶可直接侵犯支架金属及覆膜结构,导致支架毁损或覆膜破裂,造成患者不良预后(图 15-3-3)。

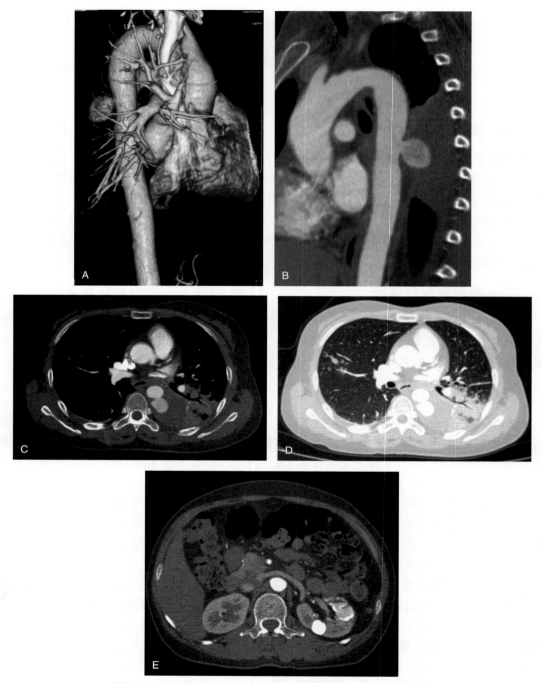

图 15-3-1 肺结核、左肾结核、胸降主动脉结核性假性动脉瘤

55 岁,女性咳嗽,伴午后低热 1 个月,急性胸背部疼痛 2 天。行 CTA 检查,A、B.示胸降主动脉假性动脉瘤形成;C、D.相邻左肺下叶背段可见肺实变及结节影,叶间裂增厚,右肺上叶可见多发结节影;E.左肾局部皮髓质可见"花瓣样"强化,周围并钙化

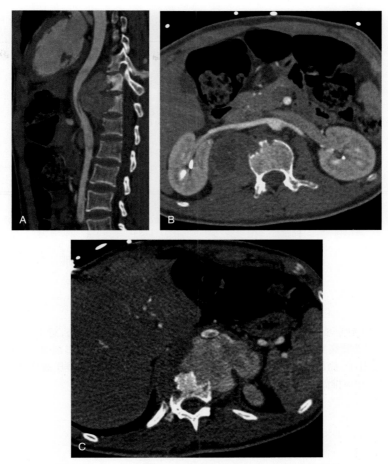

图15-3-2 脊柱结核、腹主动脉近段结核性假性动脉瘤

20岁,男性。低热、腰背部不适2个月余。A. CTA检查显示腹主动脉近段后方不规则团片状异常强化区,与腹主动脉局部管腔相通,腹主动脉管腔内伴漂浮血栓形成;B、C. 相邻胸腰段椎体边缘可见不规则骨质破坏,右侧腰大肌可见寒性脓肿形成

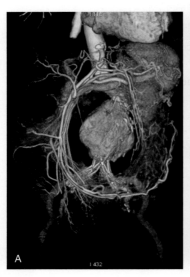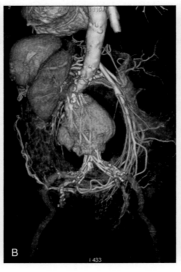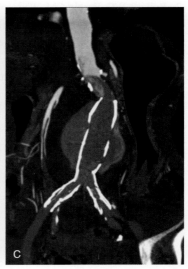

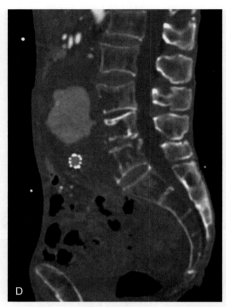

图 15-3-3　脊柱结核侵犯腹主动脉支架

84岁,男性。腹主动脉瘤支架术后10年,腹痛半天入院,血压100/60mmHg,近1个月低热、腰部不适。A~C. CTA显示腹主动脉瘤支架术后,支架金属结构完整,支架周围大面积造影剂渗漏,并与支架腔相通,考虑支架覆膜结构毁损;C. 瘤体周围可见囊性低密度影,血管及腹腔内结构呈推压改变;D. 相邻L3~L5椎体可见骨质破坏,累及相应椎间隙

（张　楠）

参考文献

1. Stone J R, Bruneval P, Angelini A, et al. Consensus statement on surgical pathology of the aorta from the Society for Cardiovascular Pathology and the Association for European Cardiovascular Pathology: I. Inflammatory diseases. Cardiovascular Pathology, 2015, 121 (5): 267-278.
2. Roberts WC, Barbin CM, Weissenborn MR, et al. Syphilis as a Cause of Thoracic Aortic Aneurysm. American Journal of Cardiology, 2015, 116 (8): 1298-1303.
3. Dietrich A, Gauglitz G G, Pfluger T T, et al. Syphilitic aortitis in secondary syphilis. Jama Dermatology, 2014, 150 (7): 790-791.
4. Bukhary Z A, Alrajhi A A. Tuberculous aortitis. Annals of Saudi Medicine, 2006, 26 (1): 56-58.